AF356354

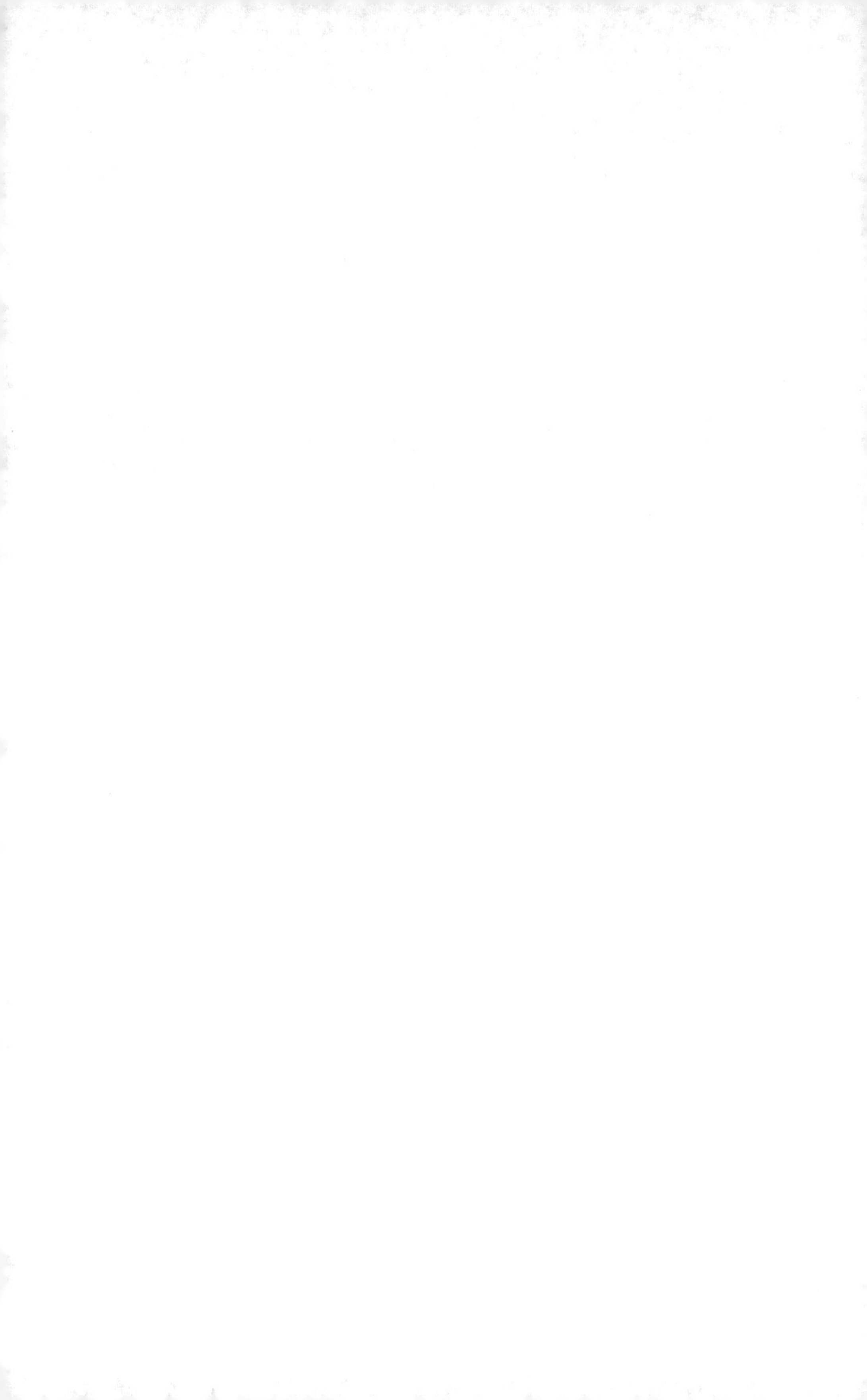

MÉMOIRES

ET

OBSERVATIONS

SUR LA CHIRURGIE

ET LA MÉDECINE VÉTÉRINAIRES.

TOME SECOND.

MÉMOIRES

ET

OBSERVATIONS

SUR LA CHIRURGIE

ET LA MÉDECINE VÉTÉRINAIRES,

AVEC PLANCHES.

Par J. B. GOHIER,

Professeur d'opérations, de maladies et de clinique à l'École Royale Vétérinaire de Lyon, Membre des Sociétés de Médecine et d'Agriculture de la même ville, Correspondant de la Société Royale d'Agriculture de Paris, et de celle de Médecine-pratique de Montpellier.

« Ce n'est qu'en ouvrant et en fouillant dans le livre de
» la nature même, que nous acquerrons des connaissances
» certaines. »

BOURGELAT, *Élémens d'hippiatrique*, tome 2.

TOME SECOND.

A LYON, chez l'Auteur.
Se trouve, A PARIS, chez M.me HUZARD, Imprim-Libraire,
rue de l'Eperon, N.° 7.

A LYON, de l'Imprimerie de BRUNET, rue Confort.
1816.

INTRODUCTION.

LORSQUE je fis paroître, en 1813, le premier volume de mes *Mémoires et Observations sur la Chirurgie et la Médecine
Vétérinaires*, ouvrage dont une grande
partie fut couronnée par la Société Royale
d'Agriculture de Paris, j'annonçai que
ce volume serait suivi de quelques autres, avant de donner sur les opérations
et les maladies, l'*Essai* dont je m'occupe
depuis que je suis chargé dans cette École
de ces différens cours et de la direction
des infirmeries.

Les événemens mémorables, dont la
France a été depuis lors le théâtre, me
forcèrent à remettre à un autre temps la
publication de ce recueil. Et comment
s'occuper de ce travail au milieu des
grandes catastrophes dont nous avons été
les témoins! L'étude de la Médecine,
comme celle de toutes les autres sciences,
demande une grande tranquillité qu'on
ne saurait trouver dans le fracas des ar-
mes et au milieu des convulsions politi-
ques. Il ne me fut possible, pendant ces

temps malheureux , que de recueillir de nouveaux faits pour les joindre à ceux que j'avais déjà rassemblés.

Mais aujourd'hui que tout est rentré dans l'ordre, et qu'après tant de funestes secousses nous respirons enfin sous l'égide tutélaire du plus sage et du meilleur des Rois, j'ai regardé comme un devoir attaché à la chaire que j'occupe, de reprendre un travail qui a pour objet une science dont l'utilité est bien reconnue, et qui laisse encore beaucoup à désirer, sur-tout en ce qui concerne la pathologie, la thérapeutique, et les opérations chirurgicales.

La Médecine vétérinaire, comme la Médecine humaine, a aggrandi son domaine par l'observation, et c'est en observant que l'on peut espérer d'en reculer encore les bornes. Personne ne peut douter de l'avantage éminemment grand dont peuvent être les faits puisés dans la pratique pour éclairer l'histoire des nombreuses maladies qui affligent les animaux domestiques aussi bien que l'homme. Ce n'est que de la réunion d'un certain nombre de ces faits particuliers, recueillis avec soin et qui portent le caractère de la plus exacte vérité, que l'on peut tirer les matériaux nécessaires pour bien décrire une maladie quelconque, et non en employant des hypothèses ingénieuses, des raisonnemens subtils, que la moindre expérience fait trouver illusoires et détruit bientôt, en démontrant la fausseté des principes sur lesquels ils reposent.

Je me propose de faire dans ce recueil ce qu'ont fait avec tant de succès plusieurs Vétérinaires éclairés auxquels notre art est redevable d'une grande partie de ses progrès. J'y rassemblerai sur les maladies qui se présentent dans nos infirmeries, les observations les plus importantes qu'elles m'offriront, et j'y joindrai celles que j'ai déjà eu occasion de recuellir. Elles me serviront de base pour l'*Essai* dont il est parlé plus haut, et ainsi il sera possible de lui donner moins d'étendue, sans qu'il soit pour cela appuyé sur moins de faits.

Plusieurs Auteurs ont témoigné, avec raison, leur étonnement, de ce que la Médecine des animaux, ne soit pas encore entièrement affranchie de l'abus de la polypharmacie et de cet étalage des formules compliquées qui mettent à contribution les productions des deux mondes. C'est principalement aux Ecoles Vétérinaires qu'il appartient d'apporter quelques changemens avantageux à cet égard, et c'est aussi un objet que je ne perdrai pas de vue. La nature nous fournit assez de substances médicinales dans les végétaux qui croissent dans nos contrées, pour être dispensés d'en aller chercher, au moins qu'un très-petit nombre, au-delà des mers, et pour exclure la majeure partie de ces composés chimiques dont la préparation est souvent difficile ou dispendieuse, et qui sont quelquefois bien plus dangereux qu'efficaces. D'ailleurs, comme l'a dit un Médecin philosophe (1), la vraie Médecine, celle qui est fondée sur des principes, consiste bien moins dans l'administration des médicamens que dans la connaissance approfondie des maladies.

La Médecine des animaux, plus encore

____

(1) Le Professeur Pinel, *Nosographie philosophique,* Introduct.

que la Médecine de l'homme, réclame donc à ce sujet une grande réforme : mais on juge bien que cette réforme ne peut se faire que lentement et à l'aide de l'expérience. Une autre voie, telle que l'analogie médicale, par exemple, ou toute autre qui serait le produit de systèmes plus spécieux que solides, pourrait induire en erreur et faire rejeter tout-à-coup quelques médicamens indigènes très-précieux qui n'auraient pas répondu à l'attente de ceux qui les ont essayés, soit parce qu'on avait mal saisi les cas divers où il convenait de les mettre en usage, soit parce qu'on ne les avait pas administrés à des doses convenables pour produire l'effet désiré.

Je mettrai ce recueil, autant que possible, à la portée des cultivateurs, afin que ceux qui se trouvent éloignés des Vétérinaires, et qui sont forcés d'avoir recours momentanément à des hommes qui n'ont fait aucune étude de la Médecine des animaux, puissent y trouver des vues utiles sur les premiers soins à donner dans une foule de maladies, qui trop souvent sont aggravées par des moyens qui sont loin d'être ceux qu'il convient d'employer.

Cet ouvrage , dans lequel tout ce qui peut éclairer l'histoire des maladies contagieuses , sera considéré avec le plus grand soin , paraîtra chaque trimestre par cahier de cent douze pages (1). 1.º On y exposera les faits les plus importans , recueillis dans nos hôpitaux pendant le trimestre précédent (2); 2.º on y faira une analyse succinte des maladies les plus remarquables , traitées par les Élèves hors de l'École; 3.º on y verra un résumé de ce qu'auront offert de plus intéressant les ouvertures des cadavres des animaux sacrifiés pour le cours d'opérations ;

____

(1) Les nombreuses occupations que me donnent nécessairement les cours d'opérations, de maladies et de clinique , et le désir d'y consacrer toujours la plus grande partie de mon temps , sont les motifs qui m'ont engagé à publier cet ouvrage par cahier et non par volume.

(2) En tète de ces observations sera placée une table indicative des animaux de chaque espèce , reçus pendant ce trimestre, où l'on verra le nombre des guéris et des morts. Elle sera suivie de quelques considérations générales sur la constitution médicale et les maladies régnantes.

4.º on ajoutera , à ces différentes observations trimestrielles, d'autres observations faites antérieurement ; 5.º enfin , le tout sera terminé par la correspondance que j'entretiens avec divers Vétérinaires, dans laquelle il sera principalement question de la médecine des bêtes à cornes, des bêtes à laine et des cochons.

Si, par ce faible travail, dont je ne prévois peut être pas toutes les difficultés, je puis , en remplissant les devoirs de la chaire qui m'est confiée , être utile à ceux qui s'occupent de l'éducation et de la conservation des animaux domestiques les plus essentiels à l'agriculture , j'aurai atteint le but que je me suis proposé, pour les progrès d'une science que le Gouvernement a depuis long-temps honorée d'une protection particulière.

CONSIDÉRATIONS

GÉNÉRALÈS

SUR LES OBSERVATIONS

CONTENUES DANS CET OUVRAGE.

Avant de présenter l'exposé des nombreuses observations, dont il doit être question dans ce Recueil, il n'est peut-être pas inutile, afin de mettre à même de juger du degré de confiance qu'elles méritent, de faire connaître la méthode suivie pour les recueillir.

Pendant les quatre premières années que j'ai été chargé des hôpitaux dans cette école, tout ce qui a paru digne de remarque dans nos infirmeries, a été écrit jour par jour, sous ma dictée sur des registres destinés à cet effet. Mais cette méthode prolongeait nécessairement la durée des pansemens, toujours longs par la multitude des animaux qu'on amène du dehors, pour être visités, et elle avait d'ailleurs l'inconvénient de ne pas habituer assez les élèves à se rendre compte de ce qu'ils voyaient et de ce qu'ils faisaient. C'est ce qui m'a engagé à les charger ensuite, comme le recommande *Bourgelat* , (1) de recueillir eux-mêmes les observations relatives aux maladies dont ils sont tenus de suivre le traitement , et à les obliger de me remettre l'histoire de ces maladies dans les deux ou trois premiers jours qui suivent la guérison ou la mort de l'animal , sous peine de ne plus en avoir désormais. (2) J'examinais ces notes immédiatement après , et je les corrigeais. Tous les mois j'en faisais, devant tous les élèves , un examen rapide , dans lequel j'indiquais les principales fautes qui avaient été faites dans la rédaction , et ce que chacune de ces histoires particulières offrait d'important , pour la connaissance des maladies qui en faisaient l'objet.

Cette dernière méthode me paraissant la plus convenable , ou pour mieux dire la plus instructive pour les élèves , a toujours été exactement suivie depuis trois ans , avec cette différence seulement , qu'à compter du premier janvier de cette année , chaque élève est astreint , dès qu'un animal lui est confié , d'en tirer de suite le signalement , de décrire les symptômes qui

---

(1) *Réglement pour les écoles royales vétérinaires , deuxième partie , page* 193.

(2) Je vois avec plaisir qu'il en est peu qui se mettent dans le cas d'encourir cette espèce de petite punition.

caractérisent sa maladie, d'en noter l'ancienneté, les causes, les complications, le traitement qui a d'abord été mis en usage, etc. ; en le présentant le lendemain à la visite du professeur, il lit, en présence de tous les autres élèves, ce précis historique de la maladie, puis à chaque pansement du matin, il lit aussi ce qui a été observé et fait la veille, ainsi que les changemens qu'il a observés le jour même qu'il présente l'animal. De cette manière il est difficile d'omettre quelque chose d'essentiel, parce que s'il y a des symptômes que le défaut d'habitude et d'expérience ne perm et pas aux élèves d'apercevoir, le professeur les leur fait alors remarquer. Ceux, d'ailleurs, qui sont de service pendant la nuit, sont obligés de lui remettre tous les matins, la note par écrit de ce qu'ils ont vu et fait, et cette note est ensuite communiquée aux élèves pour les animaux desquels on a particulièrement veillé, afin qu'aucune circonstance notable relative aux maladies de ces mêmes animaux ne soit oubliée.

Ce qui vient d'être dit est sans doute plus que suffisant pour être assuré que la plus exacte vérité régnera dans le narré des faits que contiendra ce recueil. On sent que c'est la première et la plus importante condition

que l'on doit y trouver. Au reste, si, dans
la rédaction de ces faits , il pouvait se
glisser des erreurs volontaires , ou en d'autres termes , si l'on avait pu avoir recours
à quelque artifice , que de voix alors pourraient s'élever promptement et avec raison
pour les dévoiler ! et quelle confiance le
professeur pourrait-il ensuite inspirer aux
élèves pour lesquels cet ouvrage a été spécialement entrepris !

Tous ceux qui exercent la médecine des
animaux, sont sujets à commettre des fautes
plus ou moins graves : quel est, en effet ,
le praticien , s'il est de bonne foi , qui
oserait se flatter de n'en avoir jamais fait ?
quel est celui qui n'a point eu à se re-
procher d'avoir quelquefois eu recours trop
précipitamment ou trop tard , à tel ou tel
remède , à telle ou telle opération ? d'avoir
mal saisi le caractère d'une maladie , ses
complications , etc. faute de n'avoir pas
pris assez de renseignemens sur ce qui a
occasionné, précédé ou suivi son développement ? A Dieu ne plaise que j'aie la faiblesse ou l'orgueil de cacher les miennes,
et sous ce rapport je croirais ne pas rendre
aux élèves un service moins grand , que
si je me bornais à mettre sous leurs yeux
des succès éclatans. On peut douter de
ceux - ci, qui d'ailleurs peuvent quelquefois

dépendre du hasard ; mais on ne doute pas des fautes qu'un praticien avoue avec franchise avoir commises, et cet aveu sincère est pour lui une raison de faire tous ses efforts pour en éviter d'autres à l'avenir.

Sans être partisan outré de la médecine expectante, c'est néanmoins par elle que je crois devoir toujours commencer dans le début des affections qui ne sont point encore bien caractérisées. On aprend par-là aux élèves à ne rien précipiter, ni dans leur jugement, ni dans l'emploi des remèdes, et on se ménage les moyens de diriger avec plus de méthode le traitement d'une maladie. C'est encore là un des sages préceptes que le créateur de nos écoles a prudemment recommandé, (1) et malgré cela il n'en est pas moins trop souvent oublié par ceux qui ne doutent de rien et qui croient tout savoir, ou être incapables de se tromper.

On sait qu'il n'importe pas seulement de guérir, mais encore qu'il faut le faire avec des moyens simples, peu coûteux, et que l'on trouve par-tout ; aussi ai-je toujours eu pour maxime, comme je l'ai dit, d'éviter l'emploi des médicamens compliqués, dispendieux ou exotiques, et de choisir

____

(1) *Règlement* cité plus haut ; deuxième partie, page 190.

de

de préférence ceux que l'on trouve par-tout, qui sont à la portée de tout le monde , et dont la préparation est très-simple. C'est le moyen d'apprendre aux élèves à exercer, comme ils le doivent , la médecine des animaux.

Persuadé que rien n'est petit en médecine, que rien n'est par conséquent à négliger , et que le moindre fait , le cas le plus commun peuvent quelquefois , par une réunion de circonstances qui se lient , devenir des foyers de lumière , je ne craindrai pas de m'arrêter sur quelques affections en apparence bien connues , mais dont l'histoire n'est pas encore parfaitement dégagée des ténèbres. Je suis donc bien éloigné de croire que tous les faits que je rapporterai soient nouveaux ; mais je n'omettrai aucun de ceux que fournit la pratique de nos infirmeries , dès qu'ils pourront offrir quelqu'intérêt.

Quelquefois il m'arrivera de mettre en parallèle des maladies des animaux, avec celles qui attaquent l'espèce humaine , pour faire ressortir la différence ou l'analogie qu'il y a entr'elles , sous le rapport des symptômes , des causes ou du traitement. Peut-être ce parallèle a-t-il été jusqu'à présent un peu trop négligé par les vétérinaires praticiens , tandis que d'autres ont généralement donné dans un excès con-

B

traire, et ont décrit les maladies des ani-maux, d'après les connaissances qu'ils avaient de celles de l'homme, ce qui leur a fait commettre une foule d'erreurs plus ou moins graves.

Telles sont les réflexions qu'il m'a paru nécessaire de consigner ici. Les critiques sévères les trouveront peut-être superflues. Peut-être trouveront-ils aussi qu'en entre-prenant cet ouvrage, j'ai moins consulté mes forces que mon zèle : c'est ce que je suis loin de leur contester, comme de prétendre qu'il ne renfermera que des faits du plus grand intérêt. Mais ceux qui aiment à s'ériger en juges sévères sur toutes choses, doivent considérer que ce ne sont ici que des ob-servations, la plupart détachées les unes des autres, et dans lesquelles on ne peut guère exiger que de la clarté et de la vérité ; que d'ailleurs elles ne sortent point de la plume d'un praticien consommé, mais d'un vétérinaire, qui aime l'art auquel il s'est voué, et qui cherche à inspirer aux élèves le même goût et le même désir de s'instruire. J'accueillerai, au reste, avec empressement les avis qui pourront m'être donnés, de quel-que part qu'ils me viennent : j'en profiterai, et je ferai connaître en temps et lieu ce qu'ils contiendront de vraiment utile.

RELEVÉ des animaux reçus dans les Infirmeries de l'École Royale Vétérinaire de Lyon, pendant le 1.ᵉʳ trimestre de 1816.

ANIMAUX.	Reçus.	GUÉRIS, ou SORTIS en voie de GUÉRISON.	Morts.	ENCORE aux INFIRMERIES au 31 mars.
Chevaux. . . .	66	49	6	11
Anes.	5	5	0	0
Mulets	11	9	0	2
Bêtes a laine.	4	1	1	2
Chiens. . , . .	63	36	23	4
Chats	6	3	2	1
Volatiles. . .	2	2	0	0
Total. . .	157 (1)	105	32	20

(1) Il est à observer que sur les 83 animaux monodactyles, il ne s'est trouvé que 13 femelles; savoir : 7 jumens, 3 ânesses et 3 mules ; et sur les autres animaux, 22, dont 4 brebis, 12 chiennes, 5 chattes et une poule. Cette différence notable du nombre des mâles et des femelles malades , à l'égard des solipèdes sur-tout, semble confirmer l'opinion de plusieurs cultivateurs, que les jumens, par exemple, sont bien moins sujettes aux maladies que les chevaux.

CONSTITUTION MÉDICALE.

MALADIES RÉGNANTES.

LA constitution médicale , ou l'ensemble des conditions météorologiques , desquelles l'observation a fait voir que dépendaient les maladie régnantes sur l'espèce humaine , n'a pas encore été assez étudiée à l'égard des animaux. Cela tient peut-être d'une part , à ce que le nombre des gens de l'art qui ont entrepris la tâche difficile d'observer et de décrire leurs maladies , d'après leur propre expérience , n'a pas été jusqu'à présent bien grand , et de l'autre , à ce que les animaux paraissent un peu moins souffrir des influences atmosphériques , que l'homme.

Cependant , quoiqu'ils aient toujours à-peu-près le même vêtement que la nature leur a donné pour mettre leur corps à l'abri du froid , de l'humidité et de la chaleur, ils ne sont pas tout-à-fait exempts des maladies qui sont le produit des variations brusques ou peu ordinaires qui s'opèrent quelquefois dans l'atmosphère.

D'ailleurs , il y a quelques espèces d'animaux, comme les chevaux et les mulets, les bêtes à laine et quelques volatiles dont le vêtement naturel est enlevé dans certaines saisons de l'année, dans le dessein de prévenir des maladies sur les premiers (1) et d'augmenter le lucre que l'on tire des seconds. On conçoit qu'immédiatement après ce dépouillement partiel ou général, ces animaux doivent être bien plus exposés que d'autres aux maladies occasionnées par le changement de température, surtout quand ce changement est brusque, et que les transitions sont du chaud au froid, ou du sec à l'humide. Il serait certainement inutile qu'on s'arrêtât à faire des observations minutieuses sur cet objet, tandis que tant d'autres d'une importance plus grande, ne sont point encore éclaircis. Cependant, il ne m'a pas paru hors de propos de le considérer au moins d'une manière générale, et d'indiquer les maladies les plus communes qui ont été traitées pendant chaque trimestre dans nos infirmeries.

L'état de l'atmosphère, pendant le premier trimestre de cette année, a été extrêmement variable, et marqué par des chan-

____

(1) On peut voir à cet égard un *mémoire sur la tonte des animaux solipèdes et autres animaux domestiques*, etc, par M. *Noyez*, médecin vétérinaire, à Montpellier.

gemens subits et fréquens dans la température. Dans les premiers jours de janvier
les vents ont été le plus souvent au nord.
Une faible gelée de quelques jours a succédé
bientôt à une pluie abondante , et ce même
mois s'est terminé par une température
chaude et humide.

Au commencement de février on a éprouvé
un froid vif , et le thermomètre est des-
cendu jusqu'à huit , et même à neuf degrés
au-dessous de zéro. Ce froid n'a pas été de
longue durée ; les pluies chaudes ont recommencé , puis le vent du nord a de
nouveau refroidi l'air , et a amené de la
neige , mais les dix derniers jours ont été
généralement assez beaux.

La température douce et humide a continué pendant les premiers jours de mars.
Cet état a été le même jusqu'après le 20, et
bientôt un vent du nord est survenu , et un
froid très-vif s'est fait sentir. Pendant les derniers jours de ce mois le thermomètre est des-
cendu de plusieurs degrés au-dessous de zéro ,
et le vent du nord a été très-fort et très-froid,
ce qui a beaucoup retardé la végétation.

Malgré l'inégalité de la température de
l'atmosphère , et les changemens presque
subits qui s'y sont passés , on n'a pas observé
sur les animaux à Lyon ni dans les environs , durant ce trimestre , un grand nom-

bre de maladies que l'on puisse regarder comme en étant un effet ; ce qui semble prouver ce j'ai dit plus haut, qu'ils paraissent unpeu moins souffrir des influences atmosphériques que l'homme.

La maladie épizootique, ou typhus contagieux des bêtes à cornes, qui s'était remontré dans ce département et dans plusieurs autres qui l'avoisinent, pendant les quatre derniers mois de 1815, est diminuée par degrés, en janvier et en février, et elle s'est trouvée entièrement éteinte sur tous les points en mars. On a remarqué, d'ailleurs, que son caractère, pendant ce premier trimestre, a été infiniment moins grave, et cette épizootie a été d'autant plus facile à guérir qu'elle approchait davantage de sa fin. Sur la plupart des animaux, elle s'est terminée, soit qu'on les ait médicamentés, soit qu'on ne leur ait administré aucun remède, par une éruption générale, presque semblable à de la gale, et qui s'est dissipée sans traitement.

La pourriture ou cachexie acqueuse des bêtes à laine a fait quelques ravages sur la rive droite de la Saône, au-dessus de Lyon, principalement aux environs de *l'Ile-Barbe*, c'est-à-dire dans les endroits où les pâturages sont un peu humides, et fréquemment couverts de brouillards épais.

Comme ce n'est guère que sur des bêtes de race française qu'elle s'est montrée , les propriétaires ont préféré les vendre aux bouchers à très-bas prix , dès qu'ils les ont aperçues fort malades , que de les faire traiter. Dans un troupeau de race espagnole, plusieurs brebis nourrices en furent aussi attaquées , ainsi que de poux , et tous leurs agneaux se trouvèrent couverts de ces insectes à la fin de mars.

La gale , le farcin , la morve et les rhumatismes des épaules , sont les maladies qui ont été les plus communes sur les chevaux pendant ce trimestre. Parmi les chiens on a remarqué très-souvent la gastrite et l'entérite , avec des symptômes semblables à ceux qui caractérisent la maladie que l'on désigne sous le nom impropre de *rage mue*. C'est sur-tout en janvier que ces deux dernières maladies ont été observées le plus souvent : nous en avons eu , en effet , six exemples pendant ce mois ; un seul en février , et trois en mars.

Des six chevaux que l'on a perdus durant ce trimestre , deux sont morts, l'un , quarante-huit heures après son arrivée dans nos infirmeries, et l'autre', au bout de huit jours. Le premier était affecté d'une entérite aiguë avec déchirement des intestins (1) , le second , d'une péripneumonie ancienne, terminée par suppuration , et compliquée de farcin. Les quatre autres ont été abattus ; les deux premiers , pour cause de morve dont ils étaient attaqués lorsqu'on les reçut , et les deux autres , pour cause de bleimes , suivies de carie de l'un des cartilages latteraux du pied , et de différens dépôts qui rendaient ces maladies incurables , à moins qu'on ne dépensât pour en obtenir la guérison au-delà de la valeur réelle de ces animaux.

Mais si la perte des chevaux n'a pas été considérable, celle des chiens a été très-grande. En effet , il en est mort environ un sur trois. Cela vient, comme je l'ai dit ailleurs (2) , d'une part, de ce qu'il est bien plus difficile de reconnaître quelques-unes de leurs maladies internes , que celles des grands animaux, et de l'autre, de ce qu'il y en a plusieurs qui sont presque constamment mortelles , quelques moyens qu'on employe

---

(1) Cette maladie , que plusieurs auteurs ont nommée *tranchées rouges , coliques sanguines , coliques inflammatoires* , etc. me paraît un véritable *coup de sang* dans les vaisseaux du mésentère et des intestins. De fortes saignées , faites dans le principe , en triomphent quelquefois comme par enchantement.

(2) *Compte rendu des travaux de cette école , depuis le 1er octobre 1814 , jusqu'au 1er octobre 1815*

pour les combattre. Tels sont, par exemple, la rage maligne , la gastrite , l'entérité , l'hydrotorax , etc. dont ils sont souvent atteints.

Une autre affection de ces animaux qui a été pareillement assez fréquente et souvent mortelle , est la gourme ou catarrhe nasal , nommé vulgairement *maladies des chiens.* Mais je dois faire remarquer ici que ce qui la rend peut-être plus dangereuse à Lyon qu'ailleurs , c'est la confiance que quelques personnes ont dans une poudre vomitive et purgative , que quelques apothicaires vendent avec l'assurance qu'elle prévient ou guérit cette phlegmasie catarrhale (1). On y joint un emplâtre de peau et de poix résine sur la tête , et on laisse les chiens dans cet état jusqu'à ce qu'ils cessent de manger et qu'ils tombent dans le marasme ; alors on nous les amène. D'autres fois ce n'est que quand des ulcères sur le milieu de la cornée lucide ont percé cette membrane , ou bien lorsque la danse de St-Guy , qui l'accompagne aussi assez souvent , a fait beaucoup de progrès , que l'on conduit ces animaux dans nos infirmeries. Il n'est pas étonnant par conséquent , que la perte des chiens soit toujours beaucoup plus grande que celle des ani-

-----

(1) Voyez ce qui a été dit de cette poudre , dans le tome 1er de ces *mémoires et observations ,* page 49.

maux solipèdes , dont la plupart sont traités avant que leurs maladies ayent fait de grands progrès.

Quelques personnes concluront peut-être , de ce que la perte des chiens est toujours plus grande que celle des chevaux , (ce qui d'ailleurs a été remarqué les années précédentes) que l'on s'exerce à faire sur les premiers des expériences , ou qu'on les nourrit mal. Je n'ignore pas que l'on a affecté plus d'une fois d'avancer cette assertion ; mais je suis assuré que ceux qui viennent souvent dans nos infirmeries ne tiendront pas ce langage. D'ailleurs , qui oserait faire des expériences sur eux ? ce ne pourrait être que le professeur chargé de la direction des infirmeries. Et n'est-il pas de son devoir et de son honneur de faire en sorte qu'il perde le moins d'animaux qu'il est possible ? Quant à la nourriture , les hôpitaux étant au compte du gouvernement , on ne peut pas supposer que l'école ait quelque intérêt à nourrir les chiens moins bien que les autres animaux. On ne leur donne pas , il est vrai de petits pâtés , ni volailles , ni biscuits : mais ils ont , autant que leur état l'exige , de la soupe pareille à celle des élèves , de la basse viande de boucherie, et du lait : une semblable nourriture ne saurait être contraire à la guérison de leurs maladies.

OPÉRATIONS CHIRURGICALES.

La chirurgie des animaux est encore loin, il faut l'avouer, de ce degré de perfection auquel est parvenue aujourd'hui la chirurgie de l'homme. La plupart de ceux qui ont écrit sur notre art, se sont beaucoup plus occupés de la connaissance et du traitement médical des maladies, que des opérations qu'un très - grand nombre exige. Nous devons vivement regretter que deux des plus savans vétérinaires que la France et l'Europe aient eus (1), n'ayent pu mettre la dernière main à l'ouvrage qu'ils avaient entrepris sur cette matière importante ; on ne serait pas réduit à faire des tentatives multipliées , qui annoncent le peu de certitude que nous avons sur plusieurs points de cette branche de la science. Quelques opérations , telles que la saignée sur le cochon , la castration , par simple excision des testicules , et l'opération césarienne , sont les seules dont il sera parlé ici. Les autres ne peuvent être séparées des ma-

____

(1) MM. *Bourgelat* et *Chabert* , à qui nous sommes redevables de la création des écoles vétérinaires et de la grande réputation qu'elles se sont acquises presque en naissant.

ladies , quipar leur nature demandent nécessairement qu'elles les accompagnent. Il en
sera question par conséquent en traitant de
ces maladies.

SAIGNÉE SUR LE COCHON.

On sait que la plus grande partie des
personnes qui saignent le cochon, se con-
tentent, comme l'observe M. Chabert (1),
d'inciser ou de couper une partie de l'oreille
ou de la queue, ce qui ne produit jamais
qu'une très - petite émission de sang, à
moins que cette opération ne soit pratiquée
très-près de l'origine des oreilles et de la
queue.

Le respectable vétérinaire que je viens de
citer , et dont nos écoles (qu'il me soit permis de jeter en passant une fleur sur sa tombe)
déploreront long-temps la perte , sur-tout celle
d'Alfort , où il se montrait le père des élèves en
même temps que leur maître , semble donner
à entendre que l'on peut ouvrir avec succès une veine qui règne sur la face interne
du bord des oreilles de ces animaux. Mais
cette veine , sur presque tous les cochons,

---

(1) *Instructions et observations sur les maladies des animaux domestiques*, par MM. *Chabert* , *Flandrin* et *Huzard :*
tome III , deuxième partie.

est si petite, qu'elle est presque imperceptible, et par cette raison, elle fournit très-
peu de sang lorsqu'elle a été ouverte.

Invité par un propriétaire d'un pays où
l'on élève beaucoup de cochons, sur lesquels les maladies inflammatoires sont communes, à faire des recherches sur la manière
de saigner ces animaux avec une véritable
utilité, j'en ai fait une étude, et je me
suis assuré qu'il y a impossibilité, comme
l'a fait remarquer M. Chabert, de pratiquer sur eux la phlébotomie aux jugulai-
res, vu la profondeur de ces vaisseaux et
la grande quantité de graisse qui les entoure.
La ligature, même très-serrée, ne donne
aucun signe de leur existence. Les veines
céphaliques et saphènes, ne sont guère plus
faciles à apercevoir, à moins que le cochon
ne soit maigre, et dans ce cas, la saignée
n'est pas fréquemment indiquée.

Mais je me suis convaincu, par l'essai que
j'ai fait sur un cochon qui m'appartenait, en
le faisant saigner par plusieurs élèves, que
l'on peut, malgré la non apparence de ces
derniers vaisseaux, dans les cochons qui sont
en bon état, les ouvrir avec la lancette, presque avec la même facilité que si on les voyait.
Cette opération ne peut se faire, il est
vrai, que par un vétérinaire qui connaît
parfaitement leur position et leur trajet. On

doit prendre la veine, comme dans toutes
les autres saignées, un peu obliquement,
ayant l'attention de plonger la lancette plus
profondément que sur les animaux dont
les veines des membres sont bien apperce-
vables. Si du premier coup on manque le
vaisseau, on en donne un second, et même,
s'il le faut, un troisième, mais le cas est
rare, quand on s'y prend adroitement, et que
l'animal est bien assujetti. Le sang sort
alors par un jet assez considérable et proportionné au calibre de la veine ouverte.
Lorsque l'on en a tiré la quantité jugée nécessaire, on en arrête la sortie, au moyen
d'une épingle et d'un brin de fil avec lesquels on fait la suture entortillée.

REMARQUES.

Il ne paraît pas douteux que si dans
les contrées où les maladies inflammatoires
des cochons sont fréquentes, on avait recours à de pareilles saignées, au lieu de
s'amuser à fendre le bout des oreilles ou
de la queue, d'où il ne sort quelquefois pas
la dixième partie du sang qu'il faudrait
tirer, on obtiendrait des succès beaucoup
plus marqués dans le traitement de ces
phlegmasies qui quelquefois font de très-
grands ravages.

Malheureusement la médecine de ces animaux, comme celle des ruminans, est encore très-souvent exercée par des hommes dépourvus de toutes connaissances anatomiques et médicales , et par conséquent hors d'état de pouvoir faire de pareilles saignées. On n'appelle assez ordinairement les vétérinaires que lorsque le mal a fait des progrès qui rendent nuls les secours de l'art ; dans ce cas quel fruit attendre de leur ministère ?

EXPÉRIENCES

SUR LA CASTRATION

Par simple excision du cordon spermatique.

IL y a plusieurs années que je fis , d'après ce qu'on lit à l'article *castration* , par M. Fromage-de-Feugré , dans le *cours complet d'agriculture-pratique* , *etc.* (1) , quelques expériences sur cette opération , par la simple excision des cordons spermatiques. J'avais abandonné ces expériences qui ne me paraissaient pas pouvoir conduire à rien d'utile, lorsque je lus celles que M. Barthelemi , professeur à l'école d'Alford , a faites récemment sur le même sujet (2). Elles m'ont

---

(1) Tome 2 , page 90.

(2) Voyez : *Rapport fait au nom des professeurs de l'école royale d'économie rurale et vétérinaire d'Afort* , *par M.*

engagé

engagé à donner suite aux essais déjà tentés ; et c'est le résultat que j'en ai obtenu, que je vais consigner ici. Ces diverses expériences ont été faites sur des chevaux, sur un bélier, sur des chiens et sur des chats, et elles furent suivies avec le plus grand soin.

§. I.er *Expériences faites sur des chevaux.*

1.re EXPÉRIENCE. Un cheval, âgé de douze à quatorze ans, assez maigre, fut coupé le 24 février 1816, ainsi que tous ceux dont il sera parlé ci-après ; on plaça d'abord les casseaux, (1) puis on coupa le cordon au-dessus des épididimes. L'hémorragie dura une heure, et il perdit 13 livres de

____

Yvart, l'un d'eux, dans la séance publique du 12 novembre 1815, sur les travaux de l'école, depuis sa dernière séance publique d'octobre 1814. Il est dit dans ce rapport, page 20, « M. *Barthelemi*, désirant s'assurer si ce mode opératoire ne serait pas suivi d'une hémorragie capable de compromettre l'existence de l'animal, coupa les cordons testiculaires, immédiatement au-dessus des épididimes, à cinq chevaux de dissection ; les cinq opérations ont parfaitement réussi. Le sujet n.° 1 était relevé depuis un quart-d'heure, lorsque l'hémorragie commença ; le n.° 4 ne perdit pas un litre de sang, et le n.° 5 n'en a pas perdu six centilitres. Il est a observer que les sujets qui étaient les plus faibles ont été ceux dans lesquels l'hémorragie a duré le plus long-temps. »

(1) Les casseaux ne furent placés sur tous ces animaux que pour exercer à cet égard les élèves qui suivent le cours d'opération. On sait qu'il n'est pas indifférent de placer bien ou mal ces deux petites pièces de bois, pour que la castration, par ce procédé, soit suivie de succès.

sang (1). Pendant que ce fluide coulait, il y avait des tremblemens sur tout le corps, mais sur-tout à la partie supérieure des membres abdominaux. Le lendemain le scrotum s'engorgea un peu, et cet engorgement alla en augmentant jusqu'au 28. Il diminua ensuite successivement jusqu'au 8 mars, époque à laquelle le cheval fut sacrifié par rapport à une plaie incurable à l'articulation des derniers phalangiens.

2.ᵉ EXPÉRIENCE. Le 29 février on coupa, par le même procédé, un cheval âgé d'environ 12 ans ; il était très - faible. Dans l'espace d'une heure et demie il perdit onze livres de sang (2). Il se montra alors quelques frissons, le pouls devint plus petit et plus vîte ; bientôt ce cheval tomba et se débatit beaucoup. Les pupiles restèrent toujours resserrées. Le lendemain au matin on le trouva

____

(1) Pour mieux apprécier la quantité de sang que devait nécessairement perdre chaque sujet soumis à ces expériences, un élève était chargé de tenir continuellement sous le scrotum un vase pour le recueillir.

(2) L'évacuation de ce fluide cessait totalement, lorsque parfois, l'animal rapprochait l'un de l'autre ses membres postérieurs, et il coulait au contraire par jets très - forts, quand ces mêmes membres étaient écartés, ou quand le cheval marchait. L'arrêt du sang dans le premier cas, venait sans doute de la compression qu'exerçaient sur les vaisseaux spermatiques, les membres abdominaux. On peut tirer quelque parti de ce moyen, dans la pratique, pour arrêter de semblables hémorragies.

mort. L'ouverture ne montra rien de particulier, excepté un peu de sang coagulé entre les tuniques communes des testicules.

3.ᵉ Expérience. Le 4 mars un cheval âgé de neuf ans, affecté de morve, et déjà un peu maigre, fut châtré comme les précédents. L'hémorragie dura une heure et demie ; pendant cet espace de temps, l'animal perdit dix-huit livres de sang, ce qui le jeta dans une très-grande faiblesse.

Le lendemain, engorgement assez considérable du scrotum. Mort dans la nuit du 5 au 6. A l'ouverture on trouva un peu de sang coagulé dans les plaies faites pour l'enlèvement des testicules.

4.ᵉ Expérience. Le 19 mars, la même opération fut faite sur un cheval âgé d'environ 12 ans. Il perdit dix livres de sang. Le soir il était très-faible, avait le pouls presque imperceptible, et les pupiles étaient très-dilatées. Il mourut la nuit suivante. L'ouverture fit voir les cordons testiculaires un peu engorgés et d'une couleur grisâtre.

5.ᵉ Expérience. Le 24 du même mois, un cheval âgé d'environ 20 ans, en assez bon état, fut coupé de la même manière. Il s'écoula dans l'espace de deux heures sept livres de sang. Après cette hémorragie il éprouva des frissons, et les pupiles se dilatèrent beaucoup. Il fut sacrifié le lendemain pour le cours d'opérations. A l'ouverture on remarqua que l'un des cordons testiculaires était remonté et flottant dans l'abdomen où il y avait environ trois livres de sang.

6.e EXPÉRIENCE. Celle-ci fut faite le 27 mars sur un cheval extrêmement maigre, âgé de 18 à 20 ans. Il ne perdit qu'environ une livre de sang ; il fut sacrifié quelques jours après. Son ouverture n'offrit rien de remarquable.

§. II. *Expérience faite sur un Bélier.*

Je n'ai pas cru devoir borner aux animaux solipèdes les expériences dont je viens de parler sommairement. Je les ai répétées sur un bélier, sur plusieurs chiens et plusieurs chats, achetés pour le cours d'opérations, ou abandonnés à l'école, parce qu'ils n'étaient plus d'aucun service.

Un bélier en très-bon état, âgé de deux ans, fut coupé comme les chevaux dont il a été parlé dans le paragraphe précédent. L'hémorragie qui eut lieu aussitôt après l'opération, fut assez forte : en moins d'un quart d'heure il sortit des vaisseaux testiculaires deux livres de sang. Le pouls devint alors très-petit, puis s'effaça complettement ; l'animal tomba en syncope étendu sur la litière, ayant les pupiles très-dilatées ; il semblait qu'il allait périr. Cependant quelques momens après ses forces revinrent un peu, il leva la tête, puis se releva et mangea quelques brins de fourrage. Les forces, la gaieté et l'appétit reprirent ensuite leur état naturel.

§. III. *Expériences faites sur des chiens et des chats.*

1.re Expérience. Un chien de forte taille, âgé de 4 ans, fut coupé aussi par la simple excision du cordon spermatique. L'opération fut suivie d'une hémorragie qui dura une demi-heure, dans lequel espace de temps il perdit près de deux livres de sang. Cette évacuation l'affaiblit un peu, mais il n'en mourut pas.

2.e Expérience. Un autre chien du même âge, mais fort petit, fut châtré suivant le même procédé ; la quantité de sang qu'il perdit fut évaluée à une once et demie.

3.e Expérience. Un chien de taille moyenne, âgé de sept ou huit ans, subit la même opération. Il perdit dans la journée environ deux livres de sang. Le lendemain l'hémorragie se renouvella, et il en perdit encore à-peu-près une livre ; néanmoins ses plaies se cicatrisèrent assez promptement.

4.ᵉ Expérience. Un chien de même taille que celui dont je viens de parler, mais âgé seulement de 15 mois, fut châtré par la section complette des testicules et du scrotum. Il perdit aussi environ deux livres de sang. La plaie fut cicatrisée vingt jours après.

5.ᵉ Expérience. On fit encore sur un autre chien âgé de 5 ans, de petite taille, la castration par la simple excision du cordon. Les vaisseaux spermatiques de celui-ci laissèrent échapper seulement une once de sang.

Six chats ont été châtrés depuis peu de temps de la même manière que tous les animaux dont il vient d'être question; aucun d'eux n'a éprouvé la moindre hémorragie. Il n'est sorti des plaies faites au scrotum et aux tuniques des testicules que quelques gouttes de sang. Il en fut de même sur un grand nombre d'autres que j'avais coupés auparavant.

Remarques.

Il résulte des expériences qui précèdent, 1.º que ce n'est pas toujours sans danger que l'on fait la castration aux animaux solipèdes par la simple excision du cordon spermatique, puisqu'on en a vu qui ont perdu, dans l'espace de quelques heures, jusqu'à 11, 13 et même 18 livres de sang.

2.° Que ce procédé opératoire paraît être moins dangereux à l'égard des chiens, puisque la plus grande quantité de sang que ces animaux ont perdu, a été de trois livres.

3.° Que l'on peut toujours sans la moindre crainte, châtrer ainsi les chats, quelle que soit leur taille, et même les petits chiens et autres petits animaux, tels que les jeunes cochons, les agneaux et les chevreaux, l'hémorragie étant presque nulle dans les uns et dans les autres.

Ainsi, quoiqu'un hyppiatre célébre (1), semble donner, à l'égard du cheval, la préférence à ce mode opératoire sur tous les autres, et que quelques essais paraissent venir à l'appui de son opinion, il n'est pas moins vrai qu'en le suivant, plus d'un vétérinaire courrait grand risque de ne pas atteindre le but qu'il se propose, et compromettrait ainsi sa propre réputation. Je suppose

____

(1) Lafosse s'exprime ainsi dans son *Dictionnaire d'hyppiatrique* au mot *castration :* « Je ne conçois pas comment on prend tant de précaution pour couper un cheval ; car j'ai coupé nombre de chevaux sans faire de ligature et sans appliquer le feu. Leur guérison a été parfaite ; il est vrai qu'ils perdent du sang, mais en périssent-ils pour cela ! J'ai des preuves du contraire ; si ce malheur est arrivé, ce n'a pas été entre mes mains. Pourquoi serait-il réservé à d'autres opérateurs ? Si j'avais un cheval de prix, sur lequel je ne pusse pas opérer moi-même, je voudrais qu'on le coupât de cette manière, pour être assuré de la guérison de mon cheval. »

même qu'aucun cheval n'en périsse jamais, ce que je suis loin d'affirmer, la quantité de sang qui s'écoule après l'opération, n'est-elle pas bien faite pour inquiéter beaucoup les propriétaires ? Et si un accident quelconque avait lieu après la castration, celui à qui appartiendrait l'animal ne serait-il pas porté à croire qu'il est une suite de l'hémorragie ? Et comment l'en dissuader ? Il convient donc que ceux qui ne veulent tenter aucune innovation sans une véritable utilité, ne préfèrent pas un procédé opératoire, dont le succès est incertain, à un autre qui n'est ordinairement accompagné d'aucun accident quand il est bien exécuté, et qui n'effraye point les propriétaires. On conçoit que je veux parler de la castration par les casseaux, méthode qui est généralement suivie en France et dans plusieurs contrées de l'Europe.

PARTS LABORIEUX
Qui ont nécessité l'opération césarienne.

Il n'est pas rare de voir sur les femelles des animaux domestiques des parts très-laborieux ou contre nature, et dont quelques-uns réclament l'opération césarienne. Mais cette opération grave ne paraît avoir été encore pratiquée sur elles qu'un petit nombre de fois. Je vais consigner ici, à cet égard, trois observations, dont deux m'ont été communiquées. Elles engageront peut-être les vétérinaires qui l'ont déjà faite à en publier d'autres. C'est encore un objet presque neuf en chirurgie vétérinaire.

1.re Observation. Le 18 mars 1816, une brebis, âgée de quatre ans, nous fut amenée pour un part laborieux qui lui faisait éprouver les douleurs les plus vives depuis douze heures environ. A son arrivée on remarquait les symptômes suivans : quelques légers efforts pour l'expulsion du fœtus, grande faiblesse, les lèvres de la vulve fortement gonflées et enflammées ; les extrémités antérieures du petit qui était mort, sortaient d'environ trois pouces, sans apparition de la tête qui était refoulée vers le garrot.

La cause de ce part laborieux parut être le peu de diamètre du bassin. L'ouverture de cette brebis confirma ce que l'inspection des parties avait fait présumer.

La bête renversée sur le dos, et un aide tenant le train antérieur un peu soulevé, j'essayai, après m'être assuré que le fœtus était bien placé, de l'extraire en tirant sur les membres thoraciques, avec assez de force pour en procurer la sortie ; mais ce fut inutilement. J'introduisis alors la main dans la matrice pour mettre la tête dans

une position plus favorable, ou la tirer en
même temps que les membres ; je ne pus y
parvenir. J'essayai ensuite avec le forceps
de saisir la tête, mais il me fut impossible
de la tenir assez solidement pour la tirer au
dehors. De nouveaux tiraillemens faits sur
les extrémités du fœtus, les détachèrent du
thorax, et elles restèrent dans nos mains.
Voyant l'impossibilité de l'extraire par les
voies naturelles, et jugeant la bête irrévo-
cablement perdue, si je tardais davantage
à la débarrasser de son fruit, je pratiquai
l'opération césarienne au-dessous du flanc
droit. A cet effet je fis une incision à la peau
et aux muscles d'environ cinq pouces. La
masse intestinale étant déplacée, j'en fis une
pareille à la matrice, et je retirai le fœtus
et le placenta. Les intestins furent ensuite
remis dans leur position, et je refermai la
plaie faite à la peau et aux muscles abdominaux au moyen de la suture du Pelletier.
On nettoya cette plaie, on appliqua dessus
un bandage pour la soutenir un peu, et on
donna à la brebis qui, comme je l'ai dit,
était très-faible, plusieurs verrées de décoction de racine de gentiane.

Durant la nuit du 18 au 19, tristesse et
abattement considérables, chaleur très-forte
à la vulve avec beaucoup d'engorgement
de ses lèvres, respiration accélérée. (Lotions

d'eau végéto-minérale sur la plaie, et sur la vulve, deux lavemens émolliens, deux fumigations de même nature, dirigées dans le vagin, tisanne de gentiane, eau blanchie pour boisson.) Le 19 au matin, pouls plus petit et plus vîte, tremblement. A onze heures mort.

OUVERTURE. Forte inflammation de la matrice, du vagin, et de quelques portions des intestins grêles. Le bassin était très-étroit et irrégulier à cause d'une fracture ancienne qui avait eu lieu à l'iléon. Le coxal de ce côté avait un demi-pouce de moins en longueur que l'autre, depuis la cavité cotyloïde jusqu'à l'os sacrum, ce qui formait de ce côté une obliquité très-marquée dans le diamètre du bassin : c'est contre cette partie et la légère exostose qui y existait, que s'était arrêté le sommet de la tête de l'agneau.

2.e OBSERVATION. Celle-ci est de M. Morange (1), vétérinaire à Lestern. (Lot-et-Garonne.)

Le 21 mai 1813, je fus appelé au sujet d'une vache âgée d'environ dix ans, qui, trente-sept jours auparavant, avait manifesté tous les signes précurseurs de la mise bas, étant parvenue au terme naturel.

____

(1) Elève-répétiteur de cette Ecole.

Alors, malgré le mal-aise qu'elle éprouvait, on continua à la soumettre à ses travaux ordinaires en attendant le moment dé
sa délivrance. Peu de jours après, le lait qui
avait déjà engorgé ses mamelles, disparut, et
la vulve qui avait été gonflée, revint dans
son état primitif. La matrice resserra son ouverture sans nul autre accident, et le travail
ordinaire de la bête fut continué pendant un
mois et sept jours (1). A cette époque, abattement de l'animal, lourdeur dans la pro-
gression, rumination très-lente, yeux retirés
au fond de l'orbite, légère météorisation. La
main introduite pour sonder la dilatation
du col de la matrice, fit voir qu'elle était
nulle, et que le veau était mort. L'impossibilité du part reconnu, et conséquemment la
mort de la vache certaine, on ne vit d'autre
ressource que dans l'opération césarienne
qui fut faite à l'instant. Les parois de l'abdomen incisées, laissèrent échapper une énorme
quantité de sérosité légèrement rougeâtre.

---

(1) On a plusieurs exemples de vaches qui ont porté leur
veau beaucoup plus long-temps. On trouve dans le tome 1er,
page 187, des *annales de l'agriculture française*, une observation relative à une vache qui a porté le sien pendant 24
mois ; et dans le tome IV des *instructions et observations
sur les maladies des animaux domestiques*, une autre *observation sur la tête d'un veau qui a resté plus de 18 mois
dans la matrice.*

L'uterus ouvert il en sortit aussi une surabon‑
dance considérable de liquide. Le fœtus mort
fut extrait ainsi que le placenta , et la réunion
des bords des plaies (1) fut faite incontinent
par la suture à point continu. Une boisson
cordiale fut administrée , et la bête se leva
peu d'intans après. Les toniques amers , la
diète , puis les alimens analeptiques furent
mis en usage pendant quelques jours. Dès
le sur-lendemain de l'opération , l'appétit
revint , et successivement la rumination se
rétablit. Quinze jours s'étaient écoulés et
tout annonçait un succès complet. Le pro‑
priétaire voyant son animal hors de tout
danger, et fatigué de lui voir souffrir un peu
la faim , lui donna inconsidérément , d'après
l'avis d'un de ses voisins , une certaine quan‑
tité de luzerne qui occasionna une indigestion
qui devint promptement mortelle.

3.ᵉ Observation. Je tiens cette dernière ,
qui n'est relative qu'à *l'opération césarienne
vaginale* , de M. Ballestra (1) , vétérinaire ,
aujourd'hui étudiant en médecine.

Je fus demandé , dit M. Ballestra , pour

---

(1) Il parait que M. *Morange* fit la suture à la matrice
comme aux muscles abdominaux. La première ne me paraît
pas facile à pratiquer et il semble que l'on peut s'en dipenser.
La plaie faite à l'uterus se ferme promptement.

(2) Elève-répétiteur de cette Ecole.

secourir une génisse qui depuis trois jours était plongée dans de cruelles souffrances pour se délivrer du petit qu'elle portait. A mon arrivée je la trouvai très-faible, étendue sur la litière et gémissant fréquemment : (cordiaux à forte dose). Bientôt les forces revinrent et la bête fit de grands efforts , mais inutilement pour l'expulsion du petit. L'introduction de la main dans le vagin , me fit reconnaître que l'orifice de la matrice , qui était porté à peu de distance de la vulve , ne pouvait nullement donner passage au fœtus , vu son peu de diamètre , qui permettait à peine l'introduction du petit doigt. Il y avait d'ailleurs autour de cet orifice une sorte de bourrelet très-gros et très - dur qui s'opposait à ce qu'il pût être dilaté davantage.

Voyant que cette génisse était déjà dans une faiblesse qui faisait craindre une mort prochaine , je me décidai à pratiquer *l'opé- ration césarienne vaginale* , et j'en obtins tout le succès que je pouvais en attendre. L'hémorragie qui en résulta fut assez forte , et le sang continua à couler un peu pendant six jours , malgré les injections froides et les stiptiques qui furent employés. Néanmoins le rétablissement de la bête fut complet au quinzième jour. Pour le procédé opératoire , je suivis en tout point ce que conseille M.

Richerand , dans sa *Nozographie chirurgi-cale* , tome IV (1).

REMARQUES.

Il est vraisemblable que l'opération dont il vient d'être parlé , toute grave qu'elle paraît, (et elle l'est effectivement) sur-tout celle que l'on nomme opération césarienne abdominale , la seule qui paraît mériter ce nom , pourrait réussir plus souvent si on

---

(1) Voici ce que dit M. le professeur Richerand à ce sujet : « Après avoir introduit dans la vagin le dilatatoire à trois bran-ches , connu sous le nom de *speculum uteri* , on porte dans le fond du canal un bistouri dont la lame est garnie de linge jusqu'à un demi pouce environ de sa pointe , laquelle doit être mousse , arrondie et bien tranchante ; puis on incise de dedans en dehors , en divers sens , l'espèce de bourrelet que forme la circonférence du museau de tanche. Cet obstacle détruit, l'ac-couchement s'effectue avec facilité ; on n'a pas à craindre l'hé-morragie. Nulle part la matrice n'est plus dépourvue de vaisseaux que dans sa portion inférieure ; cependant si la délivrance achevée , on s'apperçoit qu'une certaine quantité de sang découle des inci-sions , rien ne serait plus facile que d'en arrêter le cours , en portant dans la partie supérieure du vagin un plumaceau de charpie trempé dans quelque liqueur astringente , et en l'y maintenant quelque temps. . . . . Comme l'introduction du speculum est douloureuse , plusieurs auteurs , M. Sabatier entr'autre , donnent le précepte de s'en passer en employant l'indicateur de la main droite à couvrir la pointe du bistouri , et en le faisant servir de conducteur à cet instrument avec lequel on incise de dedans en dehors et dans plusieurs sens , lorsque c'est sur le col squirreux que l'opération se pratique ; et de de-hors en dedans , avec beaucoup de précaution , lorsque l'on in-cise le corps même de la matrice dont on ne peut trouver l'orifice. »

n'attendait pas pour la faire que la bête fût épuisée, le vagin et la matrice fortement meurtris et enflammés, par les moyens que l'on avait jugés convenables d'employer pour obtenir la sortie du jeune sujet. Je regrette beaucoup de ne pas l'avoir fait de suite sur la brebis qui fait le sujet de la première observation; peut-être l'aurai-je sauvée. Mais sa toison m'empêchait de voir la difformité du bassin, et par conséquent de bien juger de la nature de l'obstacle qui s'opposait à la délivrance par les voies naturelles. Voilà pourquoi je prolongeai long-temps et inutilement les manœuvres pour l'accouchement. Ces manœuvres ont contribué autant, et peut-être même plus que l'opération, à faire périr promptement cette brebis.

Quant à l'opération césarienne vaginale, dont le danger est toujours moins grand, l'observation de M. Ballestra est la seule qui soit à ma connaissance. Les cas qui la requièrent sont peut-être plus communs qu'on ne se l'imagine, principalement à la suite de la métrite et de la leucorrhée ou catarrhe uterin. Elle paraît plus difficile à pratiquer sur les femelles des petits animaux que sur les autres, attendu l'impossibilité de porter l'instrument tranchant vers l'orifice de la matrice sans blesser les parois du vagin.

MALADIES.

MALADIES.

LES maladies des animaux, comme celles de l'homme, peuvent être divisées en deux grandes classes, dont l'une comprend les maladies contagieuses, et l'autre, celles qui ne le sont pas. C'est là seule division qui sera admise dans cet ouvrage, à l'égard des observations recueillies par trimestre dans nos infirmeries.

Il est évident qu'il y a plusieurs maladies sur la contagion desquelles les hommes de l'art sont loin d'être d'accord. Je ferai sur ces dernières, autant que les circonstances m'en laisseront le moyen, des expériences qui permettront peut-être d'asseoir un jugement, pour les mettre dans l'une ou dans l'autre des classes dont il vient d'être parlé.

Je commencerai toujours, dans l'exposé des faits que j'aurai à rapporter, par ceux qui ont trait aux affections qui sont reconnues susceptibles de se communiquer, parce que ce sont celles qui, sous tous les rapports, méritent la plus grande attention. Je passerai ensuite aux autres. Les observations sur les maladies des volatiles, des poissons, des abeilles et des vers-à-soie, viendront après.

D

§. I.er *Maladies contagieuses.*

Par maladies contagieuses on entend, comme on le sait, celles qui, par contact immédiat ou médiat, peuvent se communiquer d'un animal à un autre, soit de la même espèce, soit d'espèce différente. Il y en a, en effet, qui sont seulement contagieuses entre les individus d'une même espèce ; d'autres passent aisément d'une espèce à une autre, ou sont communes à toutes.

S'il s'en faut bien que les vétérinaires et les médecins soient d'accord sur la contagion et sur les maladies qui doivent être considérées comme contagieuses, cela tient, sans doute d'une part, à ce que plusieurs de ces maladies n'ont pas encore été parfaitement étudiées, et de l'autre, à ce qu'il y en a qui peuvent se communiquer aisément dans certaines circonstances, et jamais ou presque jamais dans d'autres.

On conçoit que toutes les maladies contagieuses ont dû se développer d'abord spontanément. Ces maladies portent en elles le germe d'un virus particulier, sans lequel elles ne se communiqueraient pas. Mais l'existence de ce virus suppose-t-elle nécessairement une contagion préalable, comme le prétendent aujourd'hui quelques auteurs ? Ce

(51)

que l'on ne peut nier avoir eu lieu au moins
une fois à l'égard de chacune de ces maladies, ne peut-il pas avoir lieu encore chaque
jour ? et si nous voyons fréquemment des
maladies contagieuses qui ont été communiquées, n'en voyons-nous pas aussi d'autres
qui, comme je l'ai dit ailleurs, (1) se sont
développées spontanément ? Ne voyons-nous
pas enfin des individus résister à toute espèce de contagion, sans pour cela que l'on
puisse douter un instant de la nature délétère
du virus auquel ils ont été exposés, ou que
l'on a cherché à leur inoculer ? Il serait peut-
être d'une haute importance de bien appro-
fondir toutes ces considérations, tant par
rapport à la pathologie que par rapport à
la jurisprudence et à la police médicale vétérinaires ; mais je dois me borner à donner
ici un faible aperçu de quelques-unes des maladies contagieuses que nous avons eu à traiter
pendant ce trimestre. Je reviendrai sur le
même sujet dans plusieurs des cahiers suivans, et je n'oublierai pas de faire remarquer,
s'il est des saisons ou des circonstances plus
favorables que d'autres au développement
ou à la communication de ces maladies.

____

(1) Tome I, p. 282.

GALE.

D'après ce qu'ont écrit MM. Chabert et Huzard sur cette maladie (1) de l'organe cutané, si fréquente parmi les animaux domestiques de toute espèce, il serait peut-être inutile de s'y arrêter encore, si la nature particulière de cette phlegmasie n'était pas aujourd'hui un peu mieux connue qu'elle ne l'était au moment où ces deux savans Vétérinaires publièrent la dernière édition du traité qu'ils en ont donné. L'un et l'autre pouvaient bien, par analogie à ce qui fut observé depuis très-long-temps sur l'homme, supposer aussi sur les animaux l'existence des *Acares*, genre d'insectes très-petits que nous découvrîmes il y a trois ans sur le cheval, le chien, le chat et le lapin, (2) et depuis, sur les bêtes à cornes; mais ils n'en parlèrent pas. Walz, vétérinaire Allemand, les avait fait connaître avant nous sur le mouton (3).

Je crois devoir faire remarquer ici à l'égard de ces insectes parasites dont je donnerai la description dans un autre cahier, qu'il a été

___

(1) *Traité de la Gale et des Dartres dans les animaux;* 5.e édition, an XI.

(2) Voyez le tome premier de cet ouvrage ; *introd.* pag. IX.

(3) *De la gale des moutons, de sa nature, de ses causes*, etc. Paris, 1811.

fort difficile pendant ce trimestre de les trouver sur les chats, les chiens et même les
chevaux, ce qui tient sans doute à la saison
froide dans laquelle ces recherches ont été
faites. Ceux donc qui seraient curieux de le
voir, ne doivent point les chercher pendant
l'hiver, mais bien pendant l'été, saison dans
laquelle ils sortent des pustules qu'ils se sont
creusées pour se promener sur la peau et sur
ces mêmes pustules qui sont pour eux des
espèces de monticules. En hiver ils paraissent
profondément cachés sous ces croûtes et sous
l'épiderme, et lors même que l'on parvient
à les enlever de leurs nids avec une brosse
pour les examiner sur du papier blanc, on
ne les reconnaît pas aisément, parce que le
froid les saisissant de suite s'oppose à leur
mouvement. Comme ils ne marchent pas
alors, on peut les confondre, à moins que l'on
ait une très-bonne loupe ou un microscope,
avec les croûtes furfuracées et la poussière
du derme que l'on ramasse nécessairement
aussi ; tandis que dans le temps où ils ne
sont point engourdis par le froid, on les voit
à l'œil nud, courir sur la peau du cheval. On
distingue même quelquefois ceux qui sont
accouplés.

Douze animaux, dont cinq chevaux, une
ânesse, une mule, quatre chats et un chien
ont été reçus pendant ce trimestre dans nos

infirmeries, pour cause de gale. Je n'ai point encore vu de saisons où il soit entré un aussi petit nombre de chiens galeux. Il n'en sera vraisemblablement pas de même au second trimestre.

Sur quatre chevaux cette maladie s'était développée à la suite d'affections de pied, et selon toutes les apparences spontanément. Je puis assurer au moins qu'elle a été spontanée dans deux que nous traitions depuis quelque temps, l'un, d'une blessure au tendon du muscle profond d'un membre antérieur, (1) et l'autre, d'un ancien ulcère atonique du tissu feuilleté du pied. (2) Sur tous

---

(1) J'ai obtenu dans ce cas d'une substance fort peu dispendieuse que je n'avais pas encore employée dans une pareille maladie, tout le succès que je pouvais désirer. Le tendon était fortement lésé à sa terminaison, à la suite de l'implantation d'un clou de rue dans cette partie. L'animal avait déjà été opéré et traité par un vétérinaire depuis un mois. Il fut amené dans nos infirmeries et abandonné le même jour à l'école. Le lendemain j'enlevai tout le corps pyramidal, j'amputai une partie du ten don qui était gangrené, et je pansai avec la poussière de charbon de bois. Cette poussière fut mise en usage dans les pansemens suivans : plusieurs petites portions du tendon s'exfolièrent bientôt, et la plaie fut cicatrisée après un mois de traitement.

(2) Cet ulcère existait depuis trois ans ; il avait son siège aux feuillets qui répondent au quartier externe d'un pied antérieur. On l'avait déjà opéré plusieurs fois. L'enlèvement de la moitié de la paroi, l'application du feu sur une forme qu'il y avait de ce même côté, et d'un séton au poitrail, l'usage de forts diurétiques, c'est-à-dire des cantharides à la dose d'un gros, et même d'un gros et demi par jour, triomphèrent de cette maladie. Le cheval avait été amené dans notre école pour y être tué ; il fut vendu cent fr. au bout d'un mois ; mais il redevint un peu boiteux quelque temps après, à ce que l'on nous apprit.

les quatre elle s'est montrée au toupet, le long de la crinière et au garrot. Sur la mule elle occupait les mêmes parties. L'ânesse en avait presque sur tout le corps, et son épiderme était écailleux et très-frisé ; on remarquait peu de croûtes, symptômes qui la faisaient différer beaucoup de celle du cheval.

Le chien n'avait de la gale, comme c'est l'ordinaire, que sur le dos et les reins, mais sur les chats, comme cela se voit presque toujours, elle occupait la tête et les oreilles. Un seul en avait aux quatre pattes. On n'a pu savoir si sur ces derniers, elle était spontanée ou si elle leur avait été communiquée.

On croit, et ce n'est assurément pas tout-à-fait sans raison, que la malpropreté de la peau sur le cheval, vers le toupet, le bord supérieur de l'encolure, etc. peut être une des principales causes de la gale sur ces parties. Mais les ânes qui la plupart ne sont jamais pansés, sont bien moins sujets à cette maladie que les chevaux. Les chiens et les chats dont la peau est tenue très-propre, n'y paraissent pas moins exposés que les autres ; et sur eux comme sur les bêtes à laine, elle affecte presque toujours spécialement un endroit du corps. Ainsi comment juger l'opinion de ceux qui prétendent que l'unique cause de la gale est toujours le défaut de pansement de la main ?

Pour les animaux dont la gale n'était point ancienne, on s'est borné au traitement topique, et il a paru suffisant. On y a joint pour les autres quelques diaphorétiques ; on a donné la tisane de copeaux de buis et de fleurs de sureau, ou celle de racine de patience. Des quatre chats deux sont morts pendant le traitement, parce que sitôt qu'ils se sont vus renfermés, ils ont refusé tout-à-fait la nourriture : c'est un fait que nous avons déjà eu occasion de vérifier très-souvent. Pour ces derniers on s'est borné, après avoir coupé comme sur les premiers le poil, et fomenté les parties malades avec une décoction émolliente, à les frictionner avec un mélange de fleurs de soufre et d'huile jusqu'à la consistance d'onguent : rarement il a fallu recourir à l'onguent mercuriel.

Pour les autres animaux on a employé un onguent anti-psorique composé de parties égales de graisse de porc, de mercure cru, de fleur de soufre et d'un vingtième environ de mouches cantharides réduites en poudre très-fine : lorsque l'on a voulu diminuer la force de cet onguent, on a remplacé les cantharides par la poudre de racine d'hellébore blanc. Cette substitution est souvent utile pour les chiens. Ils sont alors moins portés à se lécher ou à se frotter.

REMARQUES.

J'ai fait usage aussi plusieurs fois sur différens animaux, du sulfure de potasse (foie de soufre) dissout dans les proportions d'une partie sur 25 ou 3o d'eau, employés en fomentations sur les parties malades, ou en bains lorsque l'on a eu à traiter de petits animaux, les chiens, par exemple, et les chats. Ce moyen dont on a obtenu de si grands effets sur l'homme depuis peu de temps, dans le cas de gale, ne m'a paru en produire que de faibles et momentanés sur les animaux, ce qui vient peut-être de ce que leur peau est en général un peu plus dure et plus sèche ; il m'a semblé même produire un effet inférieur à celui que produit la décoction de racine d'hellébore blanc ; mais la décoction de cette racine a l'inconvénient, à moins qu'elle ne soit employée à petites doses, de faire vomir un peu les chiens, lors même qu'ils ne se lèchent point du tout. (1)

Parmi les nombreux médicamens conseillés pour guérir la gale, il en est un qui a été préconisé par plusieurs personnes, et qui, bien qu'il ait réussi plusieurs fois, n'est assu-

---

(1) Voyez ce qui a été dit à cet égard, dans le tom. I, p. 58.

rément pas toujours mis en usage sans danger : c'est la dissolution de l'arsenic (oxide d'arsenic) dans de l'eau , ou une sorte de décoction d'une partie de cette substance métallique avec le double de soufre , dans quarante ou cinquante parties d'eau. J'ai employé une fois pour un cheval cette dernière préparation *arsénicale soufrée*. Elle a occasionné de vives coliques , de la fièvre, un grand nombre de petites phlictènes, et l'animal est mort empoisonné le 16.ᵉ jour. M. Godine jeune a consigné un fait à-peu-près semblable à l'égard des bêtes à laine , dans le *Rapport des travaux de l'Ecole d'Alfort,* *en* 1812.

FARCIN.

En rangeant ici le farcin au nombre des affections contagieuses , je n'ignore pas que ce n'est point le sentiment de quelques Vétérinaires très-éclairés. Mais j'ai pour moi l'expérience qui m'en a fourni différentes preuves que je ferai connaître dans un des cahiers qui composent ce volume.

Le farcin dont on a fait sans beaucoup de fondement , tant d'espèces différentes , s'est offert à nous sur six chevaux , une jument et un mulet. Sur un de ces chevaux il s'est montré à la suite d'une péripneumonie inflammatoire, terminée par suppuration. Les ulcères et les boutons étaient principalement situés dedans et autour des naseaux ; il était, comme on le pense bien , incurable. Sur un autre , il a succédé à un mal de garrot ; les cicatrices se sont rouvertes tout-à-coup, et de larges ulcères farcineux se sont montrés. (1) Sur deux chevaux il affectait le poitrail. Un cinquième n'en avait qu'à la face interne et supérieure d'un membre postérieur ; mais sur un autre il existait sur presque tout le corps et le long des membres antérieurs. Celui-ci en était attaqué depuis quatre ou cinq mois. Sur une jument, les boutons étaient situés au grasset et vers la hanche, enfin sur un mulet, autour des lèvres.

Aucun de ces animaux n'avait été soumis au service du hallage, service qui rend cette maladie ordinairement plus grave , et aucun n'en avait encore été attaqué. Ce qui tend à confirmer l'observation que j'ai eu occasion de faire depuis long-temps , que lorsque le farcin a été bien guéri , il est extrêmement rare qu'il se montre une seconde fois , même lorsqu'on l'inocule.

____

(1) J'ai vu très-souvent la même chose sur des chevaux de troupe récemment guéris de plaies sur le garrot ou sur le dos. Quand les cicatrices sont rompues, les ulcères ont l'air d'avoir été rongés par des souris ou par des rats , sur-tout vers leurs bords.

La cause du farcin sur ces différens ani-maux a resté inconnue, excepté sur un seul auquel on avait mis le collier d'un cheval qui en avait eu quelque temps auparavant. Il s'est montré par plusieurs boutons au poitrail où le collier portait, ce qui donne lieu de croire que le virus farcineux a été inoculé dans cet endroit.

Voici les moyens qui ont été employés pour triompher de cette maladie : ce sont ceux que je mets en usage depuis long-temps avec succès : une ou deux onctions chaque jour d'onguent basilicum sur les boutons jusqu'à ce qu'ils soient abscédés ; dès qu'ils le sont, ouverture avec l'instrument tran-chant, cautérisation légère, et pansement avec des étoupes coupées. Dans les panse-mens suivans, détersion des ulcères avec une infusion aromatique, ou une décoction de plantes toniques. Lorsque la maturité des boutons tarde à avoir lieu, on remplace le basilicum par l'onguent mercuriel, ou bien on incorpore dans le premier de la poudre de moutarde. A l'intérieur, breuvages de décoction de grande ciguë (*conium ma-culatum l.*) à la dose d'une once à une once et demie, sèche, avec autant de racine d'im-pératoire ou de buis. Ces breuvages sont donnés tous les jours ou tous les deux jours, selon la gravité du mal et son ancienneté.

(61)

Tous les animaux, à l'exception de deux,
celui dont le farcin s'était déclaré à la suite
d'une péripneumonie terminée par de vastes
foyers de suppuration dans le poumon, et celui
qui avait des boutons et des ulcères sur la
plus grande partie du corps et aux membres
thorachiques (1), ont été guéris dans l'espace
d'un mois à cinq semaines, et le farcin n'a
pas reparu.

REMARQUES.

Une multitude de médicamens divers ont
été préconisés avec une sorte d'enthousiasme
contre le farcin, ce qui prouve qu'il en est
de cette maladie comme d'une foule d'autres,
qu'elle cède quelquefois à des moyens très-
simples, et même à ceux qui sont dans
quelques cas plus nuisibles qu'avantageux.
Je regarde la grande ciguë comme un des
remèdes les plus efficaces contre cette affection, et je suis surpris qu'on ne l'emploie
pas plus souvent, d'autant plus que ce trai-

____

(1) Ce dernier n'est point encore mort ; mais il ne présente
aucun espoir de rétablissement ; son mal s'est même beaucoup
aggravé, quoiqu'un prétendu médecin des animaux . (on sait
qu'il y en a beaucoup et par-tout) ait prétendu le guérir . au
moment où je conseillai de le faire abattre ou de le retirer
de nos infirmeries. Il en résultera une double perte pour le
propriétaire. C'est-là le résultat des promesses de ceux qui ne
cherchent qu'à gagner de l'argent.

tement n'est pas très - dispendieux (1). Je
ne la donne pas , cependant , comme un
spécifique assuré dans tous les cas contre le
farcin. Elle a échoué sur plusieurs animaux.
Mais quel est le médicament dont on obtient
toujours des résultats favorables , et tels
qu'on est fondé de les espérer ? Je l'ai plus
d'une fois remplacée , avec un peu moins
d'avantage, à ce qu'il m'a paru, par les bat-
titures de fer (oxide noir de fer) , auxquelles
je joignais aussi l'impératoire ou le buis à
la dose de deux à trois onces de chaque , par
jour.

Quelques maréchaux détruisent les gros
boutons de farcin en introduisant dedans de
l'arsenic (oxide d'arsenic) , et du sublimé
corrosif (muriate de mercure au maximum
d'oxidation.) Ce sont encore là des moyens
qu'il faut employer, comme dans le cas de
gale , de verrues , etc. avec beaucoup de
précaution. On n'est pas toujours le maître
d'arrêter les accidens fâcheux qui en résul-
tent. Nous avons vu sur quelques chevaux
des ulcères fort étendus, après l'usage de ces
substances corrosives , et sur d'autres , des
engorgemens inflammatoires très-volumineux
qui ont failli être mortels.

---

(1) Voyez ce que j'ai dit à ce sujet dans des *Expériences
sur les poisons minéraux et végétaux* , pages 42 et 56.

L'extirpation des boutons de farcin , méthode que j'ai suivie pendant long-temps, dans la cavalerie sur-tout, m'a paru être suivie de moins de succès que lorsqu'on facilite et que l'on attend la maturité de ces mêmes boutons qui presque tous sont situés dans le tissu cellulaire sous-cutané, et ressemblent à des espèces de phlegmon. Ceux qui se montrent principalement dans le corps de la peau, qui s'abscèdent promptement et ont quelque analogie avec des dépôts par congestion, sont en général d'un fâcheux augure. C'est sur-tout contre cette variété de farcin que j'ai vû la ciguë ne produire que peu ou point d'effet, ou n'en produire que de momentanés.

MORVE.

Personne n'ignore que de toutes les maladies qui peuvent affecter les animaux solipèdes, une des plus dangereuses par sa nature et par les suites fâcheuses auxquelles elle peut donner lieu, est la morve. On la rencontre malheureusement presque par-tout. Elle n'épargne ni le sexe, ni l'âge. Quel que soit le service de l'animal, et la qualité de nourriture qu'on lui donne, rien ne saurait le mettre à l'abri de ses atteintes. Elle fait chaque jour de nombreuses victimes, d'autant plus que l'excès de précaution que l'on prenait autrefois pour empêcher qu'elle ne se communiquât et ne se propageât, dégénère aujourd'hui en une négligence et une insouciance vraiment condamnables.

Nous avons eu huit exemples de cette affection rebelle, pendant ce trimestre, et tous sur des chevaux. Sur trois de ces animaux, on a soupçonné qu'elle étoit due à plusieurs suppressions brusques et successives de la sueur. Un quatrième en fut atteint quelque temps après qu'on eût fait servir à son usage les harnais d'un cheval morveux. Sur quatre autres chevaux, elle a paru être le produit de la communication avec des chevaux qui en étaient atteints.

Il est à observer que sur l'un de ces derniers qui mangeait et travaillait depuis quelque temps à la gauche d'un autre cheval affecté d'une morve confirmée, qu'un maréchal traitait comme un simple rhume, quoiqu'il jetât abondamment par la narine gauche, et fût glandé et chancré de ce côté, la morve se déclara par la narine droite, qui était celle qui se trouvait le plus en contact avec celle par laquelle l'autre cheval jetait. Un second cheval et une mule, achetés pour remplacer ces deux derniers animaux, furent placés dans la même écurie que l'on n'avait qu'imparfaitement nettoyée et purifiée. Au

bout

bout de huit jours ils furent tous deux fortement glandés. Le propriétaire effrayé nous
les amena, et je fus assez heureux, à l'aide
des sétons, des diaphorétiques, des diurétiques et des purgatifs administrés alternativement, d'arrêter les progrès de la maladie,
et de les guérir. Sur le cheval, les onctions
d'onguent basilicum, d'abord, et ensuite
d'onguent mercuriel, firent fondre les glandes ; sur la mule les mêmes topiques y déter-
minèrent la suppuration.

Sur les huit chevaux dont j'ai parlé, deux
jetaient par les deux naseaux ; trois, par la
narine droite, et trois, par la narine gauche
(1). Il y en avait trois qui étaient affectés
de la morve au premier degré, quand ils en-
trèrent dans nos infirmeries ; trois, au second
degré ; deux, au troisième.

L'un de ces chevaux, âgé de dix ans, fut
traité par la fleur de soufre, la poudre de
buis, les purgatifs, des petites saignées,
des sétons et des fumigations aromatiques.
Les glandes avaient été enlevées huit ou
neuf jours après le développement du mal,

---

(1) Sur 27 chevaux morveux, amenés pendant cet hiver,
pour les cours d'anatomie et d'opérations, 9 jetaient des deux
côtés, 12, de la narine droite, et 6, de la narine gauche, ce qui
ne confirme pas l'opinion de ceux qui prétendent que sur cent
chevaux morveux, il y en a quatre-vingts qui jettent par la
narine gauche.

Il fallut l'abattre deux mois après qu'on eût employé ce traitement, tous les symptômes s'étant considérablement aggravés, et la morve ne laissant plus aucun espoir de guérison. Ce cheval montra parfois un mieux très-marqué, mais qui ne se continuait que pendant quelques jours, et il maigrit beaucoup. Le flux était généralement plus abondant dans les temps humides que dans les temps secs, ce que nous avons aussi observé plusieurs fois sur d'autres.

Un second cheval, âgé de sept ans, fut soumis au même traitement, avec cette différence que la poudre de buis fût remplacée par le kermès minéral (oxide hydro-sulfuré brun). Il y eut une apparence de guérison après un mois de traitement, mais la morve reparut ensuite après la sortie de ce cheval de nos infirmeries. Au lieu de maigrir il avait pris un peu d'embonpoint.

A l'égard d'un troisième en assez bon état, âgé de 10 ans, on se borna à lui tirer tous les jours quatre livres de sang. Ces petites et fréquentes saignées furent commencées le 26 février. Le 10 mars, il se manifesta un engorgement froid et œdémateux au fourreau. Le 16 du même mois un pareil engorgement se montra sur la face du côté gauche, il s'étendait jusque dans l'auge et au menton.

Le 21, les glandes lymphatiques intermaxil-
laires qui avaient totalement disparu, se remontrèrent, et dès le lendemain elles furent
aussi volumineuses que dans le commencement. Les chancres reparurent de même.

Le sang, après qu'on en eût tiré trente
livres, était plus séreux, sa couleur était
fort peu changée ; mais après en avoir fait
sortir une bien plus grande quantité, il ressemblait à de la lavure de chair.

Les forces abandonnèrent d'autant plus
promptement ce cheval, qu'on ne lui donnait
qu'une demie ration par jour. Il mourut le
24 mars après qu'on lui eût tiré 104 livres de
sang.

A l'ouverture on remarqua que tous les
viscères étaient, comme on devait s'y attendre, très-pâles. Le lobe droit du poumon
montrait des dépôts de matière blanchâtre
crétacée.

La jugulaire gauche fut trouvée remplie de
matière lymphatique extrêmement blanche.
Les fosses nasales étaient couvertes de chancres, sur-tout vers leur partie supérieure. (1)

---

(1) Voici le résultat de quelques autres expériences semblables que j'ai faites il y a plusieurs années. Un cheval morveux
et corneur, âgé de huit ans, qui avait déjà été soumis à différens traitemens, fut saigné du neuf novembre au seize décembre
suivant. Chaque saignée était de quatre livres ; il perdit par
conséquent pendant ces trente sept jours, 148 livres de sang.

A trois autres chevaux on administra les
diaphorétiques, les diurétiques et les purgatifs réunis, on passa aussi des sétons au

---

Le flux devint un peu plus séreux ; c'est tout le changement
qu'on observa.

Depuis le 20 juin jusqu'au 8 juillet inclusivement, on tira à
un cheval de trait âgé de 5 ans, en très-bon état, mais morveux
au 3.me degré, neuf livres deux onces de sang par jour, ce qui
donna pendant dix-neuf jours consécutifs, 174 livres six onces
de sang.

On ne remarqua pendant tout ce temps aucune diminution
dans le flux nasal ; les chancres ne changèrent point de caractère,
seulement l'animal parut maigrir. Vers le dix ou onzième jour,
son flanc etait retroussé, les glandes lymphatiques de l'auge,
plus engorgées, et le pouls, un peu plus petit ; mais quatre ou
cinq jours après il se rétablit un peu. Le 19.e jour, deux heures
après avoir été saigné, il tomba et mourut subitement.

L'ouverture fit voir une pâleur générale dans toutes les parties
charnues, et une légère infiltration dans les mailles du tissu cellulaire. Les vaisseaux ne contenaient qu'une très-petite quantité
de sang. Les poumons se déchiraient comme s'ils avaient éprouvé
une légère cuisson.

Un autre cheval, également morveux, âgé de huit ans, d'un
embonpoint médiocre, fut saigné comme le précédent. On lui
tira aussi neuf livres deux onces de sang par jour, mais pendant
douze jours seulement. L'animal mourut alors sans que le flux
nasal eût diminué. quoiqu'on lui eût enlevé durant ces douze jours,
cent neuf livres et demie de sang. L'ouverture présenta les mêmes
phénomènes que dans le sujet précédent.

Dans ces deux derniers sujets la pesanteur spécifique du sang
diminuait un peu chaque jour. Une verrée de cette liqueur, qui
pesait neuf onces lors des premières saignées, n'en pesait plus
que huit dans les dernières. Le sang du cheval qui fut saigné dix-
neuf fois, pesait aussi un peu moins, sur la fin, que le sang de
l'autre sujet. Ceci tenait vraisemblablement à ce que la partie
fibreuse de ce fluide était dans les dernières saignées moins
abondante, et le sérum ou la partie séreuse, en plus grande
quantité que de coutume.

On peut sans doute conclure de ces différentes expériences,

poitrail, on fit dans les naseaux des fumigations aromatiques que l'on alterna avec celles de décoction d'écorce de chêne. Deux guérirent ; mais la morve n'était qu'au premier degré quand on en commença le traitement.

Celui de ces trois chevaux qui périt, eut un très-fort engorgement inflammatoire à un testicule, et sur le corps, un grand nombre de boutons qui ressemblaient à des boutons de farcin, mais qui n'étaient que des infiltrations partielles du tissu cellulaire. Le sang de ce cheval fut presque constamment jaunâtre, séreux et en quelque sorte décomposé, sur-tout vers la fin de sa maladie qui ne dura que 26 jours, et qui fut par conséquent très-aiguë, comparativement à ce que l'on voit le plus ordinairement en pareil cas.

Deux furent traités par de très-forts diurétiques, alternés avec quelques purgatifs, des fumigations et des injections astringentes dans les naseaux, de petites saignées et des sétons. L'un fut en outre trépané ; le premier a été abattu dans le courant d'avril dernier ;

---

contre l'assentiment de plusieurs personnes, que les fortes et fréquentes saignées ne diminuent pas le flux qui a lieu dans le cas de morve, et qu'elles ne peuvent être dès-lors un moyen propre à pallier cette maladie. On peut aussi en déduire cette autre conséquence pratique, que la phlébotomie ne convient guère pour en triompher, excepté dans un petit nombre de cas, encore faut-il qu'elle soit très-modérée.

le second ne l'est point encore : son état qui est satisfaisant dans certains jours , ne l'est guère dans d'autres. Il a été abandonné dans un pré où il est seul.

A l'ouverture des chevaux qui furent abattus , on trouva à-peu-près les mêmes désordres , c'est-à-dire, beaucoup de chancres sur la membrane muqueuse qui revêt la cloison nasale , et du pus dans les sinus maxillaires et ethmoïdaux , dans les cornets du nez, etc. les poumons et les autres viscères étaient à-peu-près comme dans l'état de santé.

REMARQUES.

Plusieurs vétérinaires assurent avoir été beaucoup plus heureux dans le traitement de la morve, que je ne l'ai été moi-même sur les huit chevaux dont il vient d'être parlé , et sur un grand nombre d'autres. Je ne me permettrai pas de contester les cures qui ont été faites ; mais quand on rapporte des guérisons de cette formidable maladie, ne faudrait-il pas faire connaître à quel degré elle était parvenue ?

Triompher de la morve qui est à son premier degré, ce n'est pas chose rare ni bien difficile. Il n'en est pas de même quand elle est confirmée , et la guérir à son troisième degré, c'est-à-dire lorsqu'elle est invétérée, et que la membrane nasale est couverte de chancres, les cornets et les sinus remplis de pus, etc. c'est, je crois, ce qui est presque toujours au-dessus des efforts du plus habile vétérinaire. C'est alors que l'on dépense souvent des sommes inutiles pour son traitement.

Ceux qui ne croient point à la contagion de la morve, et qui sont à cet égard dans une erreur qui a fait et qui fait encore chaque jour un très-grand mal, trouveront dans ce court exposé quelques faits qui sembleraient propres à fixer leur opinion, si des faits fidellement observés pouvaient les convaincre, et leur faire abandonner un système dangereux. Ils pourront en voir un assez grand nombre d'autres sur la même matière dans le tome Ier de ce recueil. (1)

Plusieurs des chevaux galeux, farcineux et morveux qui font le sujet des observations qui précèdent, avaient été traités, comme c'est la coutume, par des maréchaux ou autres personnes, avant qu'ils nous fussent amenés. On a vu plus haut que l'ignorance de l'un d'eux faillit occasionner la ruine d'un propriétaire pour en avoir traité un d'une morve confirmée qui n'était suivant lui qu'un léger rhume. Il fit plus ; après avoir eu la

____

(1) Page 209 et suivantes.

certitude que le cheval qu'il avait médica-
menté sans succès, avait été abattu dans notre
école, et qu'un autre cheval qu'il avait engagé à laisser auprès de lui, le serait bientôt,
enfin que deux autres animaux avaient, par
l'erreur dans laquelle il était tombé, les germes non équivoques de la morve, il produisit
pour le traitement du premier un mémoire
très-enflé.

De pareils faits ne sont malheureusement
que trop communs. Cependant d'après l'article IV de l'*Arrêté du Conseil-d'état du Roi
pour prévenir les dangers des maladies des
animaux*, et *particulièrement de la morve*,
du 16 juillet 1784 : « Défenses sont faites à
tous maréchaux, bergers et autres, de traiter
aucun animal attaqué de maladie contagieuse et pestilentielle, sans en avoir fait
la déclaration aux officiers municipaux ou
syndics de leur résidence, lesquels en ren-
dront compte sur-le-champ au subdélégué qui
fera appliquer sans délai sur le front de la
bête malade, un cachet en cire verte portant
ces mots, *animal suspect ;* pour dès cet instant être, les chevaux ou autres animaux
qui auront été ainsi marqués, conduits et
enfermés dans des lieux séparés et isolés.
Fait pareillement défenses S. M. à toutes
personnes, de les laisser communiquer avec
d'autres animaux, ni de les laisser vaguer

dans des pâturages communs ; le tout sous la même peine d'amende. » (cinq cents francs.)

Ne conviendrait-il pas que MM. les préfets, sous-préfets et maires , tinssent particulièrement la main à l'exécution de cet article ? ne faudrait - il pas aussi qu'ils fissent exécuter l'article premier du même Arrêté qui porte que : « Toutes personnes , de quelque qualité et condition qu'elles soient , qui auront des chevaux et bestiaux atteints de la *morve* ou de toute autre maladie contagieuse, telles que le *charbon* , la *gale* , la *clavelée* , le *farcin* et la *rage*, seront tenus, à peine de cinq cents francs d'amende, d'en faire sur-le-champ leur déclaration aux maires, échevins ou syndics des villes , bourgs et paroisses de leur résidence , pour être lesdits chevaux et bestiaux vus et visités sans délai , en la présence desdits officiers , par les experts vétérinaires les plus prochains , lesquels se transporteront à cet effet dans les écuries , étables et bergeries , pour reconnaître et constater exactement l'état des chevaux et animaux qui leur auront été déclarés. »

Nul doute que si ces deux articles étaient réellement mis à exécution , toutes les malaladies contagieuses , et particulièrement la morve , seraient bien moins fréquentes qu'elles ne le sont aujourd'hui.

Il y aurait encore un autre moyen que l'on

pourrait également employer, et qui, n'en doutons pas, concourrait aussi très-puissamment à diminuer le nombre de ces maladies, et à empêcher que des propriétaires abusés par des hommes qui ne cherchent qu'à extorquer de l'argent, ne fissent des frais inutiles pour leur guérison : ce moyen, dis-je, serait d'établir dans chaque département un jury ou comité vétérinaire, composé des quatre ou cinq vétérinaires les plus instruits du département. Ce jury pourrait être chargé de veiller à ce que les maladies contagieuses des animaux ne fussent traitées que par des hommes de l'art, conformément à l'esprit de l'Arrêté précité. Il rendrait compte au préfet des contraventions qui seraient parvenues à sa connaissance sur cette matière, et des accidens qui en seraient résultés ; il lui ferait connaître quelles sont celles de ces maladies qui sont les plus communes dans tel ou tel canton, dans telle ou telle saison, lui proposerait les mesures qu'il conviendrait de prendre pour en borner les progrès, etc. Dès qu'une maladie épizootique se déclarerait, il en prendrait de suite une entière connaissance, en rechercherait les causes, ainsi que les moyens de guérison, et ferait tous les quinze jours au moins, un rapport à ce sujet au préfet, qui pourrait alors donner à Son Exc. le Ministre de l'intérieur des détails plus circonstanciés et plus positifs, sur ces terribles maladies, le fléau des campagnes et l'épouvante des cultivateurs.

Ce jury dont la plupart des vétérinaires de chaque département aurait à cœur de faire partie, lors même qu'il ne serait accordé à ceux qui le composent d'autres émolumens que les frais de déplacement pour visites, tournées et assemblées, pourrait encore remplir un autre objet qui n'est pas non plus d'une faible importance; ce serait, 1.° d'examiner les jeunes gens qui se destinent à l'étude de l'art vétérinaire, et que les préfets ont à présenter à Son Excellence le Ministre de l'intérieur ; 2.° d'indiquer aux préfets les endroits où il conviendrait plus particulairement de placer les Elèves brévetés, et ce qu'il y aurait à faire pour les mettre le plutôt possible en possession de la confiance publique.

Je borne là ces courtes réflexions qui paraîtront peut-être déjà trop longues à ceux qui n'aiment pas les innovations. Si je ne me trompe, il ne peut résulter de ce que je propose qu'un très-grand avantage pour le Gouvernement : l'intérêt d'ailleurs des propriétaires des animaux, comme l'honneur des vétérinaires, et les progrès même de l'art en dépendent, et tout cela peut se faire sans qu'il en coûte beaucoup à chaque département. Il n'y

a même pas de doute que tous les membres
d'un pareil jury ne s'offrissent volontiers
pour en remplir gratuitement les fonctions
pendant un certain nombre d'années. Il suffirait pour cela qu'ils entrevissent la possibilité
d'être utiles et de faire le bien.

§. II. *Maladies non contagieuses.*

Les observations relatives aux maladies
non susceptibles de se communiquer, traitées dans nos infirmeries pendant ce premier trimestre (je parle de celles qui of-
frent quelqu'intérêt, soit par rapport à leur
complication, soit par rapport à d'autres
circonstances qui ne se remarquent pas ordinairement) sont assez nombreuses; je me
bornerai à en rapporter ici quelques - unes,
me réservant à parler des autres dans les
cahiers suivans, lorsque les faits qui s'y
rattachent, seront plus nombreux, et plus
propres par conséquent à donner des résultats concluans. Car, si à l'égard de certaines
maladies dont on voit fort peu d'exemples,
une seule observation mérite d'être toujours
recueillie par l'intérêt qu'elle renferme, en
ce qu'elle fixe l'imagination sur un point
essentiel, et sur-tout ce qui en dépend; à
plus forte raison il est bon de multiplier les

faits sur d'autres affections qui se voient bien plus souvent. Cette voie est la plus sûre pour arriver au but auquel on tend, c'est-à-dire pour bien connaître ces maladies, et c'est-là l'objet que l'on a eu principalement en vue dans cet ouvrage.

Polypes des cavités nasales.

Ces excroissances muqueuses, mollasses et charnues ont été récemment observées dans nos infirmeries, sur un cheval et deux chiens. Sur un de ceux-ci, cette maladie a cédé, comme on le verra, à un de ces moyens violens desquels j'étais loin de penser qu'on pût attendre de pareils résultats.

1.re OBSERVATION. Le 21 mars 1816, il fut amené dans nos infirmeries un cheval noir mal teint, âgé de 15 à 18 ans, de petite taille, affecté depuis une vingtaine de jours d'un polype du volume d'un petit œuf de dinde, situé dans la narine gauche. Sa partie inférieure ou libre qui dépassait un peu l'ouverture de cette cavité, était de couleur grisâtre et lisse à sa surface. Cette production fongueuse que quelques hyppiatres ont désignée sous le nom de *souris*, se prolongeait assez avant dans la cavité nasale, pour que l'on ne pût pas en toucher avec le doigt l'extrémité supérieure ou fixé. L'animal ne pouvait pas respirer de ce côté, et le peu d'air qui en sortait avait une très-mauvaise odeur ; cependant il ne cornait pas, même dans l'exercice. Il découlait de la narine droite une matière blanche assez épaisse et nullement adhérente à son orifice. La membrane du nez n'offrait aucune lésion , mais les glandes lympatiques de l'auge , sur-tout du côté droit , étaient un peu engorgées. Du reste , l'animal avait conservé son appétit et sa gaité ordinaires. La cause de ce polype était ignorée.

Traitement. Le jour même de l'entrée de ce cheval dans nos hôpitaux , je procédai à l'extirpation du polype. Pour cela , je fendis la narine gauche de cinq pouces environ de longueur , et comme la base de ce polype ne me paraissait pas fort large , j'essayai d'en faire la ligature au moyen d'une ficelle dont je fis un nœud coulant qui fut poussé le plus haut possible , au moyen d'une tige de fer qui avait une échancrure à l'extrémité introduite dans la narine.

Cette échancrure embrassant successivement le nœud de la ficelle dans différens points, le porta jusqu'à l'origine du polype ; mais en serrant fortement ce corps, comme chaque bout de la ligature était nécessairement tiré dans une direction oblique, il s'arracha tout-à-coup ; l'hémorragie fut peu considérable. Le polype pesait une livre et demie.

Les lèvres de la plaie furent ensuite réunies par la suture simple , et on fit dans les naseaux quelques injections d'eau froide.

Le 21 , flux assez abondant par les deux narines ; glandes lymphatiques de l'auge du côté gauche , un peu engorgées. (On joignit au traitement de la veille quelques fumigations aromatiques.)

Le 22 , mêmes symptômes. (Traitement continué , mais de plus , une friction d'onguent mercuriel sur les glandes).

Le 23 flux, peu abondant du côté droit , plus considérable du côté gauche ; glandes plus engorgées, principalement de ce dernier côté. (Même traitement , à l'exception des frictions qui furent supprimées, les glandes ayant augmenté de volume).

Le 24 , glandes moins engorgées ; flux, un peu diminué. (6 gros d'aloës en breuvage, même traitement du reste.)

Le 25 et le 26 , même état. (Traitement externe et interne , continué.)

Le 27 , diarrhée, glandes moins grosses, flux moins abondant ; écartement des lèvres de la plaie faite à la narine. (Ablutions , fumigations et injections aromatiques , réunion de la plaie par de nouveaux points de suture.)

Le 28 et le 29, diminution très-sensible des glandes ; membrane musqueuse du nez plus pâle que les jours précédens ; le flux continue à avoir lieu. (Fumigations de décoction d'écorce de chêne.)

Le 30 et 31, rien de remarquable. (Même traitement.)

Le 1.er avril, faible reste d'écoulement; glandes peu apercevables ; membrane pituitaire moins pâle. (Aucun traitement, mais nouvelle réunion des lèvres de la plaie qui étaient encore un peu écartées l'une de l'autre à la partie inférieure.)

Le 2 et le 3, le mieux continua et les lèvres de la plaie parurent bien réunies.

Le 4, l'animal sortit des infirmeries à-peu-près guéri. J'ai appris depuis qu'il avait recommencé à jeter.

2.e OBSERVATION. Le 9 janvier 1816, on amena dans les infirmeries de cette école, un chien de cour, de race dogue, d'assez haute taille, âgé d'environ quatre ans, qui éprouvait depuis plusieurs mois une gêne considérable de la respiration, sur - tout quand il avait la gueule fermée. Il avait par les deux narines un écoulement de matière purulente, mêlée parfois d'un peu de sang.

La cause de cette maladie qui, existait depuis environ un mois, était inconnue.

TRAITEMENT.

Traitement. J'introduisis dans les cavités nasales une sonde de gomme élastique qui rencontra du côté gauche un obstacle assez prononcé, et elle en sortit couverte de sang, ce qui me fit présumer qu'il y avait un polype. (Une fumigation aromatique dans les naseaux.)

Le 11, même état. (Un séton sous la poitrine, et deux fumigations de même nature que celle de la veille.)

Le 12, on ne remarqua aucune trace de sang dans la matière qui coulait de la narine. (Deux fumigations.)

Le 13, j'introduisis de nouveau la sonde, et je remarquai le même obstacle que le 10. (Une fumigation.)

Les 14, 15, 16 et 17, la matière qui coulait des narines était de temps en temps colorée par un peu de sang. (Même traitement.)

Les 18, 19, 20 et 21, gêne moins considérable dans la respiration. (Les mêmes fumigations furent continuées.)

Le 22, la sonde étant de nouveau introduite dans les cavités nasales, fût arrêtée comme le 10 et le 13, dans la narine gauche d'où elle sortit encore teinte de sang.

Les 23, 24, 25, 26, 27 et 28, le flux fut le même, mais sa quantité diminua beaucoup. (Aucun traitement.)

F

Du 29 janvier au 21 février, l'écoulement parut par la narine droite, et il était tantôt blanchâtre, et tantôt, comme les jours précédens, mêlé d'un peu de sang. (Aucun traitement.)

Du 22 février au 8 mars, le flux eut lieu également par les deux narines, mais plus abondamment par la droite, et il était rarement mêlé de stries sanguines.

Ce même jour, l'animal ne présentant aucun espoir de guérison, fût empoisonné avec un gros et demi de camphre (1).

____

(1) Je choisis le camphre pour donner la mort à ce chien, afin de m'assurer si, comme le hasard me l'avait fait remarquer une fois, cette substance, donnée à petite dose pourrait faire naître des symptômes à-peu-près semblables à ceux de l'épilepsie, et tuer ensuite. La première dose qu'on lui fit prendre suffit pour le tuer une heure après. Le camphre avait été dissous dans de l'huile, et le tout, donné en breuvage. Il éprouva de fortes convulsions, et il avait, lorsqu'il mourut, la gueule remplie d'écume. A l'ouverture on trouva la membrane interne de l'estomac légèrement inflammée ; le tube intestinal l'était aussi dans presque toute son étendue. Toutes les veines étaient remplies d'un sang noir et presque coagulé.

D'autres chiens de même taille ont pris deux et même trois gros de camphre sans en périr : quelques-uns ont seulement éprouvé des mouvemens convulsifs pareils à ceux qui caractérisent les accès épileptiques, et sont tombés dans un état tétanique très-violent, avec écume à la gueule. Une petite chienne qui avait des spasmes aux muscles des mâchoires qui la faisaient mâchonner continuellement, même lorsqu'elle dormait, prit successivement, et sans succès pour la guérir de cette maladie, depuis un demi gros de camphre jusqu'à quatre gros par jour. Du 23 février au 9 mars on lui en donna 35 gros. Elle éprouva seulement deux fois, dans toutes les parties du corps, de fortes convulsions qui se dissipèrent d'elles-mêmes. Un cheval de petite taille auquel on

A l'ouverture, on trouva dans les cavités nasales, près de l'os ethmoïde, différens polypes, qui obliteraient presqu'entièrement ces cavités. Ces productions fongueuses de couleur blanchâtre pesaient deux onces. Il y en avait autant dans la narine droite que dans la gauche.

3.e OBSERVATION. Le 3o mars, un chien âgé d'environ 15 mois, de même race et de même taille que le précédent, et qui présentait absolument les mêmes symptômes, nous fut aussi amené. La sonde fit encore reconnaître la présence de plusieurs polypes dans les deux narines qui paraissaient presqu'entièrement obstruées ; car dès que ce chien avait les mâchoires serrées il était près de suffoquer, et faisait entendre un bruit extrêmement fort et pénible. La cause de cette maladie était, à ce que l'on nous rapporta, un coup de bâton qu'il avait reçu sur le nez.

----

avait administré , aussi à titre d'expérience , une once et demie de camphre , montra une heure après les symptômes suivans : mouvemens fréquens des lèvres ; tremblement général , respiration laborieuse , pupilles et naseaux très-dilatés, pouls fort et accéléré. Comme il tirait beaucoup sur la longe ; on le détacha ; il marcha comme s'il eût été ivre, ayant la tête haute , l'encolure rouée, les yeux hagards et ne sachant de quel côté diriger ses pas. Tous ces symptômes durèrent environ une demi-heure et se dissipèrent successivement. Quelques jours après la même dose lui fut administrée : elle produisit les mêmes effets.

Traitement. Des fumigations émollientes et aromatiques, faites alternativement,
n'ayant apporté aucun soulagement, je fendis
les deux narines de la longueur d'un pouce environ, afin de chercher à découvrir et à saisir
avec des pinces les polypes ; mais il me fut
impossible de les prendre , encore moins de
les apercevoir ; on pouvait seulement les
toucher avec la sonde. L'opération du trépan
ne me paraissant d'aucune utilité pour l'extraction de ces corps , vu le passage étroit
des cavités nasales , je ne la tentai pas.

Quelques jours après le maître de ce chien
le reprit ; la difficulté de respirer était la
même que lorsqu'il entra dans nos infirmeries.
Mais ennuyé de le voir souffrir , il nous le
renvoya bientôt pour en faire ce que nous
jugerions convenable. Après l'avoir examiné
de nouveau pendant quelque temps, et n'avoir
remarqué aucun changement dans son état,
je chargeai un de mes répétiteurs de l'empoisonner , afin de m'assurer d'une manière plus
particulière du volume et de la position des
polypes.

On donna d'abord à ce chien, le 9 mai
1816 , un gros d'arsenic (oxide d'arsenic)
dans deux onces de viande cuite : il fut tranquille le reste de la journée.

Le 11 , on lui en fit prendre deux gros dans
le même poids de viande crue : il n'en résultat
pas plus d'effet.

Le 13, trois gros : rien de particulier.

Le 17, quatre gros, toujours dans de la viande : peu de temps après, nausées, tristesse, agitation du pouls : l'animal se couchait et se relevait à chaque instant.

Le 20, cinq gros : vomissement ; du reste, mêmes symptômes que le 17.

Le 21, six gros : vomissement à différentes reprises, accélération du pouls et de la respiration, tristesse, mais appetit ordinaire.

Le 24, sept gros : pouls fort et intermittent, grande soif, et les autres symptômes remarqués le 21. A compter de ce jour l'animal commença à respirer plus librement, et ce mieux se continua les jours suivans.

Le 30, huit gros : on lui lia les quatre pattes et les mâchoires afin qu'il ne pût vomir. Fortes nausées, coliques, borborigmes, beaucoup d'écume à la gueule. Sur le soir on lui délia les pattes et les mâchoires; chancellement, perte d'appetit et plainte. Le lendemain matin urines de couleur rougeâtre, excrémens brunâtres et un peu noirs.

Le 31 même dose : pouls très-fort, accéléré et très-intermittent ; du reste, mêmes symptômes que la veille. L'animal parut moins malade sur le soir qu'il ne l'était le 30.

La gêne de la respiration étant alors tout-à-fait dissipée, même lorsque les mâchoires étaient long-temps serrées l'une contre l'au-

tre , on cessa l'administration de l'arsenic
dont on avait déjà donné en neuf fois qua-
rante-quatre gros. Tous les symptômes d'empoisonnement se dissipèrent les jours suivans,
et le chien recouvra bientôt sa gaieté , ses
forces et son appétit ordinaires. Comme la
personne qui nous l'avait abandonné en fesait aveo peine le sacrifice , on la prévint
qu'elle pouvait venir le chercher ; elle vint
en effet , et l'acheta à l'Ecole. Ce chien a
continué depuis à se bien porter , et il n'y a
pas plus aujourd'hui de symptômesde polypes dans les cavités nasales que s'il n'y en
avait jamais existé.

REMARQUES.

Les trois observations que je viens de rapporter , qui furent faites presque en même-
temps, sont relatives à une maladie qui n'est
pourtant pas fort commune ; ce sont les seules
de ce genre que j'ai eu occasion de recueillir.

On trouve dans le V.ᵉ volume *des Instruct.
et observ. sur les malad. des anim. domest.*,
3.ᵉ partie , l'exemple d'un polype nasal beaucoup plus volumineux que celui que j'ai extrait. Cette observation , qui est de M. Icart ,
professeur en chirurgie , est accompagnée de
notes par M. Huzard , dans lesquelles il relève
avec raison plusieurs propositions avancées

au hasard par l'Auteur , qui croit que *la moitié des chevaux , et peut-être un plus grand nombre qu'on traite de la morve , et qu'on jette à la voirie , n'a que des polypes ulcérés.*

J'ai vu à l'Ecole d'Alfort un cheval , appartenant à M. Chabert, qui avait eu aussi un polype nasal très-gros , pour l'extraction duquel on avait été obligé de faire au frontal un trou d'environ trois pouces de diamètre.

Afin que cette ouverture ne donnât point entrée à quelques corps étrangers , on la tenait toujours fermée par une plaque de cuir qui tombait du frontal du licou ou de la bride. Ce cheval fut parfaitement guéri de ce polype , et servit ensuite au cabriolet très-long temps.

L'Auteur de l'article *polype*, dans le nouveau *Cours complet d'Agriculture* , assure que le larynx des volatiles , sur-tout des poules et des dindes , est très-sujet à ces sortes de végétations , et que la facilité que l'on a de les atteindre et de les couper , en rend la présence bien moins effrayante que dans les autres animaux.

Les expériences auxquelles ont donné lieu les polypes des deux chiens dont il a été question , prouvent que le camphre et l'arsenic , comme beaucoup d'autres substances végétales ou minérales, peuvent être donnés à des doses très-fortes quand on y a habitué insensiblement les animaux (1). Elles démontrent de plus les heureux résultats qu'a produit sur l'un de ces chiens l'acide arsénieux, en produisant sans doute sur toutes les membranes muqueuses une violente excitation qui a été suivie de la fonte des polypes. C'est vraisemblablement le premier exemple d'une maladie pareille, guérie de cette manière. Pourrait-on obtenir dans tous les cas, et par le même moyen un succès semblable à l'égard des polypes ? Je n'ose l'assurer ; mais le fait m'a paru digne d'être noté. C'est ainsi que le hasard conduit quelquefois à des observations importantes, ou du moins qui peuvent le devenir.

---

(1) Il résulte de quelques expériences faites par M. Chabert avec l'arsenic, qu'il en faut beaucoup moins pour empoisonner les bêtes à laine, puisque la dose la plus forte que l'on ait pu donner à une brebis, en commençant par deux grains et demi, a été de cinq scrupules. (Six grammes.) Cette brebis fut trouvée morte le lendemain. (*Instruct. et observ. sur les malad. des anim. domest.* Tome IV, pag. 84. 2.e édition.)

Tétanos qui commença par les parties postérieures du corps, sur un cheval.

Le 4 mars 1816, on conduisit dans nos infirmeries un cheval, sous poil auber, de taille moyenne, âgé de 11 à 12 ans, d'un tempérament sanguin, qui depuis quelques jours offrait, sans cause connue, les symptômes suivans : marche gênée des membres postérieurs qui étaient roides et écartés l'un de l'autre, queue tendue presque sur la même ligne que le corps, urines rares, excrémens secs, pouls fort, peau sèche, appetit à-peu-près comme dans l'état de santé.

TRAITEMENT. Deux lavemens émolliens dans chacun desquels on mit deux gros de camphre et une demi once de sel de nitre ; trois fumigations émollientes sous le ventre, et un cataplasme de même nature sur les reins.

Le 5, naseaux un peu plus dilatés qu'à l'ordinaire ; corps clignotant légèrement remonté ; envies fréquentes de rendre des urines qui étaient en très-petite quantité et peu chargées ; faible météorisation. (Même traitement que la veille ; l'animal fut fouillé et on ne remarqua dans la cavité pelvienne rien de particulier.)

Le 6, paupières tuméfiées, mâchoires un peu serrées, pouls dur, naseaux plus dilatés ; du reste , mêmes symptômes. (Une once de poudre de valériane , quatre gros d'opium et autant de camphre en trois opiats; quatre lavemens composés d'une décoction de valériane , dans chacun desquels on ajouta un gros d'opium , deux gros de camphre et deux gros de sel de nitre. On continua l'usage du cataplasme et des fumigations émollientes.)

Le 7 , corps clignotant recouvrant une partie du globe , croupe plus abaissée que dans l'état naturel , oreilles roides , machoires très-serrées, pouls dur et vîte. (Une saignée de quatre livres , injections dans la bouche , dans la journée et pendant la nuit, de trois à quatre litres de tisane de valériane, dans laquelle il entrait une once de camphre, autant d'opium et une once et demie de térébenthine. Lavemens nitrés et térébenthinés; même cataplasme et fumigations.)

Le 8, faible diminution dans les symptômes; urines assez abondantes , épaisses et jaunâtres ; pouls moins fort, peau plus souple. (Même traitement que la veille , à l'exception de la saignée.)

Le 9 , mieux continué; mâchoires écartées l'une de l'autre d'environ deux pouces. (On diminua de la moitié la dose des substances données les deux jours précédens.)

Le 10 et le 11 , urines très-copieuses,

marche assez libre , mouvemens de la mâchoire inférieure peu gênés : l'animal commença à manger. (Même traitement , mais
suppression du cataplasme et des fumigations.)

Le 12 , l'animal parut à-peu-près guéri ;
on discontinua le traitement ; on donna seulement deux lavemens émolliens nitrés , que
l'on continua , un le matin , et l'autre le soir ,
jusqu'au 15 , que le cheval sortit de nos infirmeries. Il fut remis à ses travaux habituels
quelques jours après.

Remarques.

Dans le plus grand nombre des animaux
atteints de tétanos , cette dangereuse maladie
commence par les parties antérieures du corps.
Dans le cheval dont il vient d'être parlé , elle
s'est déclarée d'abord dans les parties postérieures. C'est le seul exemple de ce genre que
j'aie encore observé. Cette affection a offert
un autre particularité digne de remarque : elle
était accompagnée , dans son principe , d'une
suppression presque totale d'urine ; c'est seulement lorsque la sécrétion de cette liqueur
a reparu , que le mieux s'est manifesté. N'est-il
pas probable , d'après cela , que les diurétiques
ont produit au moins autant d'effet que le
camphre , l'opium et la racine de valériane ,
malgré que ces substances antispasmodiques

aient été données , pendant plusieurs jours ,
à de doses très-fortes ?

. J'ai quelquefois triomphé du tétanos au
moyen du camphre et de l'opium seulement ;
mais le plus souvent les animaux sont morts
du quatre au six ou septième jour. Je n'ai
jamais obtenu d'effet bien marqué de la saignée, quoiqu'il y ait des cas où elle devient indispensable ; comme dans ceux , par
exemple , où il y a , en même temps que le
tétanos , une phlegmasie interne. L'œsopha-
gotomie pratiquée sur deux chevaux , dans
l'intention de faire parvenir plus aisément
les médicamens dans l'estomac , n'a été suivie
non plus d'aucun succès.

Ne semble-t-il pas que le tétanos est beaucoup plus difficile à guérir dans le midi de la
France que dans le nord, puisque M. Bleind ,
vétérinaire à Strasbourg , dit (1) avoir sauvé
la moitié des animaux qui en étaient attaqués en employant aussi le camphre, l'opium
et l'oximel ? Peut-être n'est-ce pas là la seule
maladie que l'on combat assez facilement
dans certaines contrées , et qui est très-re-
belle dans d'autres. Il y aurait à cet égard
d'utiles recherches à faire.

____

(1) *Cours complet d'Agriculture-pratique , etc. Tom.* ***VI***,
page 25o.

EMPOISONNEMENT de deux poules, par l'arsenic.

LES oiseaux de basse-cour, comme tous les autres animaux domestiques, sont sujets à s'empoisonner. Je vais rapporter ici quelques observations relatives à l'empoisonnement des poules. Elles engageront peut-être les cultivateurs à éviter les causes qui y ont donné lieu.

I.re OBSERVATION. Voulant détruire des rats qui étaient en grand nombre dans un petit endroit où je tiens des lapins et des poules, afin d'observer sur eux quelques-unes de leurs maladies, je fis mettre dans un coin, en février dernier, une omelette dans laquelle il entrait un peu de farine et d'arsenic. Lorsque l'on ne vit plus de rats, on jeta par mégarde ce qui en restait sur un tas de fumier près du lieu où étaient les poules. L'une d'elles et un coq en mangèrent, mais la poule en plus grande quantité : quelques heures après on s'aperçut qu'elle était triste, refusait les alimens, avait le jabot plein et gonflé, la crête pâle et flasque, et le plumage un peu terne. La cause de son mal fut promptement découverte.

TRAITEMENT. On lui fit prendre pendant la journée, en différentes fois, environ trois verrées de décoction de graine de lin. Après qu'elle en eut avalé deux verrées, elle parut un peu soulagée, le jabot diminua de volume et de dureté, et elle fienta plusieurs fois.

Le lendemain la crête avait repris à-peu-près sa couleur naturelle, et une partie des symptômes énumérés plus haut avait cessé de se faire remarquer. On remplaça la décoction de graine de lin par du lait dans lequel on mit un peu de mie de pain : cette nourriture plut à la poule et acheva sa guérison. Le troisième jour elle parut complettement rétablie.

2.ᵉ OBSERVATION. Quelques temps après cet empoisonnement, un autre semblable à celui-ci eut lieu sur une seconde poule; mais cette fois il fut mortel. Plusieurs rats, qui sans doute n'avaient point touché à l'arsenic employé pour les détruire, rouvrirent dans le poulallier quelques trous dans lesquels il en avait été mis avec de la viande et de la soupe. Une poule plus affamée que les autres, mangea une petite quantité de ces alimens empoisonnés, et bientôt on la vit triste, chancelante, ayant les plumes pendantes, la crête assez pâle et très-froide, ainsi que les pattes. Elle vomissait beaucoup de matières glaireuses et blanchâtres, surtout si on lui tenait la tête plus basse que le corps; mais le liquide sortait encore en plus grande abondance quand on comprimait un peu le jabot. Quelques heures après qu'on l'eut reconnue malade, on la trouva ayant la tête enfoncée dans un baquet rempli d'eau. Son jabot en était extrêmement rempli.

TRAITEMENT. On eut de suite recours, comme dans le cas précédent, à la décoction de graine de lin. Mais les symptômes allèrent en augmentant, et le lendemain au matin cette poule mourut.

A l'ouverture on trouva la membrane interne du jabot et la portion gastrique de l'intestin grêle un peu enflammées. Les autres viscères ne présentèrent rien de particulier.

REMARQUES.

Il est vraisemblable que la première poule n'avait pris qu'une très-petite quantité d'arsenic, car on sait qu'il en faut fort peu pour donner la mort à des animaux de cette espèce. L'autre en avait sans doute avalé une plus grande quantité, et c'est peut-être à cela qu'est due la différence remarquée dans ces deux empoisonnemens.

Le fait suivant, qui m'a été communiqué par un cultivateur éclairé des environs de Lyon, a la plus grande analogie avec ceux que je viens de rapporter, et il ne paraîtra sûrement pas déplacé ici.

On avait balayé un grenier et jeté aux poules tout ce qu'on y avait trouvé. Les jours suivans il en périt quelques-unes, et bientôt le nombre se monta à trente environ. On ne savait à quoi attribuer cette mortalité extraordinaire, et déjà on allait, comme cela arrive malheureusement assez souvent , accuser quelqu'un d'en être l'auteur, lorsqu'on se rappela que long-temps avant de balayer le grenier , on y avait mis des pâtés dans lesquels il entrait de l'arsenic , afin d'empoisonner les rats. Il n'en fallut pas davantage pour connaître la véritable cause de la mort des poules , et bientôt les soupçons furent entièrement dissipés.

MM. Huzard et Tessier ont consigné dans le tome III des *Annales de l'Agriculture française* , *page* 168 , quelques autres exemples d'empoisonnement sur des volatiles. L'un de ces empoisonnemens fut occasionné aussi par de l'arsenic employé dans des pâtés , pour détruire des rats qui mangeaient les œufs et les petits de divers oiseaux qui étaient dans un bassin du jardin du muséum d'histoire naturelle. La cause d'un autre était des morceaux de verres de vitres que mangèrent beaucoup de poules , dans une ferme dont on venait de réparer plusieurs croisées. Un troisième qui est , je crois , très - peu commun , fut produit par de l'eau dans laquelle on avait distillé du phosphore et que l'on avait jeté sur un fumier. Vingt-cinq poules qui en burent en périrent toutes. Cette dernière observation est de M. Vauquelin.

MALADIES

Traitées par les Elèves hors de l'École.

ON est dans l'usage depuis long-temps, dans nos écoles, d'envoyer dans les communes voisines, à la demande des autorités locales ou des propriétaires, des élèves dont les cours sont à-peu-près terminés, pour traiter les animaux que leurs affections rendent incapables d'être conduits dans nos infirmeries. Ceux que le professeur de pathologie désigne à cet effet, sont obligés de lui rendre un compte verbal après chaque visite, et lorsque la maladie est terminée, de lui en remettre l'histoire par écrit, comme cela se pratique à l'égard de celles qui sont traitées dans les hôpitaux de l'école. Le professeur peut alors redresser leurs erreurs, s'ils en ont commis quelques-unes dans le traitement.

Cest sur-tout pour les maladies des bêtes à cornes et des bêtes à laine que l'on demande le plus souvent des élèves, ce qui tient à des causes dont il est inutile de parler en ce moment, mais que je me propose de faire connaître ailleurs, parcequ'elles me semblent influer beaucoup sur le peu d'instruction-

G

pratique des élèves, en ce qui concerne la médecine des animaux ruminans.

Le nombre des animaux malades, traités hors de l'école pendant ce premier trimestre, n'a pas été très-considérable, et la connaissance des maladies dont ces animaux étaient atteints, est d'un trop faible intérêt pour mériter d'être rapportée ici. Cependant j'en citerai une, et quelques autres seront mentionnées dans le cahier suivant.

MALADIE PÉDICULAIRE

Observée sur un troupeau de race mérinos.

Dans le courant de mars 1816, je fus consulté au sujet d'une centaine de bêtes à laine qui depuis plusieurs mois étaient couvertes de poux (*pediculus ovis* L.). Les plus faibles étaient celles sur lesquelles on en remarquait le plus ; les agneaux en avaient sur-tout une telle quantité qu'après être restés exposés pendant quelques heures au soleil, on aurait pu de loin les prendre pour des agneaux noirs, parce que tous les poux qui les couvraient se portaient bientôt de la peau à la superficie de la laine.

Trois de ces agneaux étaient morts ; deux d'entr'eux, ouverts à l'école, avaient offert une grande pâleur dans tous les organes, le tissu cellulaire infiltré , et quatre ou cinq petites égagropiles dans la panse (1).

Les animaux composant le troupeau, étaient presque tous faibles , débiles et très-voisins de la cachexie aqueuse ; quelques - uns en offraient des symptômes , et une brebis en était atteinte au deuxième degré (2). Plu-

____

(1) La face interne de ce viscère a présenté dans son milieu une particularité remarquable : elle était dans une étendue d'environ cinq ou six pouces en carré , absolument noire comme si on avait versé de l'encre dessus. Cette couleur noire , qui n'était point du tout le produit d'un état de gangrène , a résisté à plusieurs lavages. Les membranes n'avaient pas d'ailleurs plus d'épaisseur que dans l'état naturel.

Les égagropiles n'étaient pas encore bien dures ni bien arrondies. On conçoit qu'elles étaient formées par la laine avalée par les agneaux , que la présence des poux engageaient à se lécher fort souvent.

(2) Cette brebis, lorsqu'elle fut reçue dans nos infirmeries, offrait les symptômes suivans : grande faiblesse , nonchalance , peu d'appétit, conjonctive infiltrée , sécheresse de l'humeur sébacée de l'enfoncement de l'os angulaire , des ars , etc. Bouteille sous la ganache , diarrhée très-forte , gale sur le dos et les reins.

Cette dernière maladie fut combattue au moyen d'une décoction de racine d'hellébore blanc ; et contre la pourriture et la diarrhée , on employa la racine de gentiane , l'écorce de chêne et le sel de cuisine. On administrait chaque jour cinq ou six verrées, en deux ou trois fois , de décoction d'une once de chacune des deux premières substances. Une égale dose avec une demi once de muriate de soude , le tout en poudre très-fine , était donnée dans quelques poignées d'avoine et de son. On fit en outre sur la bouteille des moucheturs qui procurèrent l'écoulement de beaucoup de sérosité , puis des frictions avec de l'essence de térébenthine. Le cinquième jour de ce traitement, l'animal avait plus de force , l'appetit

sieurs de ces bêtes avaient de la gale, principalement sur les reins, le dos et les flancs. Je chargeai un répétiteur et un élève de suivre le traitement de tous.

On n'essaya de détruire les poux que sur les agneaux, parce que c'étaient ceux de tous ces animaux qui souffraient le plus de la présence de ces insectes parasites. Il paraissait difficile d'en débarrasser les autres, attendu le tassé de leur toison. Au reste ils n'en avaient qu'un très-petit nombre, comparativement aux agneaux dont on voyait les forces et l'embonpoint diminuer chaque jour.

On lotionna les bêtes affectées de gale, avec une décoction de racine d'hellébore blanc, et ce moyen suffit pour les guérir. Différentes substances ont été employées pour combattre le phtyriase. Six agneaux ont été baignés dans la même décoction de racine d'hellébore blanc ; six autres, dans celle de tabac ; autant, dans celle de staphi-

---

était revenu, la bouteille dissipée et la diarrhée avait cessé. Le septième jour la bouteille se remonta. On fit dessus de nouvelles mouchetures, et de nouvelles frictions. Tous les symptômes de la gale, de la diarrhée et de la pourriture disparurent ensuite successivement, et après quinze jours de traitement la brebis fut, à ma grande surprise, tout à-fait guérie. On la remit alors dans le troupeau, et elle continua de se bien porter.

saigre ; et cinq, dans de l'eau fortement saturée de sel de cuisine, (muriate de soude.) Tous ont été ensuite marqués aux membres de différentes ligatures propres à les faire reconnaître.

Deux jours après on recommença la même opération. Déjà il était mort environ la moitié des poux, et après ce second bain, il en restait tout au plus le quart. Il est à remarquer que le cou était la partie où il y en avait le plus : cela vient sans doute de ce que cet endroit n'avait pas été autant mouillé que le reste du corps.

De toutes ces substances, le tabac et l'hellébore ont paru produire le plus d'effet, car on rencontrait une multitude de poux morts dans la laine, et ceux qui ne l'étaient pas se trouvaient extrêmement faibles. On les voyait à la surface de la peau, ne faire presqu'aucun mouvement, sur-tout sur les agneaux lavés avec la première de ces substances. La graine de staphisaigre en a aussi tué beaucoup ; mais les insectes qui n'étaient pas morts, avaient encore de la force. L'eau salée en a également fait périr un grand nombre ; ceux qui ont résisté, étaient très-vigoureux et s'attachaient fortement à la peau.

On a de plus administré à chaque agneau, tous les matins, dans de l'avoine et du son , deux gros de sel de cuisine , et une demi once de poudre d'écorce de chêne , avec autant de poudre de racine de gentiane , pendant une quinzaine de jours. Ce traitement interne , quoiqu'ils aient refusé une partie de l'écorce de chêne , leur a donné beaucoup de vigueur ; mais un mois après ils avaient presqu'autant de poux qu'auparavant , ce qui m'a paru tenir d'une part au défaut de séparation d'avec leurs mères qui en ayant beaucoup , ont pu , à raison de la communication , leur en transmettre , et de l'autre , aux œufs qui étaient en grand nombre dans la laine , et qui sont probablement éclos pendant cet intervalle.

Vingt de ces œufs , pris sur les agneaux aussitôt après qu'on les eût lavés une première fois dans une décoction de tabac , furent mis dans une poignée de laine que l'on renferma dans un bocal qu'on exposa ensuite chaque jour au soleil. De ce nombre, il n'y en eut aucun qu'on vît éclore. Mais dès le septième jour on en avait vu éclore une égale quantité déposée sur le dos d'un bélier qui était dans nos infirmeries pour servir à des expériences. Ainsi, comme il en restait beaucoup sur les agneaux , il n'est pas étonnant que la maladie pédiculaire se soit remontrée. La tonte de tout le troupeau , qui eut lieu dans les premiers jours de mai , les en a délivrés tout-à-fait.

R E M A R Q U E S.

Ce troupeau, placé dans une maison bour-
geoise sur le bord de la Saône, pâture dans
des endroits bas, humides et où les brouillards sont fréquens. Il y a environ dix ans
qu'il fut affecté de la même maladie pédiculaire, contre laquelle on employa aussi le
tabac. C'est sans contredit le local le moins
convenable pour un troupeau de race espagnole. Heureusement que chaque été on le
conduit dans un domaine plus élevé où les
pâturages sont nécessairement plus secs.

Au dire de Buchoz (1), la pédiculaire
automnale à fleurs purpurines, et celle à
fleurs jaunes, qu'on nomme *créte-de-coq*, sont
propres à occasionner des poux aux animaux,
quand elles se trouvent dans le foin qu'on leur
donne. Suivant le même auteur, on a vu
quelquefois en Angleterre la brebis la plus
saine, couverte de gale et de vermine en
moins de quinze jours, pour avoir brouté
dans un lieu qui produisait beaucoup de ces
plantes. Je ne déciderai point sur le plus ou
moins de confiance que mérite cette assertion. Il n'est pas à ma connaissance qu'on ait

----

(1) *Histoire des Insectes nuisibles à l'homme, aux bestiaux, et à l'Agriculture*, page 63.

fait usage de ces végétaux pour la nourriture des bêtes à laine qui sont le sujet de cette note.

Je n'ai point employé, pour les délivrer des poux, le moyen que propose M. Jefferson, dans un mémoire adressé à l'Institut, parce qu'il ne paraît pas plus expéditif ni plus efficace que ceux dont il a été fait usage. Ce moyen consiste à prendre un soufflet de cuisine, à adapter à son extrémité un tuyau de fer-blanc où l'on introduit du mauvais tabac auquel on met le feu ; un homme tient le mouton entre ses genoux, un autre ouvre les diverses parties de sa toison, un troisième, en faisant agir le soufflet, porte la fumée du tabac successivement sur tout le corps, sous le ventre, sur les jambes et entre les cuisses. En huit heures, assure-t-on, cent cinquante moutons sont guéris par ce procédé ; les tiques et les poux meurent en vingt-quatre heures. Il faut, après l'opération, tenir les bêtes en plein air pendant quelque temps, afin que la fumée du tabac ne les incommode pas (1). Je ne sais s'il faut croire à la lettre tout ce qui vient d'être avancé.

-----

(1) *Instruction sur les bêtes à laine et particulièrement sur la race mérinos, etc.* par M. *Tessier*, page 304.

OBSERVATIONS

Faites antérieurement à celles du trimestre dont il vient d'être parlé.

Une pratique de dix-huit années, tant dans un corps de cavalerie que dans cette école, m'ont fourni le moyen de recueillir un assez grand nombre d'observations, et de tenter une foule d'expériences de plusieurs genres, dont je me propose de rendre successivement compte dans cet ouvrage.

Je commencerai toujours par celles qui ont un rapport plus ou moins direct à quelques-uns des faits qui auront été consignés dans les cahiers de chaque trimestre, afin de rapprocher, autant que faire se pourra, des observations de même nature. Il sera bien plus aisé alors d'en déduire de justes conséquences, et de voir ce qu'elles offriront de plus important pour la théorie et la pratique. A ces observations je joindrai quelquefois la description de plusieurs maladies épizootiques, ou celle de quelques bandages ou instrumens chirurgicaux, des recherches ou des réflexions sur la ferrure, la jurisprudence, la médecine légale et la police médicale vétérinaires, etc.

Luxations incomplettes des vertèbres cervicales sur le cheval.

Malgré les soins que la nature a pris d'entourer par de forts et nombreux ligamens les articulations mobiles, il arrive cependant quelquefois que les os dont elles sont formées se déplacent en totalité ou en partie, d'où il résulte ce que l'on nomme une luxation. Cet accident est beaucoup moins fréquent dans les animaux que les fractures; du moins je n'en ai recueilli encore qu'un petit nombre d'exemples. J'en rapporterai ici deux qui se sont offerts à moi presque dans le même-temps, à l'égard des vertèbres cervicales.

Ce genre de luxation assez rare, est contesté par quelques hommes de l'art ; mais il semble que c'est sans fondement. Si l'on ne doit point l'admettre dans les animaux, on ne peut pas non plus l'admettre dans l'homme, et je ne sais pas comment alors on pourrait expliquer, d'une manière satisfaisante, les deux observations qui suivent. Il est évident d'ailleurs que cette luxation doit nécessairement arriver toutes les fois que le mouvement de rotation de la tête d'une vertèbre est porté assez loin pour que les apophyses articulaires des vertèbres, qui dans l'état ordi-

naire sont appliquées les unes contre les autres, perdant par un mouvement trop étendu, leurs rapports respectifs, l'une des deux
passe dessus l'autre , tandis que du côté
opposé la chose arrive en sens inverse.

I.re OBSERVATION. Le 17 décembre 1809,
M. Billet, marchand de toile, près de Ville-
franche, département du Rhône, fit amener
dans nos infirmeries un cheval hongre, propre à la selle, de taille moyenne, âgé de 12
à 13 ans, assez bien constitué, qui depuis
quinze jours était dans l'état décrit ci-après :

L'encolure fortement pliée dans son milieu
du côté gauche, et un peu inclinée ; l'animal
tenait continuellement la tête baissée à deux
pieds environ du sol, et ne pouvait la relever, ni la porter à droite ; il ne se couchait
point, mais il mangeait et buvait assez bien,
lorsqu'on mettait le fourrage et la boisson à
terre : il ne pouvait y toucher dans la mangeoire. Si l'on essayait de redresser l'encolure
qui formait un demi cercle, ou d'élever un
peu la tête, ce cheval alors reculait brusquement, et quand on persistait dans l'une
ou dans l'autre de ces opérations il s'a-
battait.

Cet accident fut occasionné par une
sorte d'enchevêtrure pendant la nuit. L'ani-

mal , en se grattant peut-être , passa par-dessus sa longe le pied gauche postérieur. Il fit dans cet état de vains efforts pour l'en dégager , et s'excoria fortement la face interne et supérieure de ce membre avec la longe : il fut trouvé le matin couché, la tête portée sur la poitrine du côté gauche, et la longe passée sous l'extrémité du même côté. Lorsqu'il fut relevé et débarrassé de ses liens, la tête resta dans la position gênante et douloureuse que je viens de faire connaître , et à laquelle on n'opposa d'abord que quelques fomentations émollientes.

TRAITEMENT. Cette luxation était déjà ancienne, quand le cheval nous fut amené, puisqu'elle datait de quinze jours, et la douleur qui en était l'effet, étant toujours assez considérable , je prévins le propriétaire de la gravité du cas, et lui annonçai que la mort pourrait être la suite des efforts tentés pour la guérison. Le désir qu'il avait de voir mettre en usage tous les moyens que l'art indique en pareil cas , me fit employer les suivans :

Application d'un large cataplasme composé de mauve et de farine de graine de lin sur l'une et l'autre face de l'encolure ; deux fumigations de la même nature dirigées sur ces parties. Ce traitement fut continué les 17 , 18 , 19 et 20.

Le 21 la tension de l'encolure paraissait un peu moins forte : je tentai la réduction des vertèbres. Pour cet effet l'animal fut couché du côté droit, la partie couvexe de l'encolure reposant sur une botte de paille ; un licol de force fut placé à la tête, et deux plattes-longes, autour du poitrail et des épaules. On exécuta par ces moyens l'extension et la contre-extension, tandis que, en appuyant sur la tête, je tâchai de redresser l'encolure.

Mais cette première tentative ayant été sans succès, l'animal fut couché sur le côté opposé : on employa les mêmes moyens, pendant que j'appuyais fortement sur la convexité de l'encolure, et ce fut tout aussi inutilement. L'encolure paraissait cependant se redresser un peu ; mais dès que les mouvemens d'extension et de contre-extension cessaient, elle reprenait aussitôt son même état. Ces deux essais de réduction n'eurent par conséquent d'autre effet que de faire beaucoup souffrir le cheval. Je le mis ce même jour ainsi que le 22 et le 23 au régime tempérant, et on recommença l'usage des cataplasmes émolliens et des bains de vapeurs qu'on continua jusqu'au 2 janvier suivant.

Le 3 de ce mois, l'encolure étant toujours courbée à gauche, et inclinée en bas, et l'en-

gorgement qui était survenu après les premières tentatives de réduction , presque entièrement dissipé , j'essayai de nouveau de la
réduire , mais en m'y prenant différemment.
L'animal étant de bout , on plaça la partie
convexe de son encolure , contre un fort pilier de pierre , de forme ronde : on exécuta ,
comme précédemment , l'extension et la contre-extension , au moyen de deux plattes-
longes qui entouraient le poitrail et les
épaules , et d'un licou de force , placé à la
tête. Pendant que l'on agissait en sens inverse
sur l'encolure , je portai , le plus qu'il me fut
possible , la tête du côté droit. Cette action
violente , autant que douloureuse pour l'animal , fit entendre tout-à-coup un léger bruit ,
et l'encolure fut remise dans sa position naturelle. Mais les efforts cessant , la tête reprit
encore la même direction qu'auparavant. Nous
imaginâmes pour la contenir , l'emploi de deux
larges attelles de bois qui sont représentées
ici , et dont voici une courte description :

Ces attelles A , ont 27 pouces de longueur
sur 16 de largeur dans leur milieu. Leur
épaisseur est d'environ un pouce. Elles sont
traversées extérieurement , à un pied de leur
extrémité antérieure B , et à 6 pouces de l'extrémité postérieure C , de deux bandes de
fer clouées , de 5 lignes de largeur sur 2 lignes d'épaisseur , percées d'un trou à chaque

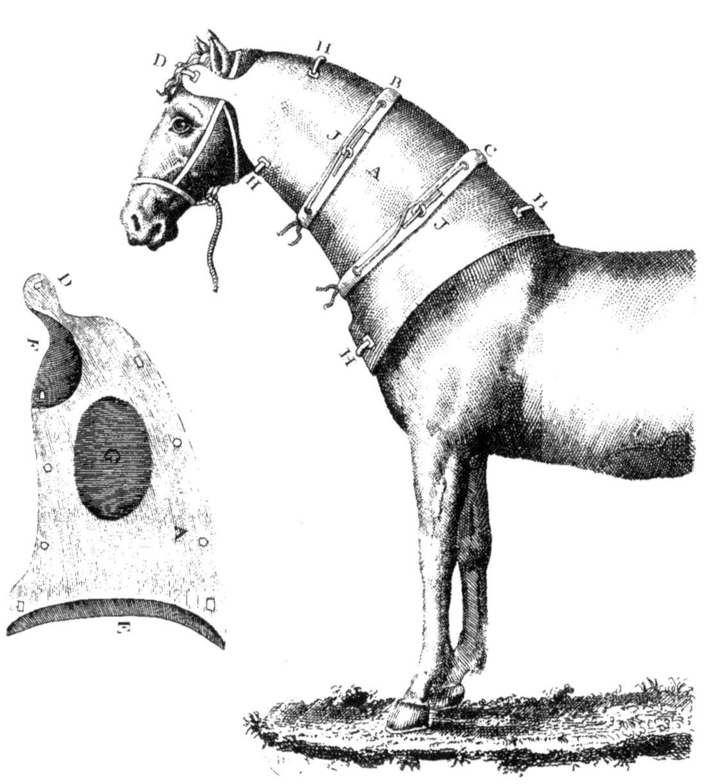

bout, où elles sont repliées. Les bandes de
fer sont destinées à donner à ces pièces plus
de solidité, et à empêcher qu'elles ne se
fendent dans leur longueur. L'extrémité antérieure de ces attelles est terminée par une
sorte de poignée D qui passe au-dessous de
chaque oreille, et qui est aussi percée d'un
trou. L'autre extrémité E, beaucoup plus
large que la partie moyenne de ces attelles,
est légèrement échancrée pour s'accommoder
à la pointe du bras, et à la partie inférieure
de l'épaule contre laquelle elle appuye en
contre-butte. Cette même extrémité est terminée en biseau de dedans en dehors, afin
de ne pas blesser la peau. A la face interne
de l'extrémité antérieure, et au-dessous du
prolongement en forme de poignée, chaque
attelle est entaillée F de la moitié environ
de son épaisseur, pour loger la partie supérieure de la mâchoire postérieure, et ne la
point gêner dans les mouvemens de la mastication.

La face interne de l'attelle qui répond à la
partie convexe de l'encolure, est de plus entaillée dans son milieu G, et garnie d'une
espèce de coussinet d'étoupe, recouvert de
toile, afin qu'elle porte sur une plus grande
surface des vertèbres déplacées sans meurtrir
la partie. A chaque extrémité des bords supérieur et inférieur de ces attelles, sont deux

trous allongésHH qui donnent passage à deux courroies, ou à deux larges rubans de fil pour soutenir d'abord ces deux pièces en place.

Dans les trous qui répondent à ceux des traverses de fer dont on a parlé, passent deux cordes de 6 lignes à-peu-près dans le diamètre : on les noue sur l'une des faces des attelles, et on les serre avec un bâton JJ, que l'on tourne à cet effet plus ou moins.

De cette manière, après avoir redressé de nouveau l'encolure contre le pilier, nous parvinmes à la maintenir tout-à-fait droite. L'animal fut ensuite placé sur les soupentes, mais seulement pour l'empêcher de se coucher. Deux longes furent en même-temps fixées à la partie antérieure de la muserole du licol, et c'est par elles que le cheval fut attaché à la traverse supérieure du ratelier.

Pour que dans cette situation un peu pénible, la mastication ne fût pas gênée par l'abaissement trop difficile de la mâchoire postérieure, on plaça un gros bâton au-dessous de la partie moyenne de l'encolure et transversalement, soutenu à chaque bout au moyen de deux cordes arrêtées dans la partie supérieure aux treuils de l'espèce de travail, dans lequel était l'animal. Le bord antérieur des attelles reposant sur ce bâton, l'animal tirait moins sur ses longes, et les mouvemens de la mastication se faisaient beaucoup plus librement. Un baquet était placé au-dessus du niveau du bord supérieur de l'auge ; dans un des bouts de ce baquet on mettait les ali- mens liquides, et dans l'autre, les alimens solides, le cheval ne pouvant pas prendre ceux-ci au ratelier.

Les deux premiers jours il mangea peu, sans doute à cause de la contrainte où il était, se trouvant ainsi fixé ; mais le troi- sième et les jours suivans il prit le fourrage avec facilité. Le huitième on put retirer le bâton qui soutenait la partie antérieure de l'encolure, et on donna plus de longueur aux cordes qui attachaient la tête. On mit alors les alimens solides dans le ratelier, et le ba- quet, dans l'auge. On fit chaque jour, jus- qu'au onze janvier, sur le milieu de l'encolure deux fomentations d'une infusion aromatique à laquelle on ajoutait moitié lie de vin.

Le 12 janvier, le bandage fut levé. L'en- colure resta dans sa position naturelle ; mais il y avait dans le milieu de sa face droite une plaie d'environ deux pouces en carré, occasionnée par la forte compression de l'at- telle de ce côté, malgré l'attention que l'on avait eue de creuser un peu sa partie moyenne. J'appliquai sur cette plaie un fort plumasseau imbibé d'eau-de-vie affaiblie, après avoir di- minué un peu la quantité d'étoupe dont était garnie la concavité de l'attelle ; le bandage fut remis , et l'animal, placé de nouveau sur les soupentes , dans la crainte qu'il n'essayât de se coucher , et qu'en se relevant , il ne se blessât.

Le 18 , la plaie de l'encolure fut pansée une seconde fois , et on remit encore les attelles. On cessa alors les fomentations d'infusion aromatique , et on retira l'animal de l'espèce de travail dans lequel il avait été fixé.

Le 20 , j'ôtai les attelles ; mais le 21 , m'appercevant que la convexité de l'encolure du côté droit reparaissait un peu , et qu'il y avait épanchement de suc osseux , je les réappliquai.

Le 25 , je les levai et semai de pointes de feu la petite convexité formée par une exostose du corps des vertèbres qui avaient été déplacées. Le bandage fut remis jusqu'au 6 février , que je le retirai tout-à-fait , l'animal étant alors entièrement guéri.

Il resta dans nos hôpitaux encore quelques jours , et son maître le fit prendre , agréablement surpris de le voir complettement rétabli d'une maladie qu'il avait jugée comme moi , presqu'incurable.

J'ai eu occasion de voir ce cheval deux mois après : la légère exostose du côté droit était dissipée ; il était employé depuis son départ de notre école , au service de la selle , comme avant l'accident pour lequel on avait

réclamé nos soins. Il a fait depuis un très-
bon service.

2.ᵉ OBSERVATION. Le 27 avril 1810, un
voiturier amena dans nos infirmeries un
cheval entier, propre au trait, d'une forte
constitution, ayant depuis une vingtaine de
jours la tête portée du côté droit et inclinée,
sans qu'il lui fût possible de la porter du côté
opposé. Si l'on essayait de la redresser, l'animal reculait et se défendait aussitôt. Cette
direction contre nature de la tête, tenait au
déplacement partiel des condyles de l'occipital.

Une chute que ce cheval avait faite plusieurs jours auparavant, étant boîteux et
attaché à la queue d'une voiture qui le traîna
pendant quelques minutes, parut être la
cause de cet accident.

TRAITEMENT. Le 28, cataplasme et fomentations de nature relâchante sur l'articulation
de l'occipital avec la première vertèbre cervicale, et fumigations de la même nature
dirigées sur ces parties.

Le 29, application de deux attelles faites
comme celles dont il a été parlé dans l'observation précédente ; elles en différaient seulement en ce que celle du côté droit, au lieu
d'être entaillée dans le milieu de sa face interne, l'était à la partie antérieure de cette
même face, afin de loger la saillie que fesait de
ce côté la tubérosité de la mâchoire postérieure.   H 2

En serrant bien ces attelles par les mêmes moyens employés sur l'autre cheval, il fut assez facile de redresser parfaitement la tête; mais un inconvénient majeur, que je n'avais point prévu, se fit bientôt remarquer. L'animal se trouva dans l'impossibilité de manger, parce que les attelles exerçaient un point de compression, non pas sur les os dont les rapports de situation avaient un peu changés, mais sur toute l'étendue de l'encolure du côté gauche, et du côté droit sur le milieu à-peu-près de l'encolure et sur la partie supérieure de la mâchoire postérieure. Il résultait de cette dernière compression que cette mâchoire ne pouvait avoir aucun mouvement.

Je laissai cependant ce bandage en place les 29, 30 et 31, espérant que l'animal parviendrait, peut-être, à faire insensiblement usage de ses mâchoires; mais tout ce qu'il pouvait faire était d'humer un peu d'eau.

Le 1.ᵉʳ mai, je le retirai et me bornai à faire faire sur la partie malade des fomentations d'infusions de plantes aromatiques, rendues plus fortifiantes par l'addition de la lie de vin.

La réduction des condyles de l'os occipital étant impossible, l'animal fut rendu à son maître pour le faire travailler dans cet état tant qu'il serait possible.

Trois mois après environ, ce cheval étant

affecté de morve, nous fut ramené pour être abattu.

La dissection des parties malades nous fit voir la portion du cartilage qui recouvrait la face externe du condyle droit de l'occipital, et une petite partie de celui de la vertèbre à laquelle il répondait, à moitié usées et d'une couleur légèrement bleuâtre.

Remarques.

Les deux faits que je viens de rapporter prouvent, ainsi que beaucoup d'autres, qu'il peut y avoir, par une cause violente, luxation incomplette des vertèbres cervicales, c'est-à-dire, écartement plus ou moins considérable des points de contact de ces mêmes vertèbres, les unes avec les autres, ou avec l'occipital.

Il résulte encore de ces deux observations que l'accident qui en fait le sujet, peut, quand il existe vers le milieu de l'encolure, être guéri par la réduction et l'application d'un bandage approprié, mais que la cure en est presque impossible si le déplacement a lieu dans l'articulation formée par l'occipital et la première vertèbre cervicale.

Il est indubitable que si la luxation des vertèbres dont nous parlons était complette, elle serait mortelle de sa nature, ou le deviendrait par les efforts que l'on tenterait pour la réduire. Voilà pourquoi chez l'homme il y a des cas où l'on n'ose pas faire la réduction, dans la crainte que l'individu ne périsse entre les mains de l'opérateur. Mais dans la médecine vétérinaire cette crainte ne doit point arrêter, quand on a prévenu le propriétaire du danger qui existe, attendu qu'un animal qui aurait le cou considérablement tordu ne pourrait plus être d'aucun service.

« J'ai vu une fois, dit M. Fromage, la luxation des vertèbres du cou dans le cheval. L'encolure était courbée de côté : on abattit l'animal sur le côté concave de l'encolure ; des hommes vigoureux firent avec les mains une pression simultanée sur l'endroit de la luxation, et l'encolure se redressa ; mais le cheval périt peu d'instans après la compression, ou le déchirement, ou le tiraillement de la moelle épinière. En pareil cas, le cheval étant abattu, je lui ferais mettre un collier ou une bricole avec des traits attachés à un poteau en arrière de la croupe ; puis avec des sangles et de fortes bandes de toile fixées en arrière des oreilles et de la ganache, je ferais tendre le cou par plusieurs hommes ; et pendant les divers mouvemens j'essayerais la conformation. (1)

» M. Brugnone a vu des chevaux se luxer

____

(1) On a vu par les deux faits dont il vient d'être question, que cela serait insuffisant pour maintenir l'encolure dans son état naturel, si l'on n'avait pas recours en même-temps à l'application d'un bandage convenable.

les premières vertèbres cervicales , en se pliant le cou sous le corps à l'instant même où on les abattait. (1)

» Une jument , rapporte M. Lemaître , assujettie debout par un maréchal, au moyen du licol de corde , tira au renard ; puis ayant tordu le coup en tombant, elle se luxa la première vertèbre avec l'occipital, et périt à l'instant. Les condyles de l'occipital étaient déboîtés d'avec l'atlas ; les ligamens capsulaires étaient allongés , rupturés, et il y avait dilacération de la moelle épinière. » (2)

***

CORRESPONDANCE.

Depuis que j'occupe une chaire dans cette école , et sur-tout depuis que je suis chargé de celle de pathologie , j'ai reçu de divers vétérinaires un assez grand nombre d'observations-pratiques , dont la plupart sont relatives aux maladies des bêtes à cornes, des bêtes à laine , et des cochons. J'ai pensé que leur publication ne serait point déplacée ici, d'autant plus que nous n'avons dans nos établissemens que fort peu d'occasions de traiter

---

(1) Cet accident grave ne peut guère avoir lieu que dans le cas où un aide ne tient pas la tête , et que l'on abat les chevaux comme le font presque toujours les Allemands. Cette manière les expose aussi à se casser les dents incisives , ce dont nous avons vu quelques exemples.

(2) *Cours complet d'Agriculture* , tom. **IV** , p. 391.

ces différentes espèces d'animaux domestiques , et que leur médecine est encore pour
ainsi dire livrée à la routine.

Je n'omettrai point celles qui sont relatives
aux maladies des autres animaux , toutes les
fois qu'elles me paraîtront offrir quelque chose
d'important à connaître. J'ajouterai aussi à
ces observations, dont plusieurs sont, comme
on le verra , d'un grand intérêt , des remarques dans lesquelles je consignerai des
faits analogues , lorsque j'en aurai à produire,
ou bien le résultat des recherches ou des expériences auxquelles elles auront donné lieu.

OBSERVATION

Sur un ulcère fort singulier de l'ombilic , qui
a attaqué un grand nombre d'animaux de
différentes espèces.

Par M. le docteur Clos , médecin à So-
rèze. (1)

Au mois de germinal an 6 , (avril 1798)
un troupeau de moutons fut acheté et conduit à sa destination, à la métairie de la
Joujoue dans Belle-Serre. On observa pendant
la route que quelques-uns de ces animaux

(1) Cette observation fut communiquée par M. Clos à
M. Santin , élève de cette école , et vétérinaire à Dourgnes ,
qui eut la complaisance de me la transmettre, me demandant à
ce sujet quelques éclaircissemens.

faisaient le saut qu'on appelle de *mouton*. Le lendemain, on s'aperçut qu'ils étaient tristes et qu'ils dépérissaient. Leurs boyaux sortaient sous le ventre ; ils moururent l'un après l'autre quelques jours après. D'autres furent attaqués du même mal et subirent le même sort. Un grincement de dent extraordinaire était souvent le signe de l'invasion. Sur tous il se faisait au-dessous du ventre, autour de l'ombilic, une crevasse plus ou moins fongueuse ou œdémateuse, de laquelle s'écoulait d'abord une sérosité, et qui bientôt donnait issue aux intestins et à l'épiploon. Quelques-uns mouraient cependant sans qu'aucun viscère eût paru au - dehors. Certains vivaient encore quelques jours en traînant à terre tous leurs boyaux. Ayant ouvert moi - même des cadavres avec M. Olivier, artiste vétérinaire, je trouvai les bords de la fente ombilicale quelquefois sains, quelquefois fongueux et noirâtres, et des points gangreneux sur les viscères du bas-ventre, spécialement sur les intestins grêles et le mesentère ; tout le reste était sain. Malgré les remèdes sagement administrés et toutes les purifications possibles, le mal continua à faire des progrès. Les moutons couchèrent une nuit dans une métairie voisine et contiguë, appelée le *Gariot*, appartenant au même propriétaire ; aussi l'épizootie se développa bientôt dans cette métairie et y fit de plus grands ravages encore. Trois fois on se défit du troupeau qui prospéra partout ailleurs ; trois fois le mal attaqua les nouveaux venus avec fureur, lorsque déjà on le croyait éteint, et dura de cette manière pendant deux ans. Les animaux de toute espèce en périrent dans l'ordre suivant : d'abord les agneaux, puis les brebis, ensuite les moutons ; après les veaux nouveaux-nés, ensuite une superbe genisse, une portée entière de truie, et la truie elle-même, une ânesse, les petits chiens, les chats et, ce qui paraît incroyable, les oies, les canards, les dindons, en un mot toute la volaille qui se partageait quelquefois en deux parties au-dessous du corps. Les habitans furent constamment épargnés.

Vainement pour arrêter ce mal on brûla des parfums, on fit toute sortes du fumigations, on crépit les murailles, on blanchit à la chaux les piliers ; vainement le fumier et la terre furent enlevés à une grande profondeur. La cause ne pouvait exister dans les herbages, puisque les troupeaux voisins venaient y paître habituellement sans être infectés.

Dans cette circonstance, ce qui resta du troupeau changea d'habitation pendant un mois, et fut amené chez M. Adrien d'Aussenal aux environs de Viviers. Alors le mal cessa. Bien plus, les individus qui étaient allés malades, guérirent complettement; le mal ne reprit son cours que lorsque les bestiaux furent revenus dans leur première habitation, parce qu'on le croyait éteint. J'ai déjà eu occasion de dire que lorsque les troupeaux furent vendus à diverses reprises, ils prospérèrent par-tout ailleurs. J'ajouterai que parmi des vaches qui se trouvaient pleines en grand nombre, celles qui mirent bas dans les métairies dont il s'agit, perdirent leurs veaux qui crevèrent par la fente ombilicale dont j'ai parlé, tandis que celles qui vélèrent ailleurs, conservèrent très-bien leur fruit. Les paysans étaient désespérés, ils en perdirent presque la tête. Ceux de *Gariot* abandonnèrent la métairie. Le mal continua sous les gens qui les remplacèrent. La métairie de la *Joujoue* fut incendiée en partie, soit par un mouvement de désespoir du métayer, soit par un effet des remèdes qu'il employa pour chasser ce qu'ils appelaient le mauvais esprit. On n'a jamais pu en découvrir la véritable cause.

Ces métayers restèrent quelque temps sans animaux d'aucune espèce, sur-tout à la *Joujoue* où le mal fut plus opiniâtre. On fit un nouvel essai : on y transporta une volaille qui s'y porta bien, et quelques moutons de vil prix, des vaches, etc. ils prospérèrent, et le mal depuis lors n'a pas reparu.

Nota. Je me souviens que me trouvant, il y a quatre ou cinq ans, à S.-Julia, chez M. Martin - Recontre, j'appris de lui qu'il avait deux métairies dans un *masage* voisin dont j'ai oublié le nom, dans la plus grande desquelles on ne pouvait conserver aucune volaille ; au bout d'un certain temps elles maigrissaient et périssaient, tandis qu'elles prospéraient parfaitement dans l'autre métairie, ainsi que dans le reste du hameau. La métayère qui était présente, et qui me certifia le même fait, était décidée à quitter pour cette raison. Cette maladie sur la volaille durait depuis long-temps.

REMARQUES.

Il n'y a, ce me semble, aucun fait en médecine vétérinaire plus extraordinaire que celui-ci. Plus d'une personne, j'en suis sûr, n'y croiront pas. Mais comment le révoquer en doute quand il est attesté par un médecin éclairé qui en a été témoin oculaire, qui cite un vétérinaire instruit avec qui il a fait les ouvertures de cadavres, qui indique enfin le lieu où il a été observé et le nom des propriétaires qui en ont été les victimes? Des élèves de cette école m'ont assuré aussi en avoir une parfaite connaissance. Ce fait, disons-le, est aussi notoire que difficile à expliquer. Je ne connais rien, soit dans la médecine des animaux, soit dans celle de l'homme, qui ait seulement la moindre analogie avec lui, et même la moindre ressemblance.

On regrette que M. le docteur Clos n'ait pas fait connaître les différens traitemens qui furent employés pour combattre cette singulière maladie. Peut-être que des topiques anti-gangreneux, soutenus par un bandage médiocrement serré, auraient produit quelques effets, sur-tout en administrant en même-temps quelques légers purgatifs, et en établissant un exutoire au poitrail ou aux fesses. Mais ce ne sont là que des présomptions.

Cette redoutable affection était-elle contagieuse ? il le paraît, puisque tous les animaux de la ferme en ont été alternativement atteints, et qu'elle s'est communiquée à ceux d'une métairie voisine. Mais comment se fait-il que ceux qui allaient dans les mêmes pâturages n'en ont point été affectés ? Comment se fait-il que la maladie avait une tendance très-marquée vers la guérison, dès que les animaux étaient transportés dans une autre ferme, et qu'elle se remontrait dès qu'ils revenaient dans celle où ils en avaient été primitivement frappés ? Ce sont là autant de questions que je n'entreprendrai pas de résoudre, et dont la solution est réservée à des personnes plus éclairées, si toutefois on peut en donner une bien satisfaisante, et dégagée de toutes hypothèses.

OBSERVATION

Sur le changement de couleur que prirent en peu de jours les soies d'un cochon.

Extrait d'une lettre de M. Debeaux, (1) vétérinaire à Mont-Meyran.

Voici un fait assez rare parmi les animaux, que je n'ai pas cru inutile, Monsieur, de vous communiquer. Je regrette de ne l'avoir pas vu dans le principe pour bien vous en donner tous les détails.

Dans le commencement de juillet 1815, le bruit courut qu'un nommé Ar . . . . propriétaire de cette commune, qui possédait quatre gros cochons noirs, en avait un qui était devenu tout blanc en peu de jours.

M'étant rendu chez le sieur Ar . . . . dans les premiers jours de novembre suivant, je le priai de me donner quelques détails sur ce fait dont chacun parlait dans le pays. J'appris qu'effectivement le cochon dont il s'agit, était noir zain, et que dans l'espace de sept ou huit jours il était devenu entièrement blanc. Il avait toujours été gai, avait bu et mangé comme à l'ordinaire. J'ignore si quelque devin n'a pas été appelé dans le temps, comme c'est assez la coutume. Je scais seulement qu'on en a fait un grand secret, puisque

______

(1) Elève de cette école.

sur la fin de juillet je traitais chez le sieur Ar . . . . une mule boîteuse, et je n'avais pas connaissance de la maladie de son cochon.

Tout ce que j'ai pu apprendre concernant la cause de cette maladie, c'est que l'animal avait été très-effrayé deux ou trois jours avant qu'on s'en aperçût. Le châtreur passant, on lui fit visiter tous les cochons pour cause de ladrerie ; celui-ci fut tellement effrayé par les cris des autres qu'il devint furieux, et il fut impossible de le visiter. On avait remarqué sur une des épaules une espèce de verrue de la grosseur d'un œuf de poule, à base étroite, recouverte d'une croûte noire et accompagnée d'un peu de prurit. Cette tumeur tomba dans l'intervalle que les soies changèrent de couleur, après avoir duré environ six semaines.

Je n'ai pas vu l'animal dans ces différens états ; mais j'ai vu la cicatrice de la tumeur ; elle était dégarnie de soies. Le cochon n'était pas à cette époque tout-à-fait blanc : le bout de la queue était noir ainsi que beaucoup d'autres soies sur la surface du corps ; celles des flancs et du ventre étaient d'un alzan clair ; d'autres, et c'était le plus grand nombre, étaient blanches depuis le milieu jusqu'à la pointe, et leur base était noire, comme celle que je vous envoie ; plusieurs avaient la pointe et la base noire, et le milieu blanc.

Le sieur Ar.... m'a assuré que le cochon a resté deux mois sans qu'on en vît une noire. Il était âgé de 15 à 16 mois. Il fut tué à Valence, dans le courant de décembre 1815.

Remarques.

Le fait mentionné ci-dessus, dont je ne connais encore aucun exemple dans nos animaux domestiques, a été, comme on le sait, observé plus d'une fois dans l'espèce humaine. Il a fourni matière dans le pays, parmi les habitans des campagnes sur-tout, aux contes les plus extravagans que cherchaient à propager, sous l'apparence du secret, des gens mal-intentionnés sur lesquels la police a cru devoir enfin arrêter son attention.

Il est difficile, en effet, de se faire une juste idée de toutes les absurdités que l'on débita au sujet du *cochon blanc*, jusqu'au moment où l'on arrêta dans la maison même du sieur Ar...., un prétendu prophète, qui déjà y était venu plusieurs fois, mais toujours furtivement, et, par mesure de prudence, pendant la nuit. Il jouait un de ces rôles propres à inspirer de la crainte et une sorte de respect aux gens peu éclairés, qui, suivant l'expression de Pline, *croient d'autant plus qu'ils comprennent moins.*

RÉLEVÉ des animaux reçus dans les Infirmeries de l'Ecole Royale Vétérinaire de Lyon, pendant le second trimestre de 1816.

ESPÈCES DIVERSES.	NOMBRE.	SORTIS guéris, ou en voie de guérison.	MORTS.	ENCORE aux infirmeries au 30 juin.
Chevaux....	73	60	8	5
Anes......	3	3	»	»
Mulets.....	5	1	2	2
Bêtes à cornes.	2	2	»	»
Chèvre.....	1	1	»	»
Chiens.....	84	59	19	6
Chats......	4	3	1	»
Singe......	1	»	1	»
Volatiles....	3	»	3	»
TOTAL...	176	129	34	13

Nota. Sur les 81 animaux monodactyles, il s'est trouvé vingt-trois femelles, savoir, vingt jumens, une ânesse et deux mules ; et sur les 95 autres, vingt-une, savoir, une vache, une chèvre, quinze chiennes, trois chattes et une poule. Nous avons reçu, par conséquent, à l'égard des monodactyles, un peu plus de femelles pendant ce deuxième trimestre que pendant le premier. Le contraire a été remarqué à l'égard des autres animaux.

I

CONSTITUTION MÉDICALE.

MALADIES RÉGNANTES.

Le mois d'avril a commencé par un tems assez beau, mais il n'a pas été de longue durée. Bientôt ont succédé une pluie abondante, du froid, et même de la neige. La température s'est ensuite radoucie, et la végétation qui avait beaucoup souffert du froid, peu ordinaire à la mi-avril, a repris son cours naturel.

L'état de l'atmosphère n'a pas été moins variable au commencement de mai : après une semaine environ de beaux jours, on a vu tout-à-coup le froid se faire sentir de nouveau. Un tems humide et chaud lui a succédé, et enfin sont survenues des pluies abondantes et froides, accompagnées de vents assez forts.

La température s'est maintenue froide au commencement de juin, et les pluies ont ensuite reparu. Tout fait craindre que le proverbe populaire, assez souvent justifié par l'expérience, qui promet quarante jours de pluie de suite, quand il a tombé de l'eau

le jour de St-Médard , ne se réalise cette
année. Le mois de juin s'est du moins terminé
par des pluies très-fréquentes , et le baromètre , dans les premiers jours de juillet ,
n'annonçait pas encore le beau tems. Le
thermomètre de Réaumur, qui dans certains
jours ne s'est guère élevé qu'à 11 ou à 12
degrés , a été dans d'autres , mais rarement ,
jusqu'à 20 ou 22.

A l'exception des rhumatismes et des catarrhes pulmonaires , on n'a pas observé que
les maladies aient été , à Lyon , sur les animaux , plus communes pendant ce trimestre
que dans un autre. La température a toujours
été à-peu-près la même , c'est-à-dire froide
et humide.

Les rhumatismes musculaires, déjà remarqués très-souvent pendant le premier trimestre de cette année, ont été encore infiniment
plus fréquens pendant celui qui vient de
s'écouler. Nous en avons eu onze exemples
dans nos infirmeries sur les grands animaux,
et plusieurs hors de l'école. Les petits animaux y ont été moins sujets , mais ils n'en
ont pas été tout-à-fait à l'abri.

C'est en mai (ce que j'aurai occasion de
faire remarquer ailleurs dans un résumé des
observations faites sur ces rhumatismes qui
jusqu'à présent m'avaient paru fort rares)

qu'ils ont été plus communs (1). On sait qu'un nombre considérable de personnes a été également atteint de ces affections, à Lyon et à Paris, pendant ce dernier trimestre, et notamment en mai (2).

Après les rhumatismes, les maladies qui ont été observées le plus souvent sur les grands animaux sont le catarrhe pulmonaire et l'entérite aiguë. La première de ces maladies a été traitée sur sept chevaux, et la seconde, sur cinq. Nous avons eu a combattre aussi deux fourbures et deux tétanos, l'un sur un cheval, et l'autre sur une mule.

La gale, le farcin et la morve ont attaqué, pendant ce second trimestre, un moins grand nombre d'animaux monodactyles que pendant le premier; mais la gale a affecté beaucoup de chiens, ainsi que cela se voit ordinairement au printemps et en été. Sur quatre-vingt-quatre, douze en ont été atteints (3). Des dartres ont été remarquées sur

---

(1) Cette maladie a été en général aiguë : les diurétiques, les diaphorétiques, les frictions d'huile camphrée d'abord sur les parties affectées, puis celles d'eau-de-vie camphrée, en ont presque toujours triomphé dans l'espace de 15, 20 ou 30 jours.

(2) *Voyez : Gazette de Santé, n.° XV et XVI, mai* 1816.

(3) J'ai essayé de traiter cette maladie avec les fumigations sulfureuses, d'après la méthode de M. le docteur Galés, dont on paraît avoir obtenu depuis peu de si grandes avantages pour combattre la même affection sur l'espèce humaine. Plusieurs chiens ont paru complettement guéris, après douze ou quatorze fumigations faites dans l'espace de cinq ou six jours ;

sept de ces animaux, et le catarrhe nasal, ou gourme des chiens, sur un même nombre. La gastrite et l'entérite, l'épilepsie essentielle, la rage et l'hydropisie de poitrine sont les affections qui, après les trois premières dont il vient d'être parlé, ont été les plus fré-quentes. Ces dernières ont été presque tou-tes mortelles.

Des dix animaux solipèdes que nous avons perdus, trois sont morts d'entérite aiguë, deux, du tétanos, un, d'une péritonite qui s'est développée trois jours après la castration faite par les cassots, un, d'une colique spas-modique, deux ont été abattus pour cause de morve, et un par rapport à un mal de garrot jugé incurable.

Parmi les chiens il en est mort quatre de catarrhe nasal, quatre de gastrite avec enté-rite, deux d'hydropisie de poitrine, deux de rage, deux d'épilepsie, un de catarrhe pul-monaire, un de paralysie, un d'hématemèse, un d'un goître que l'on avait essayé d'enlever, et un d'une violente contusion de la croupe.

Des quatre chats celui qui périt était af-fecté d'une sorte de paralysie des membres antérieurs, avec courbure très-marquée de ces deux membres de dehors en dedans.

---

mais, sur quelques-uns, cette maladie s'est remontrée peu de tems après. Je continuerai les expériences commencées à ce sujet, et je rendrai compte de leur résultat dans un autre cahier.

Un singe est mort d'une péripneumonie, terminée par un vaste dépôt dans l'un des lobes du poumon. Ce lobe était presqu'entièrement détruit par la suppuration. Ce singe, qu'on ne nous amena que long-tems après le commencement de sa maladie, mourut subitement, après avoir donné quelques apparences de mieux : une toux forte dont il avait d'abord été atteint, avait complettement cessé de se faire entendre, et l'appétit avait reparu.

Des trois volatiles, il y avait une poule qui mourut empoisonnée (1) ; un corbeau qui périt d'un rhumatisme articulaire qui avait affecté presque toutes les articulations des pattes et des ailes, et un sérin dont le tibia avait été brisé.

Parmi les deux bêtes à cornes que nous avons reçues, se trouvait une vache affectée aux deux yeux d'une taie déjà ancienne qui couvrait toute la cornée lucide (2), et un

---

(1) C'est celle dont il est parlé dans le premier cahier , p. 94.

(2) Cette vache , qui ne resta qu'une journée dans nos infirmeries, à cause des expériences que l'on tentait à côté de l'Ecole sur l'Epizootie qui fit tant de ravages en 1814 et 1815 , n'est pas encore guérie, et rien n'annonce qu'elle parviendra à recouvrer complettement la vue. Des taies semblables à celles qu'elle avait , ont été remarquées sur beaucoup de chiens depuis quelque temps ; elles ont toutes cédé en peu de jours aux collyres résolutifs et aux purgatifs auxquels on joignait un séton.

bœuf qui était seulement en fourrière , pour avoir failli blesser plusieurs personnes dans un faubourg, pendant qu'on le conduisait à la boucherie (1).

Une chèvre avait une fracture du fémur , occasionnée par un coup de pied de cheval : lorsqu'elle fut à-peu-près guérie , un rhumatisme musculaire se montra sur les deux membres postérieurs ; il devint incurable et il fallut la sacrifier.

On employa, pour contenir cette fracture, l'appareil que je mets en usage depuis long-tems avec succès pour le même accident sur les chiens , c'est-à-dire deux attelles à chaque membre postérieurs. Celles qui sont placées du côté externe s'étendent depuis les phalanges jusque par-dessus la croupe. Les étoupes placées dessous empêchent qu'elles ne blessent la peau. Le cal était formé sur cette chèvre au bout de douze jours.

____

(1) Il est étonnant que la police permette que des bouchers chassent devant eux , dans une ville , des bœufs pour être assommés , d'autant plus que parmi ces animaux il s'en trouve souvent qui sont ou peureux ou méchans. Celui dont il s'agit ici en fournit un exemple. Ne devrait-on pas toujours faire marcher en avant un homme au moins , pour empêcher que des femmes, des enfans, des vieillards , comme on l'a vu plusieurs fois, n'en fussent point blessés ! Et ne conviendrait-il pas aussi que ceux qui sont sujets à frapper ou à s'effrayer , fussent menés attachés avec une ou même deux cordes ?

OPÉRATIONS.

EXPÉRIENCES

Sur l'opération de la cataracte dans les animaux.

De toutes les opérations que l'on pratique sur les animaux, aucune n'a encore été suivie d'aussi peu de succès, du moins sur les monodactyles, que celle dont il s'agit. Aussi s'accorde-t-on généralement aujourd'hui à regarder la cataracte dont ceux-ci sont si fréquemment affectés, comme une maladie presque toujours incurable.

Des vétérinaires et des chirurgiens (1) assurent cependant avoir réussi plusieurs fois dans cette opération par les mêmes procédés, à l'aide desquels on en triomphe si facilement sur l'homme. Quoique les essais que j'ai faits depuis environ huit ans aient toujours

______

(1) Voyez : *Mémoires et Observations sur l'extraction de la cataracte dans le cheval*, par M. Edouard, insérés dans le tome IV, *des Instructions et Observations sur les maladies des animaux domestiques*, troisième partie. — Lafosse, *Dictionnaire d'hipiatrique*, etc. — *Opération de la cataracte tentée infructueusement sur les chevaux, et pourquoi elle a été sans succès*, par M. Tenon. — Ce Mémoire fait partie de ceux qu'il a publiés sous le titre de *Mémoires et Observations sur l'anatomie, la pathologie et la chirurgie*, page 208. — *Considérations sur l'organisation de l'œil, et sur l'opération de la cataracte, appliquée au traitement des animaux domestiques*, par M. Beauchène fils, etc.

été infructueux, j'ai cru néanmoins qu'il convenait de les répéter encore, d'autant plus qu'il n'est pas rare d'entendre parler de guérison de la cataracte sur les animaux solipèdes, et que les occasions de pratiquer cette opération se présentent assez fréquemment parmi ceux de ces animaux que l'on achète pour servir dans cette école à l'instruction des élèves.

J'ai fait cette opération pendant le premier et le deuxième trimestre de cette année sur quatorze animaux monodactyles et sur un chien. Je l'ai pratiquée successivement par extraction, par abaissement et par division du cristallin. Je vais rapporter ici très-sommairement le précis de ces différentes expériences que je me propose de continuer, quoiqu'elles n'aient pas eu des résultats heureux ; car, s'il est vrai qu'on ait réellement obtenu des succès ailleurs, peut-être en obtiendrai-je aussi quelques-uns, puisque l'habitude de la faire me l'a rendue assez facile, malgré la grande rétraction du globe de l'œil au fond de l'orbite, à l'approche de l'instrument.

§. Ier. *Opération de la cataracte par extraction du cristallin.*

CINQ chevaux et une jument ont été opérés par ce procédé. Tous ont été pour cela abattus (1). Leur tête était solidement assujettie sur une botte de paille par un aide pendant l'opération. Je me suis servi pour la faire des deux *speculum* à crochet, que M. Tenon dit avoir employés le premier pour arrêter les paupières, d'une petite érigne pour contenir le corps clignotant, et du couteau de Wenzel pour inciser la cornée supérieurement et du côté externe. Il a toujours fallu faire usage de la curette pour faire sortir le cristallin, attendu l'enfoncement du globe de l'œil dans la cavité orbitaire. Plus d'une fois cette extraction a été fort difficile, lors même que ce corps lenticulaire était déplacé, et en partie flottant au milieu de l'humeur aqueuse que contient la chambre antérieure. L'œil a été ensuite recouvert d'un bandage propre à le défendre du contact de l'air et de la lumière. Quelquefois l'humeur vitrée s'est échappée en même tems que le cristallin, et quelquefois aussi elle n'est pas sortie. A l'un de ces six animaux on avait administré, avant de l'opérer, une demi-once d'opium, et à une autre, une décoction de deux onces de belladonne bien sèche, ce qui procura une dilatation un peu plns grande de la pupille, mais qui ne subsista pas long-tems.

____

(1) On peut aussi faire cette opération, l'animal étant debout, en le fixant au *travail* dont j'ai donné la description dans le premier volume de cet ouvrage, page 113.

Dès le lendemain de l'opération , la conjonctive était , dans tous , très-enflammée ,
la cornée lucide , blanchatre , les deux lèvres
de la plaie, légèrement gonflées. Ces symp-
tómes prirent un caractère plus grave les
jours suivans, et la cornée devint beaucoup
plus blanche et plus épaisse. Au milieu
de la plaie se sont montrées des fongosités
plus ou moins saillantes , que ni les lotions
et les cataplasmes aromatiques , ni la poussière très-fine de charbon de bois , ni la cautérisation légère au moyen de la pierre infer-
nale (nitrate d'argent fondu) , etc. n'ont pu
faire disparaître. L'œil a bientôt diminué sensiblement de volume , une chassie très-abondante était sécrétée et le couvrait presqu'entièrement. Aucun de ces animaux n'a recouvert
la vue , et tous ont eu l'œil opéré beaucoup
plus difforme après l'opération qu'avant ,
puisqu'il s'est ensuite attrophié complettement.

§. II. *Opération de la cataracte par abaisse-*
ment ou déplacement du cristallin.

Cinq chevaux , une ânesse et un chien ont
été opérés de cette manière. Les mêmes instrumens ont été employés pour fixer les paupières et le corps clignotant. La ponction a
été faite à la cornée lucide , à une ligne ou
deux au plus du bord de cette membrane ,
du côté du petit angle , avec la lance droite

qu'emploient plusieurs oculistes. Cet instrument, porté ensuite par l'ouverture de la pupille sur le cristallin, l'a abaissé aisément,
et en général sans hémorragie ; mais il a
toujours été fort difficile de le maintenir au
fond de la chambre postérieure. Dès que l'on
retirait la lance, il remontait plus ou moins.
Sur un cheval pourtant, il ne se replaça
point, et l'animal voyait assez bien quelques
jours après l'opération ; mais une dixaine de
jours s'étaient à peine écoulés qu'il ne distinguait plus du tout les objets qui l'entour-
raient. Il en fut de même sur une ânesse
dont la cataracte était laiteuse. La membrane
du cristallin fut enlevée, la plaie faite à la
cornée se cicatrisa très-promptement, et l'œil
devint bientôt fort beau. Cependant cette
ânesse cessa de voir au bout d'une douzaine
de jours. Un cheval dont la cataracte était
laiteuse, vit aussi assez pour se conduire,
immédiatement après avoir été opéré ; seulement il était un peu peureux ; mais dès le
lendemain il y avait opacité de toute la cornée, et il ne voyait plus du tout. Cette opacité ne s'est point dissipée.

La cornée lucide, sur tous ces animaux,
est devenue un peu blanchâtre dès le lendemain de l'opération. Cette blancheur, quelquefois parsemée de petites taches rouges, a
augmenté les jours suivans, et l'a rendue,

dans presque tous, tout-à-fait opaque, sans que les collyres résolutifs aient pu faire disparaître cette opacité. Les yeux ont ensuite diminué un peu de volume, mais moins qu'à la suite de l'opération par extraction.

Il est à remarquer que lorsqu'on opère par abaissement du cristallin, l'œil, sur plusieurs chevaux, ne fait presque plus aucun mouvement, dès que la lance a transpercé la cornée, ce qui permet de tenir ce corps opaque abaissé presque toujours aussi long-temps qu'on le veut ; mais il faut, pour prévenir tout accident, prendre un point d'appui solide sur le bord de l'orbite.

§. III. *Opération de la cataracte par division du cristallin.*

Ce procédé a été tenté sur un cheval et une jument. Mais dans l'un et dans l'autre il fut impossible de briser le cristallin, soit avant, soit après son déplacement. Dans le premier cas la lance ne produisait aucun effet propre à le rompre ; dans le second, elle le faisait tourner au milieu de l'humeur aqueuse, sans opérer la moindre division dans sa substance. Sur l'un de ces deux animaux, dont le cristallin était flottant au milieu de l'humeur aqueuse de la chambre antérieure (1), il y eut une assez forte

____

(1) Parmi les animaux dont le cristallin est déplacé, il en

hémorragie dans l'intérieur du globe, par l'effet d'un mouvement brusque que fit l'animal au moment où je retirai la lance. Le sang épanché ne fut absorbé que lentement ; et il en résulta l'atrophie de l'œil. Le volume de l'œil de l'autre animal diminua moins.

Il n'est pas rare de voir des chevaux qui ont deux cataractes que l'on peut opérer ; mais de quelque manière qu'on assujétisse l'animal, et quel que soit le procédé que l'on emploie, on doit bien se garder de porter l'instrument en même temps sur les deux yeux, comme on le fait quelquefois sur l'homme. Les frottemens qui ne manqueraient pas d'avoir lieu sur l'œil, le premier opéré, pendant que l'on agirait sur le second, pourrait occasionner dans son intérieur un épanchement sanguin fort considérable et toujours très-nuisible au succès de l'opération, ce dont nous avons vu un exemple..

REMARQUES.

Sur presque tous les animaux dont il vient d'être parlé, la membrane cristalloïde était très-opaque, en même tems que le corps

---

est qui ne voient pas , et c'est le cas où se trouvait celui-ci. Mais lorsque le cristallin cataracté reste dans le fond de la chambre postérieure, la plupart voient plus ou moins bien , comme je m'en suis convaincu plusieurs fois. La nature a fait sur ces animaux, beaucoup plus que l'art ne peut faire. On doit bien se garder alors de toucher à l'œil malade.

lenticulaire qu'elle enveloppait. Sur quelques chevaux, on remarquait dans plusieurs endroits de la face antérieure de cette capsule divers points d'ossification, qui formaient une sorte de calotte fort épaisse. La couleur du cristallin était, sur les uns jaunâtre, et sur d'autres, d'un blanc argenté. Il est vraisemblable que la plupart de ces cataractes étaient une suite de la fluxion périodique, maladie si commune parmi les chevaux, et si difficile à guérir. Il n'y avait que deux cataractes laiteuse; cette variété n'est pas facile à reconnaître avant de porter l'instrument dans le globe.

Ce que j'ai observé dans ces diverses expériences, je l'avais déjà remarqué plusieurs fois dans les autres essais que j'avais tentés antérieurement, d'où je suis porté à croire avec plusieurs auteurs, que s'il est un moyen de guérir le cheval de la cataracte, ce ne peut être qu'en opérant par abaissement, parce qu'alors on ne donne point issue aux trois parties considérables qu'on en retire par l'extraction, c'est-à-dire l'humeur aqueuse, le cristallin, et souvent l'humeur vitrée. Mais ce procédé présentera toujours deux obstacles assez difficiles à surmonter; le premier c'est la grande rétraction du globe, au fond de l'orbite, rétraction qui est due en grande partie à la présence du septième muscle de l'œil qui , comme on le sait , n'existe pas dans l'homme. Le second , est la difficulté de diviser ou de déchirer la membrane cristalloïde , quand elle est opaque , (et elle l'est presque toujours) ce qui est cause que lorsque le cristallin est abaissé , comme elle n'a souvent été que tiraillée , il remonte aussitôt que l'instrument n'agit plus dessus. Son replacement a lieu alors d'autant plus vîte que le globe par la force très-grande du muscle orbiculaire , se trouve fortement retiré et pressé au fond de l'orbite.

EXPÉRIENCES

SUR LA CASTRATION

Par ratissement du cordon spermatique.

UNE suite d'expériences sur chacun des nombreux procédés par lesquels on ôte aux animaux la faculté de se reproduire, m'ayant paru utile , pour m'assurer s'il en est un ou plusieurs qui méritent exclusivement la préférence sur les autres , j'ai cru devoir m'en occuper. Il a été rendu compte dans le 1.er cahier , page 32 et suivantes , des essais faits sur l'un de ces procédés. Je vais parler ici de celui qui consiste à ratisser le cordon spermatique , et des suites qu'il peut avoir. J'ai déjà dit un mot , dans le tome 1.er de cet ouvrage , page 222 , de ce procédé opératoire,

qui

(145)

qui me fut communiqué, en 1812, par M.
Beugnot, vétérinaire d'un corps de cavalerie (1).

Pour faire la castration par le ratissement
du cordon spermatique, on assujettit l'animal comme quand on veut le châtrer par les
cassots ou billots, ou bien, ce qui est un
peu plus commode pour l'opérateur, on le
place sur le dos, ainsi qu'on le fait assez

(1) On lit à cet égard, dans le *Rapport fait à la Société
d'Agriculture du Département de la Seine, dans sa Séance
publique du 25 avril 1815*, pages 5 et 6, le passage suivant :
« M. Beugnot, vétérinaire à Avallon, dans le Département de
l'Yonne, qui a rempli pendant plusieurs années les fonctions
de vétérinaire au 4.e régiment de chasseurs à cheval, en Espagne, a fait connaître à la Société une nouvelle méthode de
pratiquer la castration des chevaux : elle a fait l'objet d'un
mémoire présenté au général Digeon, par M. Beugnot, et par
M. Bernard, vétérinaire au 17.e régiment de dragons. Cette
méthode qui consiste à ratisser et à user le cordon spermatique
avec un rasoir, jusqu'à ce qu'il soit entièrement détruit, a été
pratiquée avec succès par plusieurs vétérinaires en Espagne ;
elle leur a été communiquée par des maréchaux anglais, faits
prisonniers, et paraît être usitée aux Indes orientales : elle
n'est suivie d'aucun des accidens qui accompagnent quelquefois
l'emploi des cassots.

» Les commissaires n'examineront point ici l'origine de cette
pratique anglaise ou indienne ; ils se borneront à observer que
quelques-uns d'eux ont vu, à l'établissement rural de Ram-
bouillet et ailleurs, les hommes qui pratiquent habituellement
cette opération en parcourant les campagnes, employer cette
méthode il y a déjà long-tems, et ils ont observé qu'elle n'était
point suivie d'hémorragie, quoiqu'il n'y eût aucune ligature.
Ils invitent les vétérinaires à l'employer, pour être convaincus
de ces avantages, et à faire connaître à la Société le résultat de
leur pratique à cet égard. »

K

généralement en Allemagne (1) et dans quelques contrées de la France.

Les enveloppes communes des testicules, incisées, on prend l'un de ces organes de la main gauche, et de la droite on ratisse avec un bistouri ou un rasoir le cordon de bas en haut, (je suppose l'animal de bout) jusqu'à ce que le testicule s'en détache et reste dans la main de celui qui opère. On fait ensuite la même chose au testicule opposé, puis on lotionne les parties avec de l'eau fraîche ; on fait relever l'animal, et on abandonne à la nature l'hémorragie légère qui a ordinairement lieu après l'opération.

Huit chevaux et deux chiens, destinés à être sacrifiés pour l'instruction des élèves, ont été coupés de cette manière pendant ce second trimestre.

De ces huit chevaux, cinq âgés de douze à vingt ans, la plupart assez maigres, n'ont perdu, après l'opération, qu'une livre et demie à deux livres de sang. Un sixième, âgé d'onze ans, en a perdu environ six livres. Deux qui étaient âgés de seize à dix-huit ans, en ont perdu à-peu-près douze livres, ce qui les a prodigieusement affaiblis. L'hé-

---

(1) Voyez le *Traité des haras*, par *Jean-George Hart-mann*, *traduit de l'Allemand*, revu et publié par M. Huzard, planche 2.e, page 266.

morragie, sur un de ceux-ci, dura presque toute une journée.

Plusieurs de ces chevaux ont eu, les jours suivans, un très-fort engorgement au scrotum et au fourreau. Sur un qui était affecté de morve, il y eut en outre sous le ventre un œdème considérable, qui ne se dissipa qu'au bout de dix-sept à dix-huit jours. L'énorme tuméfaction du scrotum de ce cheval fit craindre la gangrène qui, dans une saison plus chaude, se serait peut-être déclarée.

Des deux chiens, l'un âgé de trois ans, de taille moyenne, n'a perdu qu'environ une once de sang. L'autre, de même taille, âgé de quatre ans, en a perdu un peu plus d'une livre.

REMARQUES.

Aucun des dix animaux dont il vient d'être parlé n'est mort des suites de la castration qui leur avait été faite ; mais on a vu que quatre d'entr'eux, dont trois chevaux et un chien, ont perdu assez de sang pour donner de l'inquiétude, même à l'opérateur.

Le fait suivant qui m'a été communiqué par le vétérinaire de qui je tiens ce procédé opératoire, vient à l'appui de ce que nous avons observé. Je l'extrais d'une lettre que m'écrivit à ce sujet M. Beugnot, le 21 septembre 1813.

« J'ai l'honneur, Monsieur, de vous adresser la présente, pour vous faire part que depuis ma nouvelle installation à Avallon, j'ai opéré quatre chevaux de la castration, selon la méthode que je vous ai indiquée ; deux de ces chevaux ont été atteints d'une hémorragie considérable que je n'ai pu arrêter que par des points de suture que j'ai faits aux plaies du scrotum ; cependant cet accident n'a point eu de mauvaises suites ; seulement les chevaux ont été quelques jours de plus à guérir, ce qui n'a pas passé vingt-cinq jours. Maintenant je désirerais savoir quelle peut être la cause d'une pareille hémorragie qui n'a point eu lieu, à ma connaissance, sur plus de trois cents chevaux qui ont été opérés en Espagne. Dois-je l'attribuer à la saison, les chevaux sur lesquels elle a eu lieu ayant été opérés en été, et les deux autres au printems ? ou dois-je la rapporter à l'idiosyncrasie des sujets ? Je ne puis me fixer sur ma première idée, attendu qu'en Espagne où il fait très-chaud, je n'ai jamais vu cet accident. Je voterais donc pour ma seconde, si je ne remettais cette décision à votre jugement et à celui des personnes plus éclairées que moi (1).

----

(1) Une pareille hémorragie peut dépendre beaucoup, je crois, de la promptitude avec laquelle on opère, les vaisseaux étant alors plutôt coupés qu'erraillés.

» Je me permets, Monsieur, de vous faire part de cette observation, afin que vous en donniez connaissance aux élèves, pour qu'ils ne soient point inquiets dans pareilles circonstances sur le résultat. Je ne puis vous dissimuler que je l'ai été lorsque cet accident est arrivé sur le premier cheval qui en a été atteint. J'ai essayé de reprendre les artères pour en faire la ligature, ce que je n'ai pu obtenir. Alors j'ai fait des points de suture aux plaies du scrotum ; le sang qui s'est épanché dans les vides de cette partie, s'y est coagulé de manière à arrêter l'hémorragie ; les parties génitales sont devenues très-gonflées ; j'y ai fait des scarifications, en recommandant au domestique du propriétaire de les bassiner avec de l'eau fraîche cinq ou six fois dans les vingt-quatre heures. Le troisième jour, j'ai ôté les points de suture, et le cinquième, quand la suppuration a commencé à s'établir, j'ai envoyé le cheval à la rivière deux fois dans la journée, le matin et le soir, ce qui a duré une vingtaine de jours, après quoi il fut parfaitement rétabli. Huit jours après la guérison de ce cheval, j'en opérai un second, et à mon grand étonnement, j'observai le même accident que sur le précédent. Cette fois je ne conçus aucune inquiétude ; je fis ce que j'avais fait à l'égard de l'autre, et j'obtins les mêmes résultats. »

Ne semble-t-il pas naturel de conclure ,
de ce que l'on vient d'entendre , que le procédé opératoire dont il est question , n'est pas
tout-à-fait exempt de l'un de ces accidens
qui causent toujours de vives allarmes aux
propriétaires, lorsqu'ils voient le sang couler
abondamment aussitôt après la castration ?
Doit-on, dès-lors, le préférer au procédé par
les cassots ? Je ne le pense pas , quoiqu'il
soit bien évident qu'en châtrant par le ratissement du cordon , comme par la simple
excision de ce même cordon , on évite toujours
des champignons , espèce de production po-
lypeuse qui ne se développe que trop souvent
quand on opère par les cassots , et qu'ils sont
mal placés, c'est-à-dire serrés au-dessous ou
sur le corps des épididymes (1).

____

(1) On sait que les champignons se voient bien plus fréquemment du côté gauche que du côté droit ; plusieurs personnes de
l'art en ont donné des raisons différentes. Je crois que la meilleure explication que l'on puisse donner à cet égard, c'est que ,
comme l'épididyme est en dehors du bord supérieur de chaque
testicule , quelques opérateurs n'ont pas assez l'attention ,
quand ils posent le cassot du côté gauche , de relever l'organe qu'ils vont amputer, afin de s'assurer si ce cassot est
tout-à-fait au-dessus de l'épididyme. Je puis assurer que quand
on a cette précaution , on ne voit jamais naître de champignons
du côté gauche plutôt que du côté droit.

MALADIES CONTAGIEUSES.

OBSERVATIONS ET EXPÉRIENCES

Sur le Crapaud des bêtes à laine.

Les bêtes à laine, comme tous les autres animaux dont le pied est terminé par une enveloppe cornée, sont sujettes à un ulcère atonique qui ronge, désorganise une partie de cette boîte de corne, ainsi que les parties molles qu'elle recouvre. Mais cet ulcère, dont on n'obtient quelquefois la cure que très-difficilement, ne semble pas avoir dans tous les animaux absolument le même caractère, puisqu'il paraît contagieux dans les bêtes à laine, et qu'il ne l'est pas dans le cheval, le mulet, l'âne et le bœuf.

Une brebis de race espagnole, âgée de 4 ans, qui avait été conduite dans nos infirmeries le 7 décembre 1815, pour être traitée d'un Crapaud qui attaquait l'ongle externe du pied antérieur droit, en sortit parfaitement guérie, en apparence, le 30 du même mois. Mais elle nous fut ramenée le 30 mars suivant, pour la même maladie qui s'était remontrée à l'ongle interne du même pied.

Cette seconde fois, comme la première, la bête boîtait considérablement ; l'ongle malade était allongé, boursouflé et de couleur verdâtre; la sole de corne était détruite, et la paroi presqu'entièrement séparée des feuillets de l'os du pied, d'où il suintait une matière grisâtre et très-fétide; la sole de chair était désorganisée, et recouverte, comme le tissu feuilleté, de fongosités nombreuses de même couleur que la matière qui en découlait.

Cette maladie, quand on la traita pour la première fois, existait depuis près de deux ans, époque où la brebis fut conduite dans un village où beaucoup de moutons étaient attaqués du même mal.

J'amputai de nouveau tout l'ongle affecté, ainsi que les chairs fongueuses qu'il recouvrait, et je pansai avec l'eau de Rabel. Le quatrième jour l'appareil fut levé, et le pansement fait comme le jour de l'opération. Il en fut de même tous les deux jours jusqu'au 25, que la brebis parut une seconde fois tout-à-fait rétablie. Mais de petites ulcérations se remontrèrent encore quelque tems après. La corne fut enlevée dans cet endroit, et l'eau de Rabel, employée comme précédemment. On la purgea ensuite : il s'ensuivit une cure complette.

Remarques.

Ce n'est pas la première fois que j'ai eu occasion de voir que le Crapaud des moutons est souvent tout aussi difficile à guérir que celui des solipèdes, et que sur quelques animaux, sa disparition n'est qu'apparente et momentanée. Ce n'est donc pas toujours une affection aussi légère qu'on pourrait le penser, d'après ce qu'en ont dit quelques auteurs.

Voici d'ailleurs quelques observations qui depuis long-tems m'ont porté à croire que cette maladie est contagieuse, et que conséquemment elle mérite plus d'attention qu'on ne lui en donne communément.

I.re OBSERVATION. En octobre 1807, le S.r Boucher, de Brinda, département du Rhône, acheta deux brebis de 5 ans, à la foire de Coursieux. Trois jours après leur arrivée chez lui, elles commencèrent à boîter. Le mal, qu'on reconnut être le Crapaud, augmenta de plus en plus. Bientôt on s'aperçut que les animaux sains, avec lesquels ces brebis allaient paître, avaient gagné la même maladie, qui devint générale dans le troupeau.

II.e OBSERVATION. Six brebis appartenant à M. B. . . . . . . de la commune de Messimi, même département, communiquèrent, en 1808, avec des troupeaux affectés du Crapaud; elles en furent attaquées peu de tems après, et on n'en triompha qu'après un long traitement.

III.e OBSERVATION. Pendant le mois d'octobre 1808, quinze brebis affectées du Cra-

paud furent mises à..... Département du
Rhône, dans un troupeau composé de quarante bêtes à laine. Après un mois de cette
co-habitation, deux brebis, de l'âge de cinq
ans, commencèrent à boiter. Quinze jours
après, la maladie était bien déclarée sur ces
deux individus. Au bout de 4 mois elle régna
dans tout le troupeau : les bêtes| les plus jeu-
nes en furent, en général, atteintes les premières.

Ces trois observations m'ont été communiquées par M. Berganot, élève-répétiteur
de cette école, qui a traité cette maladie
dans ces différens troupeaux.

IV.ᵉ OBSERVATION. Au commencement de
novem. 1808, M. R..... propriétaire à St-Quin-
tin, département de l'Isère, vint prendre des
conseils dans notre école pour le Crapaud qui
régnait dans son troupeau depuis environ dix-
huit mois. On lui envoya deux élèves, MM.
Boriés et Agnel, qui apprirent, par les recherches qu'ils firent pour découvrir l'origine de
cette maladie, qu'elle avait été apportée dans
ce troupeau par un bélier venant d'un troupeau où elle régnait, et qui en était lui-même
attaqué. Une brebis, avec laquelle il resta
pendant quelque temps, en fut la première
affectée.

V.ᵉ OBSERVATION. Au mois de juin 1810,
je traitai le Crapaud dans la commune de
Vogneret, département du Rhône, où il

existait depuis près de trois ans dans différens troupeaux. Je sus qu'il y avait été également apporté par deux brebis achetées à une foire, à quelque distance de cet endroit (1).

VI.e OBSERVATION. M. D. . . . d'Ecuilli, département du Rhône, acheta un bélier espagnol dans une commune où le Crapaud régnait ; en l'amenant chez lui, on s'aperçut qu'il boîtait d'un pied antérieur. On examina le pied, et l'on découvrit à la partie supérieure de la sole, un ulcère fongueux qui bientôt s'agrandit, et que je ne pus guérir qu'après l'avoir opéré trois fois dans l'espace de quatre mois, quoiqu'on l'eût toujours pansé, pendant quelque tems après les opérations, avec de l'eau de Rabel, qui paraît être le remède le plus efficace contre ce mal.

Ces différentes observations me donnèrent l'idée de profiter de la maladie de ce bélier, et de celle de la brebis dont il vient d'être question, pour inoculer le Crapaud à un mouton que nous avions dans nos infirmeries pour servir au cours d'opérations. Je fis en conséquence sur lui les expériences suivantes :

I.re EXPÉRIENCE. Le 18 octobre 1815, je parai les deux pieds antérieurs de ce mouton

____

(1) Voyez le tome 1.er de cet ouvrage, page 429.

âgé de deux ans , et j'appliquai ensuite sur la sole des morceaux de corne induite de pus, provenant du bélier qui fait le sujet de la 6.me observation que je viens de rapporter, et que j'avais opéré la veille. Ces petites portions de corne furent recouvertes d'un plumaceau et d'une enveloppe de toile, le tout maintenu par un ruban de fil : on laissa l'appareil huit jours en place. Cette premiée inoculation ne produisit aucun effet.

IIe EXPÉRIENCE. Le 18 décembre suivant, un semblable essai fut répété sur les pieds postérieurs du même animal , avec cette différence qu'on n'y enleva point de corne. On frotta ensuite un peu la bifurcation des ongles des pieds antérieurs avec le pied d'une brebis affectée de Crapaud. Cette seconde tentative resta , comme la première , sans effet.

IIIe EXPÉRIENCE. Le 11 janvier 1816, après avoir affaibli jusqu'au sang la sole des pieds antérieurs du même animal , on y appliqua de la corne provenant du pied du bélier dont il est parlé plus haut : elle fut maintenue en place par les mêmes moyens employés dans les expériences précédentes. Le 17 , cette corne fut enlevée. On aperçut alors au talon de l'ongle externe du pied gauche antérieur un petit ulcère fongueux, d'une couleur li-

vide. Deux jours après , il paraissait tendre
à la cicatrisation , et l'animal, qui avait boîté
sensiblement le 17 et le 18 , ne boîtait presque
plus le 19. Le 25 , cet ulcère s'agrandit , et
il alla toujours en augmentant jusqu'au 1.ᵉʳ
février , sans cependant faire des progrès
bien rapides. Le sabot s'allongea un peu ;
mais le changement de couleur de la corne
n'était pas très-sensible. La claudication fut
toujours assez forte , et l'animal était presque
constamment couché , ce qui ne lui était
pas ordinaire.

Du 1.ᵉʳ au 8 février , mêmes symptômes
à-peu-près , excepté que l'ulcère gagnait la
partie interne et antérieure des ongles. Après
avoir enlevé la corne qui y formait un peu
de compression , il sembla disparaître , et
la corne se régénéra dans la partie opérée ;
mais la maladie se remontra bientôt aux
parties environnantes. Le Crapaud (car on
ne pouvait plus méconnaître que ce ne fût
réellement cette maladie) s'était étendu entre
les deux onglons , et faisait boîter beaucoup
l'animal.

Du 10 au 21 , diminution dans les symptômes, et du 22 au 26, augmentation avec
une forte boîterie. Ce mieux apparent de
quelques jours , et la réapparition du mal
dans toute sa force, continuèrent à avoir
lieu jusqu'au 14 mars , jour où la partie pos-

térieure des talons était engorgée et très-douloureuse. L'animal boîtait beaucoup.

Du 15 mars au 10 avril, on remarqua encore les mêmes changemens, tantôt en mieux, tantôt en mal. C'était sur-tout quand on avait fortement aminci l'ongle aux environs de l'ulcère, que la douleur et la boîterie diminuaient sensiblement, et elles augmentaient beaucoup lorsque cette corne exerçait sur les parties malades une certaine compression. Au 24 avril, disparition de tous les symptômes ; le mouton parut alors complettement guéri. Il fut sacrifié un mois après.

IVe EXPÉRIENCE. Le 4 mars 1816 , on avait encore inoculé le Crapaud aux deux pieds postérieurs et au pied antérieur droit de ce même animal. On s'y était pris comme dans les deux premières expériences, et le résultat avait été le même.

Ainsi, ce n'est que par la troisième inoculation que cette maladie lui fut communiquée, et, comme on le voit, elle a été guérie, sans aucun traitement, au bout d'environ trois mois et demi. On s'est borné à enlever la corne qui comprimait l'ulcère ; toutes les fois que la douleur et la boîterie étaient fortes. Deux expériences que je fis en 1810 , me donnèrent un résultat sem-

bláble. L'animal gagna le crapaud à la seconde , il fut pendant un mois , à-peu-près ,
boîteux , et il guérit sans traitement.

Tel est le petit nombre d'observations et
d'expériences qu'il m'est possible de réunir
ici sur cette maladie : elles ne suffiront peut-
être pas pour convaincre ceux qui ne croient
point à son caractère contagieux ; mais quelques faits positifs ne doivent-ils pas l'em-
porter sur beaucoup de faits négatifs ? et
n'est-il pas permis de croire que les fumiers
sur lesquels séjournent les animaux qui en
sont affectés , et qui se trouvent dès-lors
plus ou moins imprégnés de la matière sa-
nieuse qui sort des pieds malades , peuvent
transmettre ce mal à d'autres bêtes à laine
peut-être plutôt que de morceaux de corne ?

MM. Pictet , Tardy de La Brossy , Dandolo , de La Motte , etc. ont consigné , dans
les *Annales de l'Agriculture française*, tom.
XXVIII et XLII , plusieurs faits qui viennent
à l'appui de ce que j'avance. Le dernier
ajoute même que le chien d'une ferme ,
ceux du berger , et plusieurs volailles ont eu
des maux sous les pieds , que l'on a attribués
au contact du fumier des bêtes à laine attaquées de Crapaud , attendu que dans ce fumier se trouvaient les rognures de la sole
et des ulcères , et le pus qui en avait coulé.

M. Chabert , qui a fait un excellent

mémoire sur le *Crapaud dans le mouton* (1) , pense « que les troupeaux qui paissent sur un terrein sablonneux , y sont très-sujets, par la raison que le sable use promptement l'ongle, et qu'il s'insinue facilement entre les feuillets et les petites fentes et crevasses que la sécheresse y occasionne , sur-tout si les animaux restent long-tems dehors , et s'ils parcourent beaucoup de chemin dans la journée. »

Mais ne serait-ce pas cette usure de l'ongle qui disposerait les pieds à l'inoculation du Crapaud , dès qu'il se trouve dans un troupeau quelques individus qui en sont atteints? Les graviers , le sable , en supposant qu'il puisse s'en introduire quelquefois un peu jusqu'à la sole de chair ou au tissu feuilleté , pourraient-ils faire naître une pareille maladie ? ce n'est pas vraisemblable.

M. Girard , directeur de l'école d'Alfort, qui a également parlé du Crapaud des animaux ruminans, (2) dit qu'il reste maintenant bien démontré que cette maladie est épizootique, et qu'elle paraît être aussi contagieuse. Je partage son opinion, en ce qui concerne les bêtes à laine , ainsi que je l'ai déjà fait remarquer il y a plusieurs

---

(1) *Instruct. et observat. sur les malad. des anim. domest.* tome II , deuxième partie.

(2) *Traité du pied , considéré dans les animaux domestiques , etc.* page 239.

années

années ; (1) mais a-t-on quelques faits qui prouvent ou tendent à prouver que le Crapaud des bœufs est également contagieux ? j'avoue n'en connaître encore aucun. (2)

Doit-on établir une différence entre le Crapaud des bêtes à laine, et sur ce que plusieurs auteurs ont nommé *Pourriture des pieds*, *Panaris*, *Pésogne*, *Ulcères des pieds*, *etc.* ? Au premier abord on est tenté de croire que ces dernières maladies diffèrent sensiblement du Crapaud, et voilà sans doute pourquoi M. Tessier (3) en a traité séparément. M. Girard semble les confondre, et c'est, je crois, avec raison ; car, quand on examine bien toutes les descriptions qu'en ont données MM. Charles Pictet, Tardy de La Brossy, Dandolo, de La Motte, (4) Bosc, (5) Chaumontel, etc. on voit que toutes se rapportent, à quelques légères différences près, à la maladie qui a été bien décrite sous le nom de Crapaud, par M. Chabert,

---

(1) *Mém. et observat. cités* tome 1.er, page 429.

(2) J'ai essayé, mais sans succès, de communiquer le Crapaud des moutons à des animaux solipèdes, et celui de ces derniers à d'autres animaux de la même espèce ; mais je n'ai pas encore été à même de faire aucune expérience, quant à celui du bœuf et de la vache.

(3) *Instruction sur les bêtes à laine, et particulièrement sur la race mérinos, etc.* page 223 et 230.

(4) *Annales de l'agriculture française, etc.* par M. Tessier, tome XXVIII, p. 200, 215, 219, 222. et tome XLII, page 201.

(5) *Nouveau Cours complet d'Agriculture*, etc. pag. 3.

L

il y a trente ans. On est étonné, d'après cela, que M. Pictet qui sans doute n'avait point alors connaissance du mémoire de M. Chabert, ait dit que cette maladie n'a été décrite par les vétérinaires d'aucun pays, et que jusqu'ici elle paraît avoir été inconnue en France. On est plus étonné encore de voir cette opinion adoptée par un ancien professeur de l'école d'Alfort, M.° Chaumontel (1).

La plupart des savans agronomes que je viens de citer rapportent, comme je l'ai dit plus haut, des témoignages qui démontrent d'une manière évidente le caractère contagieux de l'affection dont ils ont parlé. Il en est un, cependant, M. Dandolo, qui ne semble point avoir à ce sujet la même opinion, quoique, ayant fait mettre quatre brebis saines avec des brebis attaquées de ce qu'il a nommé *Panaris des mérinos*, il en vit deux qui gagnèrent cette maladie. Il croit que si cette affection, contre laquelle M. Morel de Vindé dit avoir trouvé un *Spécifique aussi rapide qu'infaillible*, (2) est traitée d'une ma-

____

(1) *Cours complet d'Agriculture pratique*, tome V, page 375.

(2) Il consiste à appliquer sur la partie malade, au moyen des barbes d'une plume, un peu d'acide nitrique. Je n'ai pas encore fait usage de ce moyen ; mais je suis porté à croire avec *M. Girard*, qu'il n'est véritablement efficace que lorsque le mal commence à se développer ; plus tard il doit être insuffisant.

nière convenable, les craintes d'une contagion ne sont pas fondées ; il pense d'ailleurs que si elle était contagieuse, elle devrait attaquer les quatre pieds de la bête, ce qui n'arrive cependant pas. Il serait facile de faire voir que ce raisonnement n'est pas fort juste, et que les conclusions de M. Dandolo sont au moins un peu hasardées.

Je borne là ces réflexions qui paraîtront d'autant plus étendues, qu'elles sont le résultat d'une bien courte observation. Mais il m'a paru utile, sous le triple rapport de la jurisprudence vétérinaire, de la police médicale et de la pathologie, de réunir les faits que j'ai exposés, pour déduire une conséquence qui repose sur ces faits eux-mêmes. Au reste, je laisse à d'autres qui ont plus souvent occasion de traiter le Crapaud des bêtes à laine, le soin de donner plus de développement à cette question importante. Elle mérite certainement, pour l'intérêt d'une foule de cultivateurs, que l'on s'y arrête ; car, si la maladie dont il s'agit est, comme je le crois, réellement contagieuse, il faut nécessairement user envers les animaux qui en sont atteints, des mêmes précautions que l'on emploie lorsque le claveau se montre dans un troupeau, c'est-à-dire les séquestrer exactement des autres jusqu'à l'entière guérison, et il faut aussi la ranger au nombre de celles qui sont rédhibitoires.

OBSERVATIONS ET EXPÉRIENCES
Sur la Rage.

DE toutes les maladies communes à l'homme et aux animaux, une des plus terribles est, sans contredit, la rage. C'est peut-être aussi celle sur laquelle on a le plus écrit. Cependant l'histoire de cette affection rebelle laisse beaucoup encore à désirer, surtout à l'égard des animaux.

A en croire le vulgaire, et même quelques écrivains, rien n'est plus facile à reconnaître que la rage. Mais quand on y regarde de près et avec un esprit non prévenu, et qu'on la compare aux maladies qui ont ou peuvent avoir avec elle quelqu'analogie, on est loin, dans plusieurs cas, de pouvoir juger aussi précipitamment si un animal malade en est atteint ou s'il ne l'est pas. C'est ce que démontrent d'une manière péremptoire les observations suivantes, recueillies dans nos infirmeries pendant les deux premiers trimestres de cette année.

Ire OBSERVATION. Un chien Barbet, âgé de dix-huit mois, appartenant à un entrepreneur de bâtiment, (1) fut conduit dans

____

(1) Il ne paraît pas inutile d'indiquer la profession des propriétaires des animaux malades, parce qu'il est possible que certaines de ces professions les exposent plutôt que d'autres à telle ou telle maladie.

nos hôpitaux le 15 janvier dernier. Il montrait, à son arrivée, les symptômes suivans : grande envie de mordre, se jetant avec fureur sur les chiens qu'il rencontrait, grattant à chaque instant le sol de sa loge avec une sorte d'inquiétude et d'impatience ; gueule remplie d'une bave écumeuse, grande agitation par moment, sur-tout après qu'on lui eût présenté de l'eau dont il but un peu ; calme assez grand dans d'autres momens.

Le propriétaire nous apprit que le 12 cet animal avait couru les chiennes, et que le 14 il l'avait reconnu malade. Il ne put savoir s'il avait été mordu par un autre chien.

Le 16, au matin, mort, sans qu'on lui eut administré aucun médicament.

OUVERTURE. Les membranes muqueuses du larynx, du pharynx et de l'estomac, légèrement enflammées, l'estomac, presque rempli de paille, de fumier et de poils ; la portion gastrique de l'intestin grêle contenait des substances de même nature.

II.e OBSERVATION. Le 27 du même mois, on nous amena un autre chien Barbet, âgé de quatre ans, appartenant à un épicier. Ce chien dont la conjonctive était enflammée, avait constamment la gueule ouverte ; il se jetait sur tous les objets qu'on lui présentait, et mordait souvent la chaîne de son collier. Il refusait les alimens solides, ainsi que l'eau ; mais il buvait un peu de bouillon. Néanmoins on parvint , en lui présentant plusieurs fois de l'eau , à lui en faire boire une petite quantité. Il était dans cet état depuis trois jours. La cause de sa maladie était inconnue.

TRAITEMENT. Le jour de son entrée on rasa le poil de dessous la poitrine , on y appliqua un vésicatoire, et on administra dans le courant de la journée quatre verrées (1) d'infusion de fleurs de tilleul , dans chacune desquelles on faisait entrer un demi gros de camphre (2).

Le 28 , les symptômes étaient les mêmes que ceux de la veille , mais l'animal était un peu plus faible ; il prenait aussi les breuvages avec plus de difficulté ; il vomit environ une demi verrée d'une matière muqueuse de couleur noirâtre. On continua les mêmes

______

(1) Pour ne pas être blessés par ces animaux en leur donnant des breuvages, nous les attachons avec deux chaînes, l'une desquelles passe dans un trou du mur de la loge, et se trouve fixée au dehors ; elle sert à les rapprocher du mur quand on veut. On les prend ensuite par le cou avec de fortes et longues tenailles dont les mors sont repliés en forme de tricoisés ; puis un élève saisit l'animal par les oreilles ou par le collier, et un autre lui administre les médicamens. Mais s'ils sont très-forts et très-méchans, on leur fait des injections dans la gueule.

(2) Ce traitement m'avait réussi quelque tems auparavant , à l'égard d'une chienne qui offrait à-peu-près les mêmes symptômes , et dont les mâchoires étaient très-écartées l'une de l'autre. Cette chienne , qui n'avait jamais cherché à mordre , et que l'on regardait comme perdue , fut guérie au bout de huit jours.

breuvages , et on renouvela le vésicatoire.

Le 29, l'abattement des forces était complet, et il fut impossible de faire prendre plus d'un breuvage. L'animal périt ce même jour dans la matinée.

OUVERTURE. La membrane muqueuse de la gueule , très-enflammée et d'une couleur tirant sur le violet ; le pharynx , ainsi que l'œsophage , enduit d'un mucus jaunâtre ; la membrane interne de la trachée-artère, légèrement phlogosée ; les poumons, affaissés ; le foie, très-enflammé , et d'une couleur presque noire ; l'estomac , entièrement vide , et sa membrane interne , fortement enflammée ; l'intestin grêle l'était moins , mais il contenait une matière de couleur noirâtre , d'une odeur fétide et d'une consistance *poisseuse ;* les matières fécales contenues dans le rectum , extrêmement dures et également noires. La vessie , très-resserrée, et ses membranes , fort épaisses , comme cela se voit quand elle ne contient rien.

III.ᵉ OBSERVATION. Un chien Basset , âgé de 5 ans, appartenant à un marchand de vin , est amené le 9 avril suivant. A peine est-il attaché dans sa loge, qu'il veut mordre avec force les barreaux de la grille de fer qui la ferme. Sa langue est toujours hors de la gueule ; il ne peut pas rapprocher les deux mâchoires l'une de l'autre, et paraît éprouver une grande difficulte dans la déglutition ; mais il n'a point l'eau en horreur.

Le propriétaire nous apprend que ce chien ne cessait de sucer depuis quelques jours une excroissance charnue (une petite loupe en forme de mamelle) placée en avant du fourreau d'un autre chien. Le premier jour qu'il s'en aperçut, il le sépara de ce chien ; le 2.ᵉ, voyant qu'il était triste et abattu, il le mena à la chasse pour l'égayer ; mais son état ne changea pas. Le 3.ᵉ jour, étant encore plus malade , il se décida à le conduire dans nos infirmeries.

Traitement. Le premier jour de son entrée on ne lui fit rien , on se borna à l'observer.

Le 2.ᵉ, les symptômes étaient les mêmes. Application sous la poitrine d'un vesicatoire composé d'onguent basilicum saupoudré de 18 grains de tartre émétique , (1) trois verrées de décoction de graines de lin , et un lavement émollient dans lequel on mit un gros d'aloës.

Le 3.ᵉ jour , abattement considérable ; le chien est étendu dans sa loge et ne cherche

---

(1) C'est là le vésicatoire le plus fort que l'on puisse employer pour les chiens. Mais quant à ceux qui sont de petite taille , avec une pareille dose de tartrite antimonié de potasse , on risquerait de produire une plaie très-large et profonde , et de les tuer , ce que j'ai vu quelquefois lorsque j'ai commencé à faire usage de ce vésicatoire. Il produit beaucoup moins d'effet sur les chevaux.

plus à mordre. Mort ce même jour , à onze heures du matin.

Ouverture. L'estomac très - enflammé , ainsi que l'intestin. Le premier presque rempli de paille.

IV.ᵉ Observation. Le 14 juin, on conduisit dans nos hôpitaux un chien de race dogue, de forte taille, âgé de deux ans, appartenant à un charcutier. Trois ou quatre jours auparavant, ce chien s'était violemment battu avec d'autres chiens, et l'on avait eu beaucoup de peine à les séparer. Depuis la veille il était triste , nonchalant , mais agité par momens ; le regard était fixe, la conjonctive et la gueule, très-rouges. Aussitôt qu'il fut entré dans sa loge , il se mit à mordre et à déchirer sa litière ; il ne paraissait pas avoir de l'aversion pour l'eau. Il l'avalait même très-bien lorsqu'on lui en jetait avec une seringue. Il mangea aussi un peu de soupe. On mit avec lui un autre chien abandonné à l'école ; il le mordit plusieurs fois avec force (1).

Traitement. Le jour de son entrée , une saignée de douze onces de sang.

Le 15, mêmes symptômes que le jour précédent ; cependant il paraissait un peu plus faible.

______

(1) Ce chien , que nous tenons soigneusement renfermé , n'a encore présenté aucun symptôme de maladie.

Le 16 au matin , mort.

Ouverture. Légère inflammation du fond de la gueule , ainsi que du larynx et du pharynx ; beaucoup d'écume d'une couleur blanche dans la trachée-artère et les bronches. Le poumon un peu phlogosé ; légère inflammation de la face externe du cœur et de la membrane interne de l'estomac. Ce dernier viscère contenait un paquet de paille de la grosseur d'un œuf de poule.

L'organe encéphalique , et ses enveloppes, comme dans les trois autres chiens , n'offrirent rien de particulier.

Remarques.

Les quatre chiens dont il vient d'être question étaient-ils réellement enragés ? Aurait-il été possible de les guérir , en employant d'autres moyens que ceux qui furent mis en usage ? Plusieurs personnes n'hésiteront pas à prononcer qu'ils sont tous morts de la rage; et elles se croiront sans doute fondées dans leur jugement sur la violence des symptômes, la courte durée de la maladie , et l'envie de mordre qui l'accompagnait.

Mais on sait qu'il y a des phlegmasies et des névroses qui emportent les animaux tout aussi promptement , à la suite de symptômes non moins violens ; et ces maladies ne sont point la rage. On sait aussi qu'il y a des ani-maux qui en ont dévoré d'autres, même des hommes , et qui cependant ne paraissaient point enragés.

« Deux mulets de litière d'un évêque de Lombez, dévorèrent et dépécèrent par mor-ceaux le muletier , après avoir brisé à coups de pieds son cabinet de planches où il était couché , parce que le muletier les avait excé-dés de fatigue , et en outre maltraités à grand coups de fouet , attendu qu'ils s'opi-niâtrèrent à s'arrêter dans un endroit où ils avaient coutume de faire halte en venant de porter leur maître. Ces mulets ne passèrent outre que parce qu'ils furent bien fustigés. Aussi le pauvre conducteur paya bien cher le mauvais traitement qu'il leur avait fait essuyer.

« On a vu encore dans les journaux, que le cheval d'un médecin dévora et mutila , à coups de pieds et à coups de dents , le do-mestique de la maison : mais on n'a pas assez détaillé l'événement. » (1)

On a consigné dans les papiers publics un fait semblable, arrivé à Ville-neuve-d'Agen , le 20 avril 1813. « Un jardinier , âgé de 74 ans , vieillard fort courageux , s'acheminait

______

(1) *Mémoire sur les diverses conformations des chevaux destinés au service des armées ,* etc. par M. *Noyez ,* de Mi-repoix, page , 32.

à pied avec son âne, vers une petite pièce de
de terre, à peu de distance de la ville. Cet
animal, qu'il avait élevé et toujours gardé avec
lui depuis sept ans, était vigoureux, et passait
pour méchant ; son maître n'avait cependant
jamais eu lieu de s'en plaindre. Pour éviter
la fatigue de la route, il essaya de le monter ;
mais, manquant son élan, il glissa de dessus
un monticule dans un fossé. Tout-à-coup l'a-
nimal s'élance sur lui avec fureur, s'age-
nouille sur sa poitrine, et cherche à le dé-
vorer. Le vieillard, ne pouvant se défendre
ni se dégager de dessous cette bête féroce, ne
songe à garantir que son visage, et abandonne tout son corps à la brutalité de cet âne
furieux qui s'acharne à déchirer son malheureux maître. Aux cris du vieillard, quelques
personnes accourent et lui sauvent la vie.

« Les blessures de cet infortuné parurent
telles aux gens de l'art, réunis en consulta-
tion, qu'ils jugèrent indispensable de faire
l'amputation du bras. Le malade la supporta
avec beaucoup de courage.

» Ce trait de férocité d'un animal domestique, loué jusqu'ici pour sa patience, sa
douceur et ses services, est, je pense, sans
exemple. La dent de l'âne n'était pas ce qu'on
redoutait le plus, et inspirait généralement
peu de méfiance. L'événement vient de prouver qu'il faut tout craindre des animaux de

cette espèce, et qu'il est prudent de ne pas toujours les dédaigner.

» Les informations que j'ai prises dissipent les craintes que l'on avait d'abord eues dans le public, que l'animal était enragé. Depuis plus de deux mois il n'avait pas quitté l'étable où il était pansé avec soin. On ne peut regarder cet accident que comme un acte de cruauté, tenant au naturel de l'individu. (1) »

Bourgelat rapporte qu'un cheval entier était devenu si fort ennemi de l'homme, par suite des contrariétés qu'il avait éprouvées, qu'étant un jour sorti de sa loge, il faillit donner la mort à plusieurs personnes. Ce cheval qu'on fut obligé de tuer à coups de fusil, ne faisait aucun mal aux jumens et aux autres animaux d'espèce différente. (2)

Nous avons vu plusieurs chiens qui avaient été battus par d'autres en courant les chiennes, mordre ensuite tous les chiens qu'ils rencontraient, sans pour cela qu'ils fussent enragés. Ainsi l'envie de mordre ne caractérise pas toujours la maladie qui nous occupe. Et, par un contraste digne de remarque, n'a-t-on pas vu aussi plusieurs fois des

---

(1) *Journal de Lyon et du Département du Rhône*, du 12 Mai 1813. Cette observation a été recueillie par M. Lalauric, docteur-médecin.

(2) *Traité de la conformation extérieure du cheval.* II. part., page 407, 5.me édit.

chiens qui paraissaient réellement enragés, et qui cependant ne cherchaient point à mordre?

Ceux qui ne croient guère à l'existence de la rage, ou du moins qui la regardent comme une affection extrêmement rare, penseront peut-être que les quatre chiens qui font le sujet de ces observations, ne sont pas morts de cette maladie, mais seulement d'une phlegmasie des membranes muqueuses de l'estomac et des intestins. Ils pourront donner pour raison, l'état de phlogose dans lequel étaient ces organes, la non communication de la rage au chien qui fut mordu, et enfin le manque d'horreur de l'eau.

Mais la rage, comme plusieurs autres névroses, n'est-elle pas quelquefois accompagnée d'une phlegmasie même très-forte de divers organes, et n'est-ce pas dans des cas semblables que des saignées (1) faites jusqu'à blanc, en ont, au rapport de plusieurs auteurs, triomphé sur quelques hommes? La non communication de la rage par la morsure, ne prouve non plus rien. Il est heureusement bien certain, et je m'en suis convaincu par beaucoup d'expériences faites dans nos hôpitaux, que tous ceux qui ont reçu des blessures

______

(1) J'ai essayé ce moyen sur plusieurs chiens sans avoir obtenu aucun amendement dans les symptômes, quoique la rage fût compliquée de phlegmasie des membranes muqueuses.

d'animaux affectés de rage, ne deviennent pas pour cela enragés. Voilà peut - être pourquoi on a vanté tant de remèdes différens pour prévenir cette maladie , et parmi lesquels il paraît n'y avoir de bien certain que la cautérisation de la partie mordue.

Quant à l'aversion pour l'eau , elle n'est pas plus un signe indicatif de la rage que l'envie de mordre. Nous avons vu dans nos infirmeries un chien qui y resta un mois à cause d'une exostose au coude , qui pen- dant tout ce temps laissa voir une grande horreur pour l'eau : il s'éloignait toujours le plus qu'il pouvait de l'écuelle dans la- quelle on lui en présentait. Un âne qui nous fut aussi amené pour être traité d'une indi- gestion , refusait de boire depuis plus de six mois , à ce que nous assura la femme à la- quelle il appartenait. Ni l'un , ni l'autre de ces deux animaux n'avait été mordu , et nous n'avons pas appris , après qu'ils furent sortis de nos infirmeries , qu'ils eussent éprouvé aucun symptôme de rage.

D'un autre côté il y a des chiens enragés qui boivent très-bien , comme le démontrent les expériences suivantes :

1.re EXPÉRIENCE. Le 11 mai 1812 , je fis mordre par un chien qui avait tous les symptômes de la rage , excepté l'horreur de l'eau, une chienne âgée d'environ trois ans. Elle reçut beaucoup de blessures très-profondes. Le 24 du même mois au matin, on s'apperçut qu'elle était triste ; elle refusait les alimens et fuyait l'eau. Sur le soir elle chercha à mordre ; son aversion pour l'eau paraissait plus prononcée. Le 25 à midi elle mourut. Son ouverture n'offrit rien de remarquable.

2.ᵉ EXPÉRIENCE. Un bélier, que je fis mordre par le même chien, fut reconnu malade le 5 juin suivant. Il était abattu, refusait aussi les alimens, et courait à tout moment après une petite chèvre qui était avec lui depuis quelque temps. Il essayait à chaque instant de la couvrir et de la mordre ; mais il paraissait déjà manquer de force, et semblait éprouver beaucoup de douleur dans la région lombaire.

Le 6, il était encore plus faible, courait par intervalles, tombait, et suivait constamment la chèvre comme la veille. Il faisait, par moment, des efforts comme pour vomir.

Le 7 la respiration devint pénible, l'animal ne pouvait plus se relever. Il mourut le même jour sans avoir témoigné aucun dégoût pour les liquides.

OUVERTURE. La membrane interne de l'arrière-bouche était fortement enflammée ;

cette

cette inflammation se remarquait dans le pharynx et le larynx, ainsi que dans la moitié supérieure de la trachée-artère.

Parmi les alimens de la panse on trouva beaucoup de poils qui parurent provenir de la petite chèvre dont il a été fait mention , ce qui ferait croire qu'elle fut mordue par ce bélier. (1) La membrane muqueuse du rectum était très-phlogosée de même que le foie. Les autres viscères ne présentaient rien de remarquable.

III.ᵉ Expérience. Le 8 juillet 1811 , je fis donner à un chien de la viande provenant d'un cheval enragé , mort dans nos infirme‑ ries. Ce chien resta jusqu'au 23 du même mois sans manifester aucun symptôme de maladie. Mais ce même jour à deux heures après midi , on le vit tout‑à‑coup se jeter sur un morceau de bois et le ronger forte‑ ment ; un instant après , il éprouva un spasme général accompagné d'une dilatation exces‑ sive des pupilles, et d'un écoulement très‑con‑ sidérable d'écume par la gueule ; tous ces symptômes ayant disparu une heure après , l'animal reprit son état naturel , il mangea et but un peu.

Le 24 au matin, ce chien était si faible

____

(1) Cette Chèvre a continué de se bien porter.

M

qu'il pouvait à peine se soutenir. A deux heures après midi il tomba dans le même spasme que le jour précédent ; il cherchait à mordre tous les corps qu'on lui présentait.

Les 25 , 26 et 27 , la faiblesse augmenta encore ainsi que l'envie de mordre , quoique ce chien fût étendu sur la litière.

Le 28 , à huit heures du matin , il éprouva de nouveau un spasme convulsif très-fort , avec une grande dilatation des pupilles ; il resta trois heures dans cet état , et il mourut. Pendant les six jours que dura sa maladie, il ne témoigna aucune espèce d'aversion pour l'eau.

OUVERTURE. Tous les viscères parurent dans leur état naturel , à l'exception du poumon qui était un peu enflammé ; le sang contenu dans le ventricule gauche du cœur, avait une couleur très-noire.

IV.ᵉ EXPÉRIENCE. Une brebis qui avait été mordue par un chien enragé, étant morte dans nos hôpitaux le 12 février, 1815 , je crus devoir saisir encore cette occasion pour répéter l'expérience dont je viens de parler. Je fis donner plusieurs morceaux de viande de cette brebis, pris dans différens endroits du corps , à un chien et à une chienne. Le chien n'en ressentit aucun effet ; mais la chienne montra des symptômes de rage le 1.ᵉʳ mai suivant. Elle était pleine et elle avorta dans la nuit du 2 au 3. Elle aboyait souvent et sur le même ton qu'aboient la plupart des chiens enragés. Elle avait les yeux hagards et grattait souvent sa litière ; sa gueule était toujours ouverte , et elle cherchait à mordre tous ceux qui s'en approchaient ; mais elle n'avait point l'eau en horreur (1).

Le 4, mêmes syptômes, à la différence près qu'elle se levait et se couchait de temps en temps ; elle éprouvait par fois des convul-sions assez fortes. Elle cherchait moins à mordre.

Le 5 , cette chienne était très - abattue et ne pouvait plus se tenir sur ses membres. Quand on lui présentait de l'eau , elle essayait d'en boire , mais elle ne pouvait l'avaler. Lorsque sa gueule en était pleine , elle la laissait retomber très-chargée de bave.

Le 6 au soir elle mourut. L'ouverture n'en fut point faite, l'élève qui devait la faire ayant témoigné à cet égard quelque répu-gnance (2).

----

(1) Ces exemples de communication de la rage par la viande provenant d'individus enragés , ne sont pas les seuls que l'on connaisse. Borelli cite une Rage causée pour avoir mangé de la chair d'un cochon mordu par un chien hydrophobe. Hoffmann parle de la communication du virus hydrophobique par le lait d'une vache qui avait été mordue par un chien enragé.

(2) Tout en reconnaissant la nécessité d'examiner l'état des viscères de tous les animaux qui périssent dans nos infirmeries , n'importe de quelle maladie , je ne crois pas cependant devoir

Il est sans doute aisé de voir, d'après ce petit nombre de faits, qu'il n'est pas toujours aussi facile que le pensent quelques personnes, de décider, dans plusieurs circonstances, du moins, si un animal malade est ou non affecté de rage. Les symptômes de cette cruelle maladie qu'un médecin éclairé de cette ville a nommée *Tétanos rabien* (1), sont loin d'être constamment les mêmes. Je suis néanmoins porté à croire que les quatre chiens dont il a été parlé plus haut, en étaient atteints, et qu'aucun des remèdes connus jusqu'à ce jour n'aurait pu en triompher.

Je sais qu'on a cité quelques exemples de guérison de la rage dans l'homme, et par conséquent on peut quelquefois obtenir le même succès sur les animaux. Mais les observations recueillies à ce sujet sont encore peu nombreuses, et plusieurs seraient certainement susceptibles d'objections bien fondées sur le véritable caractère des maladies qui en sont le sujet.

---

obliger les élèves qui ont soigné ceux qui étaient atteints de la Rage, à en faire l'ouverture. Ceux qui procèdent à cette opération le font de leur propre volonté, et jamais on ne les y contraint.

(1) *Essai sur le Tétanos rabien*, etc., par M. le docteur *Girard*, Lyon, 1809.

MALADIES NON CONTAGIEUSES.

OBSERVATIONS

Sur plusieurs Amauroses guéries par l'application d'un vésicatoire.

L'AMAUROSE ou goutte Sereine, nommée encore Mydriase, est, comme on ne l'ignore pas, une de ces maladies de l'œil dont on ne triomphe que très-difficilement. Je l'ai traitée sans le moindre succès sur plusieurs animaux, au moyen de l'alcali volatil exposé souvent sous l'œil malade, des cataplasmes aromatiques, des sétons, des purgatifs, des diaphorétiques, etc.

Voyant qu'aucun de ces moyens n'avait apporté le moindre changement dans l'état de l'organe affecté, j'ai voulu essayer si un vésicatoire appliqué très - près de l'œil ne produirait pas quelque bien. L'effet salutaire que j'en ai obtenu d'abord sur deux animaux, a été vérifié tout récemment sur un troisième. Je vais consigner ici les trois observations que j'ai recueillies à ce sujet.

I.re OBSERVATION. Un chien de garde, âgé

de 9 ans, appartenant à un boucher, était borgne de l'œil gauche depuis long-tems par l'effet d'un coup de bâton, et avait perdu l'œil droit depuis quelque mois d'une Amaurose, sans cause connue. Il nous fut amené le 7 août 1815. La pupille était extrêmement dilatée et sans mouvement (1). Quoique je désespérasse de lui rendre la vue, je le soumis néanmoins au traitement suivant :

Le même jour de son entrée dans nos hôpitaux on lui appliqua sous la poitrine un cataplasme de moutarde, et sur l'œil droit, un cataplasme de fleurs de sureau que l'on arrosait fréquemment.

Le 8, ces cataplasmes furent renouvelés et on exposa sous l'œil, trois fois le jour, pendant 10 minutes de suite, un petit flacon rempli d'ammoniaque.

Le 9, même état. (On remplaça la moutarde par un vésicatoire : on administra un purgatif aloëtique ; le même traitement externe mis en usage la veille, fut continué jusqu'au 19, sans que l'on ait remarqué aucun un mieux.

Le 20, je fis appliquer sur la joue droite,

____

(1) J'ai vu plusieurs animaux, sur-tout des chevaux et des mulets, affectés d'Amaurose, dont la pupille se resserrait parfaitement au grand jour et se dilatait beaucoup dans l'obcurité. Ce n'est qu'à leur marche que l'on pouvait reconnaître qu'ils étaient borgnes ou aveugles, l'organe de la vision étant fort beau.

dont on avait à cette fin rasé le poil , un emplâtre vésicatoire.

Le 25 , la pupille était un peu resserrée et l'animal commençait à voir un peu. Le mieux se continua les jours suivans.

Le 29, la pupille avait son diamètre ordinaire; elle se contractait promptement au grand jour et se resserrait de même à l'obscurité. Le chien voyait très-bien. On commença alors à n'appliquer sur la joue que des étou-pes sèches. La suppuration diminua ensuite insensiblement jusqu'au 8 septembre.

Le 11 du même mois ce chien sortit de nos infirmeries parfaitement guéri.

II.ᵉ OBSERVATION. Le 1 septembre 1815 , un voiturier nous amena un cheval hongre , gris pommelé , âgé de six ans , lequel avait une large taie sur le milieu de l'œil droit , et une Amaurose à l'œil gauche. Ces deux maladies le rendaient tout-à-fait aveugle. La dernière existait depuis sept à huit jours et paraissait avoir succédé à une attaque d'apoplexie qu'avait éprouvé l'animal. La pupille était sans mouvement.

TRAITEMENT. Le 2 , application d'un vési-catoire sur la joue gauche. Il fut entretenu avec de l'onguent basilicum saupoudré de cantharides , jusqu'au dix du même mois. Dès le six , l'animal commençait à voir. Le neuf il distinguait très-bien tous les objets.

'A compter du 10, on se borna à panser la plaie de la joue seulement avec des étoupes sèches. Bientôt elle fut tout-à-fait cicatrisée.

Le 23, l'animal sortit de nos hôpitaux voyant aussi bien de l'œil droit qu'avant sa maladie. La taie que l'on avait d'abord traitée par les cataplasmes émolliens, attendu qu'elle était accompagnée d'inflammation, et ensuite par les cataplasmes de fleurs de sureau, était un peu diminuée, et le cheval commençait à voir de l'œil qu'elle affectait. On ne mit en usage pour l'Amaurose aucun autre traitement ni externe ni interne, afin de mieux s'assurer de l'effet du vésicatoire.

III.e OBSERVATION. Une ânesse, âgée de huit ans, qui avait depuis trois mois une fluxion périodique à l'œil gauche, fut atteinte tout-à-coup, et sans que l'on pût en reconnaître la cause, d'une Amaurose à l'œil droit. Le 8 mai 1816, jour qu'elle fut conduite dans nos infirmeries, l'humeur aqueuse de l'œil gauche était un peu trouble, et il y avait une sorte de dépôt blanchâtre au fond de la chambre antérieure.

TRAITEMENT. Ponction de la cornée lucide de l'œil gauche, vers l'angle interne, extraction à travers l'ouverture faite par la lancette de la matière blanchâtre dont il a

été parlé (1) , que renfermait la chambre antérieure , et application sur ce même œil de
compresses imbibées d'eau végéto-minérale ;
un séton à l'encolure de ce côté, et sur la
joue droite , un large emplâtre vésicatoire.

Le 9, éclaicissement de l'humeur aqueuse
de l'œil gauche. (Un purgatif composé d'une
demi-once d'aloës , et une once de fleurs de
soufre.)

Le 10 , même état aux deux yeux. (Les
compresses imbibées d'eau végéto-minérale ,
remplacées par un cataplasme de fleurs de
sureau. Du reste même traitement.

Le 11 , léger resserrement de la pupille de
l'œil droit ; point de changement sensible
dans l'autre. Le vésicatoire et le séton fournissaient beaucoup de matière. (Même purgatif, les deux précédens n'ayant point encore agi.)

Le 12 , l'animal commença à voir assez
bien de l'œil droit. Diarrhée.

Le 13 et le 14, resserrement assez considérable de la pupille.

Le 15 et le 16, la pupille n'avait plus que
son diamètre ordinaire, et l'animal voyait
bien des deux yeux.

---

(1) Cette matière paraît être de nature *Albumino-gélati-
neuse*, et n'n pas du pus , comme le pensent quelques vétérinaires. On peut la conserver plusieurs années , dans l'alcool
aqueux, sans qu'elle y éprouve d'altération bien sensible.

Le 18, l'œil droit n'ayant plus aucune trace d'Amaurose, la personne à qui l'ânesse appartenait la reprit.

Remarques.

Les trois animaux dont je viens de parler sont les seuls que j'aie encore pu guérir de l'Amaurose, sur une dixaine environ que j'ai déjà eu occasion de traiter de cette maladie. Je n'ai pas appris que sur aucun d'eux elle ait reparue. Je regrette beaucoup de ne point avoir mis plutôt le même moyen en usage, quoique je n'ose pas le regarder comme infaillible dans une semblable circonstance.

On sait que l'Amaurose a cédé plusieurs fois dans l'homme au topique merveilleux du célèbre docteur Williams, dont presque tous les journaux ont fait, tout récemment, le plus grand éloge. Mais la cherté de ce remède étonnant, qui paraît non-seulement convenable dans la plupart des maladies des yeux, mais encore dans plusieurs de celles des oreilles, empêcherait peut-être d'en faire usage sur les animaux, à moins que ce ne fût sur des animaux d'un grand prix. Au reste, produirait-il sur eux les mêmes effets ?

Comment agit le vésicatoire dans la maladie dont il s'agit ? Est-ce comme stimulant du nerf optique et de la retine qui en est la terminaison ? ou est-ce comme moyen dérivatif, en supposant que le nerf optique, à la suite d'une métastase fût dans un état de gonflement et d'infiltration, qui s'opposerait à ce que les fonctions qui lui sont propres ne fussent remplies ? C'est-là ce que je n'entreprendrai pas de décider, vu le petit nombre d'observations que jai rapportées, et l'ignorance dans laquelle on fut de la véritable cause de cette maladie. Au reste, on a fait aussi quelquefois usage des vésicatoires dans l'espèce humaine en pareil cas avec succès, en les appliquant soit au bras, soit à la nuque, ou derrière les oreilles.

OBSERVATIONS

Sur la Phrénésie dans le Cheval.

Parmi les phlegmasies qui sont assez communes dans les grands animaux, la Phrénésie, nommée vulgairement *Vertige*, peut être considérée comme une des plus graves. Aussi n'en triomphe-t-on que difficilement. Voici le narré des trois dernières observations que j'ai été à même de recueillir sur cette dangereuse maladie. Les animaux qui en font l'objet, en ont été tous trois guéris, même en très-peu de temps, et sous ce rapport, ces observations, méritent peut-être quelqu'attention de la part des vétérinaires. C'est en faisant connaître les méthodes de traitement qui réussissent le mieux pour combattre les nombreuses maladies qui attaquent les animaux domestiques , que l'on peut successivement faire faire quelques pas à la thérapeutique vétérinaire, et rendre notre art plus utile.

Ire OBSERVATION. Le 2 mai 1815 , un fort beau cheval de selle, alzan doré , âgé de onze ans, d'un tempérament sanguin , affecté de morve , maladie pour laquelle il avait été conduit dans notre école depuis quelque temps , pour y être tué , mais dont l'abattage avait été différé pour des expériences que j'avais cru devoir répéter sur lui (1), montra tout-à-coup, vers cinq heures du soir, les symptômes suivans : ce cheval se tourmentait beaucoup, se frappait la tête contre les murs : si on le laissait libre, il allait çà et là sans apercevoir les objets qui l'environ-

____

(1) On lui donnait par jour , depuis environ huit jours, cinq livres de grande pervenche verte qu'il mangeait très-bien. Cette plante que j'ai vu sur d'autres chevaux occasionner une très-grande salivation , ne produisit sur celui - ci aucun effet , quoique l'on continuât de lui en administrer pendant assez long-temps. On sait que l'on a rapporté avoir guéri des chevaux morveux en employant ce végétal , auquel on avait joint quelques autres moyens. Voy. *Paulet ; Recherches historiques et physiques sur les maladies épizootiques* , tom. 2 , p. 328 et 329.

naient ; ses yeux étaient hagards , son pouls, fort et plein ; il avait la tête extrêmement chaude , la mettait à chaque instant dans la mangeoire , et s'appuyait fortement contre le mur, ou *poussait au mur* , pour me servir d'une expression reçue, position qu'il gardait jusqu'à ce que de nouveaux accès le portassent à s'agiter et à se débattre encore. Ces accès dans l'intervalle desquels on observait un peu de calme, se répétaient plusieurs fois dans un court espace de temps.

La cause de cette maladie parut être une grande quantité d'avoine que l'animal avait mangée quelques heures auparavant, s'étant détaché et ayant dirigé ses pas vers le coffre où elle était.

TRAITEMENT. Une saignée de six livres , faite vers sept heures ; douches d'eau froide fréquemment répétées sur la tête que l'on avait enveloppée d'étoupes ; un lavement laxatif. A dix heures les symptômes étant à - peu - près les mêmes , on fit une nouvelle saignée semblable à la précédente : on continua les douches d'eau froide , et on donna pendant la nuit deux autres lavemens laxatifs.

Le lendemain à sept heures du matin , ce cheval était dans un état de santé qui ne laissait rien à désirer.

II.ᵉ OBSERVATION. Une jument de race Allemande , sous poil alzan châtain , d'un tem-

pérament sanguin lymphatique, âgée d'environ douze ans, reçue dans nos infirmeries le
26 juillet, 1815, pour y être traitée d'une
forte entorse déjà ancienne à un membre
antérieur, fut le lendemain, dans l'après-
midi, attaquée d'une violente Phrénésie. On
la vit tout-à-coup, et sans que l'on pût en
deviner la cause, pousser fortement contre
le mur, au point qu'il était impossible à
une personne seule de la faire reculer. Ses
yeux étaient hagards, ses pupiles, dila-
tées, la marche, difficile et par moment
très-précipitée, le pouls, fort et vîte. Dans
certains momens, agitations considérables,
puis sueur sur différentes parties du corps.

Taitement. Deux saignées à trois heures
environ de distance, l'une de sept livres, et
l'autre de huit. Pendant la nuit, douches
fréquentes d'eau salée sur la tête, et trois
lavemens laxatifs.

Le 28, les symptômes énumérés plus haut
étaient très-diminués, les accès, moins fréquens, mais le pouls, toujours fort et dur.
(Une troisième saignée de sept livres, du
reste même traitement.)

Le 29 et le 30 mieux continué. (Le traitement fut le même à l'exception de la
saignée.)

Le 1 août cette jument était tout-à-fait
rétablie.

III.e OBSERVATION. Un voiturier de Lyon amena dans les infirmeries de notre école le 10 juin 1816, à six heures du matin, un cheval Hongre, de race Comtoise, d'un tempérament nerveux, sous poil noir malteint, âgé de 12 à 13 ans, qu'il avait reconnu malade le même jour, à quatre heures. On observait les symptômes suivans : tristesse, abattement, tête très-basse et appuyée sur la mangeoire ; il tournait à chaque instant ; pouls fort et assez vîte, marche chancelante, oreilles froides, conjonctive rouge, pupille très-dilatée, tremblement partiel, sueur générale, enfin l'animal qui ne voyait presque pas, se couchait et se relevait alternativement. Point d'évacuation de matières fécales ni d'urines, et la vessie, peu pleine.

J'appris que ce cheval avait été soumis la veille à un travail beaucoup plus rude qu'à l'ordinaire, et depuis quelque temps, à une nourriture bien plus abondante.

TRAITEMENT. Le même jour de son entrée, deux saignées de quatre livres chacune, dont l'une le matin et l'autre le soir ; application de la moutarde sur les deux faces de l'encolure, sous la poitrine, aux avant-bras et aux fesses ; quatre lavemens laxatifs ; aspersions d'eau salée sur la tête ; quatre breuvages de décoction de bourrache dans chacun des-

quels on ajoutait deux gros d'essence de térébenthine ; quatre lavemens laxatifs. Le soir
on substitua aux moutardes l'onguent vésicatoire. Pendant la nuit du 10 au 11, point de
changement (même traitement. L'animal
avait été attaché à un anneau mobile fixé à
une poutre au milieu d'une grande écurie,
où il pouvait tourner à son aise et sans se
blesser.)

Le 11, pouls moins fort, marche moins
chancelante, mais respiration pénible, due
à l'engorgement des naseaux, produit par
le licou qui comprimait beaucoup le chan-
frein quand l'animal s'appuyait fortement
sur sa longe ; douleur très - considérable de
la partie supérieure et antérieure de la
tête, urines toujours rares, mais très-colo-
rées, membrane conjonctive, jaune ; du reste
les autres symptômes du jour précédent.
(Même traitement, à l'exception de la saignée.
Quatre fumigations de vieux cuirs sous les
naseaux, lotions aromatiques sur l'engorgement de ces parties. Les fumigations paraissaient soulager beaucoup l'animal.)

Pendant la nuit du 11 au 12 ce cheval avait
les yeux fort agités. (Le même traitement
fut continué.)

Le 12, engorgement des naseaux, très-
diminué, respiration, moins bruyante, membrane conjonctive, moins jaune, tête, moins
basse,

basse, quelques velléités de manger ; à 9 heures du matin cessation du tournoiement, mais plusieurs pétéchies se montrent sur la membrane pituitaire. (Une once d'aloës en breuvage, deux lavemens laxatifs ; du reste même traitement.)

Le 13, disparition de l'engorgement des naseaux, pouls, modérément plein, tête plus élevée, faiblesse moins considérable, grande envie de manger. (Deux fumigations de cuir, une onction d'onguent basilicum avec un demi-gros de cantharides aux faces latérales de l'encolure où avaient été appliqués les vésicatoires.)

Le 14, diminution sensible de tous les symptômes. (On recouvre toutes les plaies dont les eschares étaient tombées, avec des étoupes sèches coupées menu.)

Les 15, 16 et 17, le mieux est continué. (Même pansement.)

Le 18, l'animal sortit de nos infirmeries; et sept ou huit jours après on le remit à ses travaux ordinaires.

RÉMARQUES.

Des trois observations que je viens de rapporter, deux sont relatives, comme on l'a vu, à la Phrénésie avec fureur, et la troisième, à celle qui est accompagnée de stupeur. Cette distinction, facile à faire sur plusieurs animaux, mais non sur tous, mérite d'être considérée par rapport au traitement qui ne doit pas être absolument le même dans l'un comme dans l'autre cas. En effet, à l'égard des deux premières affections qui n'étaient peut-être que des Phrénésies symptomatiques, (1) d'abondantes saignées, faites tout-à-coup, en ont triomphé, quoique sur le premier cheval l'estomac se trouvât plein d'avoine ; et à l'égard de la troisième, de pareilles saignées eussent immanquablement tué l'animal.

Celle-ci réclame avec bien plus de raison, à moins que le pouls ne soit fort et plein, de nombreux vésicatoires, des fumigations stimulantes dans les naseaux, les diurétiques, les purgatifs, enfin tout ce qui peut réveiller et ranimer promptement le principe vital qui semble être anéanti.

On sera peut-être étonné que, présumant l'estomac du cheval qui fait le sujet de la première observation, à-peu-près rempli d'avoine, j'aie fait faire, avant que la digestion fût achevée, deux saignées très-fortes. Mais j'ai déjà eu occasion de me convaincre plusieurs fois que l'on a beaucoup exagéré

_____

(1) J'entends par Phrénésie symptomatique, celle qui dépend d'une irritation sympathique entre l'estomac et le cerveau, comme cela se voit toutes les fois qu'on ne trouve aucune trace d'inflammation dans la membrane arachnoïde ni dans les autres membranes du cerveau, bien que la Phrénésie ait existé

(195)

les dangers de la phlébotomie en pareil cas.
J'ai rapporté ailleurs, (1) à l'égard du cheval,
deux exemples d'apoplexie sanguine avec
surcharge récente d'alimens qui peut - être
en était la cause, et néanmoins dans ces
deux chevaux l'apoplexie céda promptement
à de fortes saignées et aux irritans exté-
rieurs.

Je dois avouer cependant, que si le cheval dont je viens de parler n'eût pas été abandonné à l'école, je n'aurais pas osé, connaissant la cause de sa maladie, tirer dans
l'espace de quelques heures, autant de sang;
mais peut-être l'aurais-je vu périr. C'est
ainsi que dans des cas désespérés, ou quand
on a à traiter des animaux que l'on soumet
à des expériences, on obtient quelquefois,
des moyens énergiques que l'on craint de
mettre en usage sur d'autres, des succès sur
lesquels on ne comptait guère. N'est-ce pas
dans des circonstances à-peu-près semblables
que des maréchaux réussissent plus ou moins
en coupant plusieurs vertèbres de la queue,
ou en ouvrant souvent la jugulaire, les céphaliques, ou les saphènes, tandis que des vétérinaires moins hardis voient succomber les
animaux, parce qu'ils n'ont employé que des
demi-moyens ?

____

(1) Tom. 1.er de cet ouvrage, pag. 421.

OBSERVATIONS

Sur une Exophthalmie et une Cataracte, sur des Poissons.

Nous possédons sur les maladies auxquelles les poissons sont sujets, quelques observations plus ou moins complettes que nous devons à des médecins, à des naturalistes et à des agriculteurs. En voici une qui mérite peut - être de trouver place à côté de celles qui ont été recueillies. Les deux affections qui en sont l'objet, ont déjà emporté un assez grand nombre de poissons ; c'est-ce qui m'a engagé à les étudier.

Il y a dans le jardin de notre École un réservoir et un bassin dans lesquels on a mis, depuis environ deux ans, des poissons dorés de la Chine. Ceux du bassin prospèrent bien et n'ont encore été sujets à aucune maladie ; mais ceux du réservoir qui a sa porte tournée au levant, dont le fond est sombre et dans lequel les rayons du soleil ne pénètrent jamais, ont été atteints dès la première année d'une maladie qui en fit périr d'abord cinq ou six, maladie qui tient à-la-fois de l'Hydrophthalmie et de l'Exophthalmie, mais qui se rapproche davantage de cette dernière, puisque les yeux sont entièrement poussés hors de l'orbite. Elle en enleva huit ou dix la seconde année. Pendant les mois de janvier, février et mars de cette année il en est mort une douzaine. Mais une autre maladie s'est montrée pendant ce même trimestre, et elle ne paraît pas être moins funeste : c'est la Cataracte tantôt à un seul œil, tantôt aux deux yeux.

Lors d'Exophthalmie, ces deux organes ressemblent quelquefois à deux espèces de cornes droites et arrondies à leur bout, qui sortiraient de la cavité orbitaire. Sur quelques poissons, ils sont proéminens tous les deux au même degré ; sur certains, l'un est beaucoup plus saillant que l'autre. Il y en a quelques-uns aussi, sur lesquels l'œil ne paraît pas du reste malade ; mais sur plusieurs la cornée est entourée de taches rouges plus ou moins larges ; enfin, sur d'autres, la pupille d'un côté est très-dilatée, et l'œil, fort gros, tandis que du côté opposé il est petit, et la pupille, resserrée.

Les poissons attaqués de cette maladie nagent presque toujours couchés sur l'un des côtés, et c'est ordinairement sur celui qui répond à l'œil le plus malade. Quand ils changent de position, ils font aussitôt plusieurs pirouettes, portant toujours la tête en bas, jusqu'à ce qu'ils se soient remis dans la situation qui sans doute leur est la moins pénible ; de sorte qu'à la distance de plu-

sieurs pas on peut distinguer dans le réservoir les poissons qui sont malades, de
ceux qui ne le sont pas. Il paraît que cette
affection peut durer plusieurs mois sans les
tuer. Ils finissent toujours néanmoins par en
périr. Leur corps se durcit beaucoup et reste
long-temps sans se décomposer ; mais peut-
être cette dernière circonstance tient - elle
à la saison froide dans laquelle j'ai observé
cette Exophtalmie.

C'est sur la fin de ce premier trimestre
que la Cataracte a paru , et alors on n'a
plus remarqué d'Exophtalmie. Elle a presque
toujours attaqué les deux yeux en même
temps , et elle paraît être très-dangereuse ,
puisque dans les premiers jours d'avril on
retira du réservoir une vingtaine de petits
poissons qui étaient morts depuis peu de
temps. Sur tous le cristallin était presqu'aussi
dur qu'un gravier.

Quelle est la cause de ces deux affections ?
il paraît que c'est l'obscurité du réservoir,
puisque les mêmes poissons qui se trouvent
dans un bassin qui est au-dessous et au milieu
du jardin , en sont exempts , et que des
poissons qui étaient très-attaqués de la première, mis dans un bocal placé dans une
pièce éclairée, se sont en partie rétablis. J'en
ai conservé deux qui paraissaient mourans
lorsque je les pris , et qui ensuite ne lais-

sèrent apercevoir , du moins l'un des deux ,
aucune atteinte de maladie. Un de ces petits poissons est resté à la vérité borgne ,
mais il montrait beaucoup de vivacité ; un
mois après il ne nageait plus sur le côté ,
position qu'il prenait presque constamment quand on le retira du bassin. L'autre , à cette époque , était aussi très - vigoureux ; mais on le voyait souvent encore dans
un état de repos ou nageant couché sur le
côté gauche , ce qui tenait , je crois , à ce
que voyant cet œil très-proéminent , je m'a-
visai de percer la cornée avec une épingle ;
il n'en sortit presque rien , et dès le jour
même l'œil devint rougeâtre , comme cela
arrive sur les autres animaux , lorsqu'on a
recours à une pareille opération et que l'on
blesse l'iris. L'œil a ensuite diminué un peu
de volume. Il paraît qu'il y existait toujours
une forte douleur qui vraisemblablement
était la cause de la position que prenait
ordinairement ce poisson. L'œil droit était
devenu moins proéminent , ce qui me fait
présumer que l'opération faite sur le gauche , avait été plus nuisible qu'utile.

Ces deux poissons qui sont morts tout-à-
coup , en quelque sorte hydropiques , après
avoir été exposés plusieurs jours dans leur
bocal à l'ardeur d'un soleil brûlant , se bat-
taient quelquefois, quoiqu'ils fussent d'inégale

grosseur ; ils étaient presque toujours éloignés l'un de l'autre dans le bocal qui les renfermait. J'ai observé plus d'une fois qu'ils paraissaient beaucoup plus malades, et qu'ils étaient en quelque sorte, dans un état soporeux, lorsque le temps changeait brusquement, et sur-tout lorsque le vent du midi soufflait tout-à-coup avec violence.

Remarques.

Ces deux maladies pouvant, ou causer la perte d'un plus ou moins grand nombre de poissons de réservoir, ou en rendre beaucoup très - languissans pendant long-temps, on conçoit qu'il importe d'y remédier dès que l'on s'en aperçoit. Le moyen paraît bien simple puisqu'il suffit, (s'il faut en juger par ce que j'ai vu sur plusieurs, à l'égard de l'Exophtalmie) de les changer d'endroit et de les placer dans un lieu plus éclairé. Peut-être ce changement est - il capable d'arrêter aussi les progrès de la Cataracte, ou d'en préserver ceux qui n'en sont point encore atteints. C'est ce que nous apprendra l'expérience, puisque tous les poissons du réservoir dont j'ai parlé, ont été tranférés vers le milieu d'avril dans le grand bassin qui est au-dessous. Jusqu'à présent je n'ai guère remarqué sur eux l'Exophtalmie ni la Cataracte, ce qui semble prouver que le changement de lieu leur a été très-favorable.

———

OBSERVATIONS

*D'Anatomie pathologique, recueillies à l'ou-
verture des animaux sacrifiés pour le
cours d'opérations.*

LES chevaux et les autres animaux que
l'on sacrifie dans notre école pour le cours
d'opérations, sont tous, immédiatement après
qu'elles sont faites, ouverts par les élèves
à tour de rôle, et une note détaillée de tout
ce qu'ils ont remarqué, est remise au professeur des hôpitaux. Il résulte de ces fréquentes ouvertures un double avantage :
le premier c'est d'exercer les élèves à y procéder avec méthode (1) ; le second, de les
mettre à même de recueillir une foule de
faits plus ou moins importans qui sans cela
seraient inévitablement perdus. Aussi, depuis
huit ans que cette marche est suivie, en ai-
je déjà rassemblé un très-grand nombre de

———

(1) On sait que cette opération a, comme toutes les autres,
ses règles, et qu'il n'est pas indifférent de la bien ou mal faire,
pour juger exactement de l'état des parties que l'on se propose
d'examiner. Plus d'une fois des lésions graves ont été mécon-
nues, parce que l'on avait mal procédé à l'ouverture des cadavres. D'autres fois on a pris pour des déchiremens ce qui n'était
que le produit de la maladresse de celui qui détachait et enlevait
les viscères, et on en a tiré de fausses conséquences.

diverses espèces, qui ont été pour la plupart, consignés dans les *Comptes rendus des travaux de notre Ecole*, depuis 1808.

C'est par ce moyen que j'ai formé une collection assez considérable de pièces pathologiques du systême osseux. Cette collection s'accroît chaque jour, et elle fournit les moyens, à l'égard de beaucoup de maladies externes, de parler aux yeux comme à l'esprit des élèves, ce qui est toujours un très-grand avantage.

Voici les faits les plus remarquables observés sur les animaux sacrifiés pour les opérations pendant le premier trimestre de cette année, le défaut d'espace n'ayant pas permis d'en faire mention dans le cahier de ce même trimestre. Il sera parlé, dans les cahiers suivans, de ceux qui ont été recueillis depuis.

SARCOCÈLE compliqué d'une tumeur à-peuprès de même nature, située dans la région sous-lombaire.

Un cheval de trait, noir, âgé d'environ quinze ans, portait depuis long - temps au testicule gauche un Sarcocèle du volume de la forme d'un chapeau. Ce Sarcocèle qui était très-dur et situé près de l'anneau spermatique, n'avait pas une base fort large, et le cordon testiculaire était très - peu engorgé. Avant de sacrifier l'animal pour le cours d'opérations, il fut opéré par un élève sous mes yeux, comme cela se fait toutes les fois qu'il se présente sur ces animaux quelques maladies chirurgicales un peu graves. Il n'y avait aucune adhérence entre la gaine péritonéale et l'organe malade. La ligature du cordon fut faite. La tumeur dans laquelle le testicule se trouvait confondu, pesait six livres.

L'ouverture de l'abdomen fit voir dans la région sous lombaire, du côté gauche, une autre tumeur allongée, irrégulière, de nature lymphatique, qui s'étendait depuis le rein de ce côté qu'elle entourait, jusque dans la cavité pelvienne. Elle était du poids de huit livres et demie.

R E M A R Q U E S.

J'ai eu occasion d'observer aussi sur un mulet très-âgé que j'avais opéré d'un Sarcocèle qui pesait quinze livres, une tumeur presqu'aussi volumineuse qui s'étendait depuis le rein droit jusque dans la région pelvienne. Elle correspondait aussi au testicule malade.

On juge aisément, d'après ces deux faits, de la nécessité, avant d'amputer un Sarcocèle, de s'assurer par l'introduction de la main dans le rectum, quand cela est possible, s'il n'existe pas dans les parties de la cavité abdominale que l'on peut palper, une tumeur analogue à celle du testicule ; car dans ce cas il est prudent de ne point tenter l'opération, attendu qu'il est extrêmement rare qu'elle soit suivie de succès. L'oubli de cette précaution jeterait une défaveur sur le vétérinaire en considération du manque d'expérience et du défaut de jugement, et pourrait être cause de la perte prochaine d'un animal qui aurait pu rendre encore quelque service s'il n'avait point été opéré.

DÉPÔT entre les membranes du testicule et le testicule lui-même, qui a simulé un Sarcocèle.

UN fort cheval blanc, âgé de 11 à 12 ans, avait le testicule droit un peu moins volumineux que le Sarcocèle dont il vient d'être parlé, mais tout aussi dur et aussi peu sensible. Avant de le sacrifier pour le cours d'opérations, je le fis opérer par un élève. Lorsque la peau et les membranes du testicule furent incisées, et que l'on fut parvenu dans la poche formée par la tunique péritonéale, il en sortit tout-à-coup environ un litre de pus de couleur blanche et assez épais. Le testicule fortement atrophié, fut trouvé

au milieu de ce foyer purulent dont je
n'avais point soupçonné l'existence , et qui
sans doute était déjà ancien , et probablement la suite d'un engorgement inflammatoire de ces parties. Les parois de ce foyer
avaient près d'un pouce d'épaisseur , ce qui
empêchait de distinguer la fluctuation.

Remarques.

Je ne rapporte ici ce fait que pour faire
voir qu'il y a des cas où l'on peut prendre
pour un sarcocèle une affection qui est toute
différente , quoiqu'elle puisse être attribuée
à-peu-près aux mêmes causes. Il n'est pas
très-rare de voir sur les chevaux de semblables dépôts dans la substance même des
testicules ou entre ces organes et leurs enveloppes ; mais il n'est point commun d'en rencontrer dont les parois soient aussi dures et
aussi épaisses que celles que l'on a trouvées
sur le cheval dont il s'agit. Il est certain que
l'erreur dans laquelle il serait facile de tomber en pareille circonstance , pourrait ne
point avoir de suites fâcheuses , soit que l'on
ne fît point l'opération , soit que l'on se
décidât à la pratiquer. Néanmoins il est important de bien examiner ces sortes de tumeurs , afin de ne point se méprendre sur
leur vrai caractère.

Rupture du ligament Coxo-fémoral.

Un cheval bai brun , âgé de 11 à 12 ans , fut sacrifié à cause d'une boîterie assez forte du membre postérieur gauche. Ce membre , dont la partie supérieure offrait près de l'articulation du fémur avec les os Coxaux , un léger engorgement , était très-maigre , et l'animal le traînait en marchant plutôt qu'il ne le levait. On ignorait depuis combien de temps il était dans cet état.

A l'ouverture des cavités splanchniques on ne trouva rien de particulier ; mais l'examen de l'articulation que l'on présumait affectée , fit voir le ligament Coxo-fémoral déchiré , et le grand trochanter un peu tuméfié.

REMARQUES.

La rupture de ce ligament , très-peu commune sur les petits animaux, (1) n'est pas fort rare sur les monodactyles. Nous en avons déjà recueilli divers exemples , et il est à remarquer qu'elle ne met pas toujours ceux-ci tout-à-fait hors de service. Quelquefois il y a en même temps fracture d'une partie du bord de la cavité cotiloïde , luxation de la tête du fémur , et il se forme une nouvelle articulation à côté.

____

(1) M. Morier , vétérinaire , en a vu un exemple sur un cochon qui avait fait une chute sur le train postérieur.

Une mule, sacrifiée pour le cours d'opérations, présentait un cas de cette nature.
Cette mule portaitl'extrémité postérieure gauche en dehors ; la fracture avait eu lieu inférieurement et postérieurement à la cavité, et
l'on voyait autour un très-fort épanchement
de suc osseux. La tête du fémur n'avait point
changé de position ; mais elle s'était usée postérieurement d'un tiers environ par les frottemens obliques qu'elle paraissait avoir subis.
On vit à-peu-près la même chose sur un cheval : la tête du fémur sortit de la cavité qui la
recelait, et il se forma une autre petite
cavité en arrière de celle-ci. Ces deux animaux paraissaient avoir travaillé long-temps
après cet accident.

Déchirement du diaphragme.

Une jument noire, âgée de 16 à 18 ans,
faible et usée, avait le diaphragme déchiré
dans sa portion charnue inférieurement. Ce
déchirement, à travers lequel était passée
une partie de la portion hépato - gastrique
de l'épiploon qui y adhérait beaucoup, paraissait ancien. L'ouverture était ronde ; elle
avait environ un pouce et demi de diamètre,
et ses bords étaient durs et gros. On n'avait
point aperçu de gêne sensible dans l'acte de
la respiration avant de tuer cette bête.

Remarques.

Cet accident, fort rare dans les petits animaux, est assez fréquent dans les monodactyles et sur-tout dans les chevaux : j'en ai déjà recueilli au moins une vingtaine d'exemples. Il n'est pas toujours fort aisé de le reconnaître avant la mort. Ses symptômes et sa gravité varient un peu en raison de son siège, et des autres maladies qui quelquefois le compliquent.

Les animaux périssent en général promptement lorsque le déchirement a lieu dans le centre aponévrotique du diaphragme, ou lorsqu'il y a dans la portion charnue plusieurs trous. Mais s'il n'en existe qu'un, comme dans le cas dont il vient d'être question, la mort peut bien n'en être pas la suite, à moins qu'une partie d'intestin grêle ne passe dans la poitrine ; car alors l'inflammation, l'étranglement et la gangrène de la portion qui fait hernie peuvent avoir lieu ; la respiration est d'ailleurs très-sensiblement gênée.

Déchirement du lobe droit du foie.

Une jument de troupe, baie, âgée de six ans, fit une chute violente dans l'écurie, sur le côté droit. On voulut la faire relever ;

mais

mais elle ne put jamais se soutenir sur le membre droit. On crut le ligament rond déchiré, ou la tête du fémur fracturée, et en conséquence on la condamna à être abattue ; ce que l'on fit, et elle fut transportée ensuite à l'École pour qu'on en fît l'ouverture. On trouva l'articulation coxo-fémorale intacte. Les intestins grêles étaient un peu enflammés, et le lobe droit du foie était déchiré dans une assez grande étendue. Il y avait environ deux ou trois litres de sang dans la cavité abdominale. On ne vit rien de particulier ni aux vertèbres lombaires, ni à la moelle épinière.

R E M A R Q U E S.

J'ai vû une fois le même accident arriver à un Cheval que l'on allait sacrifier pour le cours d'opérations, et que l'on abattit sur un faible lit de paille sur lequel il tomba lourdement. Comme on ne le fit point relever après que le déchirement eut lieu, on ne put savoir si l'on aurait observé comme sur la jument dont je viens de parler, la même impossibilité de se tenir sur le membre droit, ce qui n'est guère présumable. Au reste, il ne paraît pas plus facile de reconnaître sur l'animal vivant le déchirement de l'un des lobes du foie, qu'il ne l'est de reconnaître la même lésion au diaphragme, sur-tout quand celle-ci n'est pas considérable.

O

Polype de l'estomac.

A l'ouverture d'un Cheval hongre , propre au trait , noir mal teint , âgé d'environ 15 ans , sacrifié à cause d'une maigreur extrême , on trouva vers le milieu du bord frangé qui sépare les deux membranes qui revêtent la face interne de l'estomac , un Polype du volume d'un petit œuf de poule. La partie moyenne de l'intestin grêle était un peu enflammée ; les autres viscères étaient dans leur état naturel.

Remarques.

On ne saurait trouver de raison pour assurer que l'état de marasme dans lequel était ce Cheval , fût le produit de la présence de ce Polype ; mais il est vraisemblable que cette petite tumeur de la membrane muqueuse de l'estomac, de l'existence de laquelle il était impossible de s'assurer , tandis que l'animal était en vie , a pu contribuer à rendre les digestions pénibles et imparfaites. Nous avons trouvé également une fois, sur un Cheval , une tumeur un peu plus grosse à la face interne de l'estomac ; celle-ci ressemblait à un kiste , et elle renfermait un gros paquet de crinons. La même chose a été observée par M. Chabert , et par Hartmann , Wepfer et Dolœus.

Sur un autre Cheval et sur un Ane, nous nous avons eu occasion de remarquer dans l'intestin un Polype de la grosseur d'un œuf de poule. L'un et l'autre moururent d'une entérite, mais Al'ne avait, en outre, une intus-susception intestinale de dix-sept pieds de longueur. La portion de l'intestin grêle qui était le plus engagé dans une autre portion antérieure, était celle où le Polype existait, ce qui fit présumer que peut-être ce Polype était la cause de cette très-longue intus-susception.

GASTRITE et Entérite.

Deux Chevaux bais, âgés de 16 à 18 ans, avaient la face interne de l'estomac et plusieurs portions de l'intestin, très-phlogosées, un sur-tout dont l'estomac du côté du pylore présentait plusieurs taches de gangrène. Une très-forte inflammation du colon et de quelques parties de l'intestin grêle fut aussi remarquée à l'ouverture d'une jument grise, âgée de huit ans, très-bouletée des membres antérieurs, et sur laquelle on avait pratiqué cinq ou six jours auparavant la section du tendon du muscle profond (cubito-phalangien) sur chacun des membres thorachiqu . 1)

____

(1) Cette expérience n'eut, comme on le présume bien, aucun résultat heureux. L'opération ayant été faite en même temps aux deux membres qui sur-le-champ furent presque complettement

Remarques.

Quelle a été la cause de la gastrite et de l'entérite sur ces trois animaux ? Est-ce, dans les deux premiers, parce qu'on ne les nourissait depuis quelques jours qu'avec de la paille ? et sur le dernier, parce l'on avait fait deux opérations qui avaient été suivies d'une violente fièvre inflammatoire ? C'est sur quoi je m'abstiendrai de prononcer. Je dirai seulement que nous avons déjà eu occasion d'observer cette phlegmasie des membranes muqueuses du tube alimentaire, sur beaucoup d'animaux solipèdes, sacrifiés pour le cours d'opérations, sans que l'on ait pu découvrir ce qui pouvait y avoir donné lieu. Serait-ce un effet de l'activité plus grande, ou plutôt d'une sorte d'âcreté que prennent peut-être les sucs gastiques et intestinaux, dès que les animaux passent tout-à-coup d'une nourriture abondante et substancielle à une nourri-

---

redressés, l'animal ne put s'appuyer dessus que très-difficilement ; les bouts du tendon coupé s'écartèrent beaucoup, tandis que le tendon du muscle sublime ou perforé (femoro-phalaugien) parut s'allouger au point que l'appui se faisait presque sur des grands sessamoïdes. Les plaies prirent alors, au bout de quelques jours, un très-vilain aspect, quoiqu'elles eussent paru assez belles dans le principe. On a plus de succès à espérer quand on n'opère que sur un membre à-la-fois : nous en avons eu la preuve plusieurs fois.

ture chétive et à un repos absolu? C'est encore là une question qu'il n'est pas facile de décider. J'ai rapporté ailleurs (1) quelques observations qui ont avec celle-ci une grande analogie, et qui, plus multipliées, pourraient peut-être répandre un jour quelque clarté sur cette matière qu'il n'est pas moins important de bien considérer, tant sous le rapport de la médecine légale que sous celui de la pathologie. Ces faits et une foule d'autres semblables prouvent que l'on doit bien se garder d'attribuer toujours l'inflammation du conduit digestif à l'introduction de quelques poisons ou de quelques substances médicamenteuses ou alimentaires irritantes, comme on l'a fait plus d'une fois. (2)

Ascite, *compliquée de l'inflammation de l'estomac, des intestins et de la vessie.*

Un Cheval, bai marron, âgé de 18 à 20 ans, très-maigre et faible, avait dans la cavité abdominale environ dix-huit litres de sérorité roussâtre. La membrane muqueuse du

---

(1) Tom. 1.er de ces *Mémoires et Observations*, p. 180.

(2) C'est une erreur grave dans laquelle on a vu malheureusement tomber des vétérinaires qui sûrement n'avaient encore qu'une faible expérience, et qui peut-être ne possédaient que des connaissances imparfaites de la partie de la médecine légale qui a trait aux empoisonnemens.

sac droit de l'estomac , celle des intestins et de la vessie , étaient fortement enflammées. Cette dernière poche renfermait beaucoup d'urine. Les autres viscères étaient sains , à l'exception de la rate qui offrait dans son milieu un déchirement d'un pouce et demi de longueur , et qui paraissait très - ancien. On en remarque souvent de semblables.

REMARQUES.

Ce que cette ouverture offre de particulier est la complication d'une phlegmasie des membranes muqueuses du tube digestif , avec une ascite due, à ce qu'il paraît , à un défaut d'action du système absorbant. Ces deux genres de maladies , très-différentes par leur nature , offriraient nécessairement dans leur traitement une indication et une contre-indication , si l'on pouvait reconnaître l'existence de l'une et de l'autre.

Il n'y a pas de doute que l'ascite n'existât quand l'animal fut amené dans nos hôpitaux pour servir au cours d'opérations , car rien n'annonçait une hydropisie aiguë ou active , comme cela se voit quelquefois dans le cours de certaines inflammations de la plèvre ou du péritoine. Mais la phlegmasie des membranes muqueuses dont il a été parlé , existait-elle ? C'est-là ce qu'on peut affir mer , et c'est peut-être un nouveau cas , qui par ses causes , se rapporte aux précédens.

OBSERVATIONS

Sur une Ruse de Marchands de Chevaux, pour arrêter momentanément l'écoulement nasal dans un Cheval morveux.

LA MORVE, comme on ne l'ignore pas, est une maladie redoutable dont les symptômes caractérisques ne sont point faciles à dérober aux regards d'un homme qui a quelque habitude de voir des Chevaux. Cependant, des maquignons, peu jaloux sans doute de la réputation d'honnête-homme, ont quelquefois tenté d'arrêter momentanément, par une sorte de tamponage, le flux qui a lieu dans cette affection, et y ont en partie réussi. Voici deux observations à l'appui de ce que j'avance.

I.re OBSERVATION. Dans le mois de juillet 1809, l'écarisseur chargé d'acheter des chevaux pour les cours d'anatomie et d'opérations dans notre école, amena un cheval hongre, âgé de 7 ans, affecté d'une morve invétérée. A l'ouverture de la tête on trouva dans le tiers inférieur de la cavité nasale droite, une éponge qui la fermait entièrement. Au - dessus il y avait une grande quantité de matière purulente dont l'odeur était infecte.

La cloison mitoyenne des naseaux, vis-à-vis cette éponge, était percée en trois endroits, et chaque trou se trouvait fermé par l'éponge qui, au moyen de ces ouvertures, pénétrait un peu dans la cavité nasale gauche. Il est vraisemblable que cette éponge n'avait été placée, dans l'une de ces cavités, que pour arrêter pendant quelques jours l'écoulement de la matière, et quelqu'un aura peut - être été la dupe de cette ruse.

Comment, en effet, un semblable moyen ne mettrait-il pas en défaut un homme peu habitué à voir des chevaux, quand il n'y a point de chancres, peu ou point d'engorgement des glandes lymphatiques de la cavité glossienne, que le flux est peu considérable, sur-tout s'il oublie de placer sa main devant les naseaux, afin de voir si la colonne d'air qui en sort est la même des deux côtés?

IIe Observation. En mars 1810, j'eus occasion de visiter dans notre École un Cheval morveux dont un roulier voulait faire l'acquisition. Il ne s'était pas aperçu du flux qui avait lieu par une narine. La tuméfaction des glandes de la ganache, et l'état de pâleur très - considérable de la membrane pituitaire, me firent présumer que l'animal devait jeter. La colonne d'air était beaucoup plus forte d'un côté que de l'autre. Je comprimai beaucoup la trachée-artère de ce Cheval, et, à l'instant, il rejeta, en toussant, un tampon de papier gris, qui avait été introduit sûrement à dessein, dans l'une des cavités nasales. Le flux eut lieu aussitôt avec abondance, mais la matière n'avait pas encore une bien mauvaise odeur, cette ruse ayant probablement été mise en usage tout récemment.

On conçoit que la fraude étant alors découverte, il ne fut plus question du marché, et que le maquignon s'en retourna moins content que celui qu'il voulait tromper. Il est possible que le même moyen lui ait mieux réussi ailleurs pour en tromper d'autres. Je n'ai plus revu le cheval.

Remarques.

Il semblerait que lorsqu'une des cavités nasales est obstruée, l'animal devrait corner un peu, ou sa respiration être gênée, principalement au trot. Mais j'ai essayé sur plusieurs chevaux morveux le tamponage dont il s'agit, et je me suis convaincu du contraire.

Lorsque l'éponge est poussée assez haut avec un morceau de bois, ou seulement avec les doigts, il est difficile de s'en apercevoir. L'écoulement de la matière est alors beaucoup diminué, et quelquefois entièrement supprimé. Les soins qu'ont certains maquignons, dans cet état de choses, d'essuyer souvent la narine par laquelle le flux a lieu, et de ne pas donner aux acquéreurs , à moins qu'ils n'y soient forcés , ni leur nom, ni leur adresse , rend plus facilement ceux-ci victimes de leur mauvaise foi.

J'ignore si cette fourberie est nouvelle : aucun auteur à ma connaissance n'en a parlé; mais elle est du nombre de celles dont doivent se défier, dans l'achat des Chevaux , les personnes qui n'ont que de faibles lumières en hippiatrique , quand elles s'adressent pour cela à des hommes dont la réputation leur est suspecte , puisque ce stratagême tend à cacher en partie, pendant quelques jours au moins, le principal symptôme d'une maladie dont l'art n'a pu , jusqu'à présent, triompher que dans un petit nombre de cas. Il est certain qu'en pareille circonstance, l'acheteur aurait , d'après toutes les coutumes , et d'après les articles 1641 et 1643 du Code *des Français* , plein recours contre son vendeur ; mais il pourrait lui rester des inquiétudes très-fondées , s'il avait mis le Cheval nouvellement acheté avec d'autres Chevaux ou avec des Anes ou des Mulets ; car la contagion de la morve n'est pas une chose aussi problématique que quelques personnes l'ont avancé , même tout récemment. (1)

____

(1) On peut voir , dans le tome 1.er de cet ouvrage , p. 195, des Réflexions et des Expériences sur le caractère contagieux de cette maladie , malheureusement si commune aujourd'hui.

CORRESPONDANCE.

DESCRIPTION succincte des Acares de la gale du Cheval ;
Par M. de Saint - Didier, membre de la Société d'Agriculture de Lyon.

PLUSIEURS naturalistes avoient remarqué depuis long-temps que certaines maladies de la peau étaient occasionnées ou au moins accompagnées d'insectes particuliers.

Abenzoard, médecin arabe, dans le 12.ᵉ siècle ; Mouffet en 1600, puis Auptman, Rhedi, Degéers, Cestoni, avaient observé et décrits celui qui se trouve dans les pustules de la gale de l'homme. Linné, cet homme si justement célèbre à tant de titres, égaré par une ressemblance, rendue peut - être plus grande encore par le défaut d'excellens instrumens d'observations microscopiques, avait cru, contre l'analogie, que cet insecte était le même que celui qu'il avait signalé sous le nom de *Mitte* de la *farine* et du *fromage*. Celui-ci en diffère cependant par des caractères très-marqués. Après lui, Degéers, Fabricius, Latreille, ont replacé cet insecte dans son rang et lui ont assigné des caractères spécifiques.

M. Galès, dans un savant mémoire sur

la gale de l'homme, a dénommé, décrit et figuré cet insecte.

Quelques recherches que j'aie faites, il m'a été impossible de l'observer et le comparer avec la figure qui accompagne le mémoire, quoique je l'aie cherché sur un grand nombre de malades, pris à différentes périodes. Cependant qu'il me soit permis de faire remarquer que l'analogie me porte à croire que le dessinateur ou le graveur a altéré les formes de l'insecte, en les rendant trop précises, trop régulières, le corcelet, sur-tout, indiqué comme dans les coléoptères. L'extrémité des pattes s'y trouve privée des espèces d'épanouissemens que les naturalistes ont trouvées à l'extrémité des espèces analogues, et qu'Olivier désigne comme caractère de celui-ci.

Déjà, M. Walz, Vétérinaire Allemand, avait fait connaître dans un mémoire plein d'intérêt, l'existence d'un Acare particulier à la gale du mouton ; il y a joint des figures. J'ai désiré inutilement jusqu'à présent d'en vérifier l'exactitude. Si elles n'ont pas été altérées par la gravure, on voit que les articles des pattes de cet insecte sont bien moins prononcés que dans celui provenant de la gale du Cheval. Peut être encore trouve-t-on sur le même individu diverses espèces de ces insectes, comme le soupçonnent plusieurs observateurs.

Les Acares de la gale du Cheval se voient très-distinctement à l'œil nu ; on les aperçoit en grand nombre courir sur les Chevaux galeux, et on distingue même souvent plusieurs de ces insectes accouplés. En les examinant alors au microscope on voit la femelle, le plus souvent entièrement privée de mouvement, ayant les pattes antérieures repliées sous le thorax ; le mâle, quoique plus petit, l'entraîne avec facilité. La partie postérieure du ventre de celui-ci, à l'époque de l'accouplement, se colore en couleur de rouille, et cette tache disparaît quelques jours après. Les pattes et la tête du mâle et de la femelle sont toujours de la même couleur. Je n'ai pu distinguer parfaitement les parties sexuelles ; mais lorsqu'on est parvenu à vaincre les difficultés qu'il y a de les séparer, on voit des deux côtés de l'anus de la femelle deux mamelons saïllans qui paraissent adhérens au-dessous de deux mamelons analogues du mâle ; ces parties restent quelques heures apparentes et disparaissent ensuite.

Les descriptions données par Degers et Fabricius s'accordent avec l'Acare en question, à quelques différences près. Leurs caractères réunis présentent le tableau suivant : Mitte arrondie, blanche, pattes, couleur de rouille, celles des quatre postérieurs avec une soie très-longue , les quatres tarses antérieurs en tuyaux terminés par un petit bouton.

Dans l'Acare du Cheval, les pattes moyennes de derrière seulement sont terminées par deux longues soies dont une plus alongée ; celles du mâle le sont davantage. Les dernières tarses des autres pattes sont formés en tuyaux, terminés par un espèce d'épanouissement contractile , transparent , assez semblable à une trompette.

Dans le nombre assez considérable de ceux que j'ai examinés au microscope , je n'en ai pas trouvé à six pates , comme Leuwenœk , Degéers et autres ont observé que se trouvaient les acares non adultes. Seulement , je crois avoir remarqué que les mâles tiennent les plus courtes pattes de derrière, repliées ordinairement sous l'abdomen.

Il m'a paru que le Ciron ou Acare était recouvert d'un épiderme sillonné et dur , et qu'il est sujet à des mues , plutôt que d'être recouvert par des écailles , comme le dit M. Rohaue dans le Mémoire cité de M. Galès.

REMARQUES.

Lorsque nous eûmes découvert dans cette École , en 1812 , les Acares de la gale du Cheval , j'en fis part notamment à M. de Saint-Didier qui eut la complaisance de les examiner au microscope. Il lut même à cet égard , quelque temps après , une note à la Société d'Agriculture de Lyon , à laquelle il présenta le dessin très-fidèle de ces insectes parasites (1). Il a bien voulu depuis me remettre le petit mémoire que l'on vient de lire , et graver lui-même avec la plus grande exactitude la planche qui le termine : par-là il a puissamment contribué à bien faire connaître cet insecte , qui ne l'est encore que très-peu des Vétérinaires , et je puis même dire des naturalistes. Tous, comme moi, doivent lui en avoir la plus grande obligation.

J'ai examiné plusieurs fois à la loupe les Acares du Bœuf (2), du Mouton, du Chien , du Chat et du Lapin , et je n'ai pas vu entr'eux et ceux du Cheval de différence bien remarquable. Sur ces derniers animaux ils m'ont seulement paru beaucoup plus petits que sur les autres (3) : ainsi ils semble

______

(1) *Compte rendu des travaux de la Société d'Agriculture , histoire naturelle et arts utiles de Lyon , depuis le 2 décembre 1812 jusqu'au 1 septembre 1813.*

(2) Les Bœufs Hongrois que les Autrichiens amenèrent en grand nombre avec leur Armée à Lyon en 1814, étaient presqu'entièrement couverts de gale et d'Acares. Il suffisait de prendre une petite quantité de la poussière dont leur peau était chargée , pour y reconnaître de suite à l'œil nu , une multitude de ces insectes rongeurs. Aussi tous ces Bœufs étaient-ils d'une très-grande maigreur.

(3) Ils périssent aussi beaucoup plus promptement. J'ai conservé vivans dans du papier pendant quinze et même dix-huit jours, des Acares du Cheval , et j'ai vu périr tous ceux du Chat au bout de trois ou quatre jours. Les uns et les autres meurent bientôt après l'individu sur lequel ils étaient. Placés sur la peau de l'homme ou des animaux d'une autre espèce que

que leur volume est proportionné à la taille des individus sur lesquels ils vivent. (1)

****

Explication de la figure de l'Acare de la gale du Cheval, grossi environ 5,500 fois au microscope, cet insecte n'ayant guère qu'un 5. ^{e} *de ligne de longueur.*

1. L'Acare femelle fécondée.
2. Le même Acare vu de profil.
3. Partie postérieure de cet Acare, immédiatement après l'accouplement.
4. Cette même partie, vue de profil.
5. L'Acare mâle.
6. Le même vu de profil.
7. Partie postérieure de cet Acare, immédiatement après l'accouplement.
8. Cette partie vue de profil.
9. Partie postérieure du corps des deux Acares accouplés.

A. L'Acare mâle. B. L'Acare femelle.

---

celle sur laquelle ils ont été pris, et recouverts d'un verre de montre pour les empêcher de fuir, ils se nichent sous l'épiderme et ils périssent le lendemain ou le surlendemain. C'est-là du moins ce que j'ai vu plusieurs fois.

(1) On peut voir dans le tome premier de ce Recueil, pag. 9 et suivantes, et dans le tome II, pag. 52 et 53, quelques autres détails sur ces insectes et sur la maladie qu'ils occasionnent ou dont ils sont peut-être dans quelques circonstances un effet. On trouvera aussi dans l'ouvrage de Walz, intitulé : *de la Gale des Moutons*, etc. des observations curieuses à ce sujet.

Observations

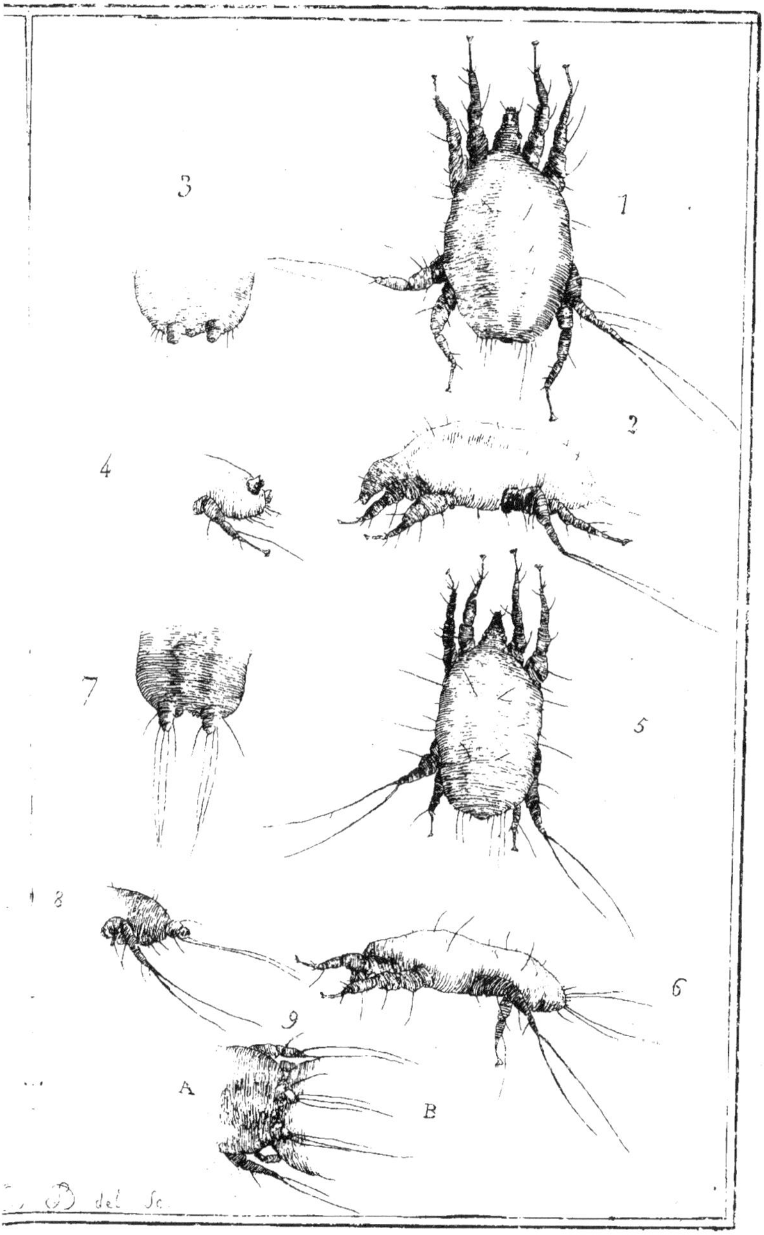

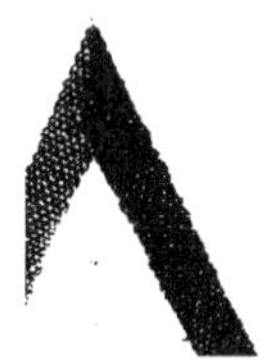

OBSERVATIONS

Sur la Nymphomanie,

Par M. Morier (1), *Vétérinaire à Aigle,
en Suisse.*

Ire Observation. Une Jument de 5 ans, bien constituée et d'un tempérament ardent, était atteinte de Nymphomanie caractérisée par les signes suivans : hénissemens amoureux, abaissement de la croupe sitôt qu'elle apercevait un animal de son espèce, érection du clitoris qui paraissait à l'extérieur, éjection d'une liqueur blanche, jaunâtre, qui sortait par la vulve. Alors elle était fougueuse et indomptable, elle détachait des ruades, se cabrait, avait les yeux étincelans, les naseaux dilatés, mangeait peu, était continuellement en agitation ; il y avait des momens où il était dangereux de l'approcher, parce qu'elle cherchait à sauter sur les épaules des personnes qui avaient la témérité de rester auprès d'elle.

Traitement. Une forte saignée, de la poudre de Nénuphar et de l'assa-fœtida réduit également en poudre, et mêlées l'une et l'autre à du son fraisé, sont les moyens qui furent employés pour combattre cette maladie. On les mit en usage durant quinze jours ;

____

(1) Élève de cette École.

au bout de ce temps les principaux symptômes furent calmés ; on fit saillir cette jument, elle retint et la maladie ne reparut plus.

IIe Observation. Une vache de 5 ans, forte, en bon état, nourrie avec du trèfle, fut atteinte d'une partie de symptômes indiqués dans la première observation ; mais en outre, mouvement voluptueux de la croupe, combat avec les taureaux qu'on mettait avec elle pour la saillir ; espèce d'égarement quand on la laissait libre.

Le traitement qui vient d'être indiqué, suivi pendant six semaines, ne produisit qu'un faible effet. On ajouta alors de l'opium aux substances sus-mentionnées, la vache fut séparée des autres, et la guérison eut lieu environ un mois après.

Remarques.

Il n'existe encore que fort peu d'observations sur cette maladie que Vitet a décrite sous le nom de *fureur utérine* (1). Celles de M. Morier, qui m'en a déjà adressé une foule d'autres sur diverses affections des animaux ruminans (2), méritaient par conséquent d'être recueillies.

____

(1) *Médecine Vétérinaire*, etc. ; tom. II, pag. 660.

(2) Parmi ces observations que je ferai connaître successivement, on distingue un mémoire sur la fièvre laiteuse des vaches, un mémoire sur le coryza du gros bétail, un mémoire sur une maladie vermineuse pulmonaire, etc., etc.

Le docteur Vitet conseille, pour guérir la Nymphomanie dans les animaux, outre la saignée à la veine jugulaire, les fomentations avec le vinaigre de saturne (acétite de plomb liquide) sur les parties génitales, l'eau blanchie avec les amandes douces pour boisson et pour lavemens, les bains froids, etc.

L'emploi des amandes douces pour boisson et pour lavemens, à l'égard des femelles des grands animaux, entraînerait sans doute dans des dépenses assez grandes, sur - tout dans les endroits où les amandiers ne sont pas communs. Une décoction de mauve, de racine de guimauve ou de nénufar, produirait vraisemblablement à-peu-près le même effet. Les remèdes les moins dispendieux sont ceux que le vétérinaire doit toujours mettre en usage de préférence.

OBSERVATION

Sur une maladie qui a affecté les Bêtes à laine de la partie Septentrionale du Département des Ardennes, en 1810;

Par M. Dehan (1), Vétérinaire en 1.er au Régiment des Chasseurs des Pyrénées.

DANS le mois de décembre 1810, je fus consulté par un riche propriétaire de Givet,

---

(1) Ex-répétiteur à l'École d'Alfort.

M. de Courtamine , sur une maladie qui affectait depuis le mois de juin son troupeau composé de sept cents mérinos et métis. Je me rendis sur les lieux. Je vis environ quatre cents de ces animaux boîtant , d'un , de deux , de trois et même de quatre pieds ; un grand nombre dans le plus grand marasme , ne pouvait plus s'appuyer d'aucune manière sur les extrémités antérieures , et ils étaient obligés de marcher constamment sur les genoux. Je reçus du propriétaire tous les renseignemens qu'il lui était possible de me donner. Il m'apprit que la maladie s'était déclarée par le dégoût et la perte totale de l'appétit. Les bergers , à l'inspection de la bouche , trouvèrent des aphtes en grand nombre. Il se manifesta bientôt une forte claudication qui affectait , comme je l'ai dit , plusieurs pieds à la fois. Les sabots étaient chauds et la supuration ne tardait pas à s'établir : c'était alors que les ulcères de la bouche se cicatrisaient et que l'inappétence disparaissait. Les bains, les cataplasmes émolliens et autres moyens conseillés par les Maréchaux et les Empiriques, furent employés en vain ; la maladie continua à faire des progrès , la corne se détacha, le pus se fit jour à la couronne, aux talons, à l'union de la sole avec la muraille, et il était abondamment fourni par l'ulcère atonique qui

s'établissait dans tout le tissu réticulaire.
La maladie restait alors dans le même état
et ne produisait d'autre ravage que de réduire
les animaux à une telle maigreur, que plusieurs en périrent.

J'appris que le printemps avait été extrêmement pluvieux dans ces contrées, et que
la température qui s'était maintenue jusqu'au
mois de mai dans la plus grande humidité,
était subitement devenue très-sèche et très-
chaude.

Je vis clairement que l'affection dont il
s'agit, ne devait être causée que par l'impression désagréable excitée par cette tran-
sition subite du froid humide au chaud sec,
et par la nature toute différente des terres
sur lesquelles les animaux paissaient : réunissant d'abord toutes les qualités propres
à ramollir la corne et à faire tomber dans le
relâchement tous les tissus du pied, elles
devinrent bientôt arides et sèches, et durent
nécessairement agir d'une manière morbifi-
que sur des parties que leur état primitif
rendait très-impressionnables.

Je cherchai d'abord à me convaincre si
cette affection était contagieuse, comme le
présumait une grande partie des habitans, et
pour cela j'inoculai le pus sécrété par les
pieds, sur différentes parties du corps de plusieurs animaux sains qui n'avaient montré

aucun symptôme d'altération depuis le moment de l'invasion. Je ne remarquai pas le
moindre trouble, après cette intromission,
et tout me porta à considérer la maladie
comme une simple Epizootie dont la cause
devait être débilitante.

Je la traitai en conséquence de la manière
dont je vais rendre compte. Je devais m'attacher en combattant l'affection locale, à
détruire en même-temps le vice interne.
Je fis saler l'eau qui servait à abreuver les
animaux, je leur fis donner à chacun tous
les jours de l'avoine qu'ils ne mangeaient pas
habituellement, et on la saupoudra avec une
demi once environ de poudre de gentiane.

J'obtins les meilleurs effets de ces moyens
hygiéniques : en huit jours ils firent renaître
la gaîté et le plus grand appétit. Je portai en
même temps mon attention sur la maladie
locale. J'enlevai les portions de corne détachées par la suppuration, je pensai avec
l'Egyptiac que je préparais moi-même et que
je sursaturais d'oxide de cuivre. Je fus obligé
d'extirper dans plusieurs pieds le sinus biflèxe
dont l'inflammation constitue le fourchet ou
piétain. Je renouvellai mon pansement au
bout de deux jours, et j'eus la satisfaction de
voir disparaître, en moins de trois semaines,
une maladie qui durait depuis six mois, et
qui avait résisté jusqu'alors à tous les traitemens.

Ce premier succès me mérita la confiance
de plusieurs propriétaires, et entr'autres du
maître de poste de la même ville, dont les
troupeaux qui offraient les mêmes symptômes maladifs, furent rendus à la santé par
les mêmes moyens.

REMARQUES.

La maladie dont il vient d'être question
me paraît avoir beaucoup d'analogie avec
cette variété de Crapaud qui a été observée
et décrite par M. Charles Pictet, sous le nom
de *Pourriture des pieds* (1). Mais elle en
diffère, cependant, en ce qu'elle était compliquée d'aphtes dans la bouche, et en ce
qu'elle parut un peu moins difficile à guérir.

Il est à regretter que M. Dehan qui en a
tracé le tableau d'une manière très-précise, et
qui a obtenu dans son traitement tout le succès que l'on pouvait espérer, ne l'ait pas ino-
culée particulièrement aux pieds, plutôt que
sur le corps; car il est des affections qui semblent ne se communiquer qu'autant que l'on
porte leur germe sur une partie semblable à
celle qui leur a donné naissance. C'est ainsi
que le virus Morveux, mis dans une plaie
faite à la peau, n'y produit ordinairement

____

(1) *Annales de l'Agriculture Française*, déjà citées, tom.
XXVIII, pag. 200.

CONSTITUTION MÉDICALE.

Maladies régnantes.

I.º On a vu, depuis long - temps, peu d'été aussi pluvieux que celui de cette année. Le mois de juillet a commencé comme le mois de juin avait fini, c'est - à - dire par des pluies abondantes qui ne furent interrompues que par quelques beaux jours, dont la chaleur n'a pas été extrêmement forte. Le baromètre qui très - souvent ne marquait le matin que 8 ou 9 degrés, s'élevait communément dans l'après-midi jusqu'à 15, 16, et même 18. Les jours où il a beaucoup plu ont été en général froids, particulièrement les 29, 30 et 31 juillet. Pendant ces trois jours le Rhône a cru de quatre à cinq pieds, et dans beaucoup d'endroits il s'est considérablement débordé, sur-tout vis-à-vis Lyon : de vastes prairies ont été inondées, ce qui fait craindre qu'on n'y récolte que de fort mauvais foins (1).

---

(1) On trouve indiqué ce qu'il y a à faire pour rendre de pareils Foins moins dangereux pour la santé des animaux, et des conseils sur les végétaux qu'on peut leur substituer, dans un *Avis aux Cultivateurs, rédigé sur la demande*

Le 30 il est tombé dans quelques villages des départemens du Rhône et de l'Isère beaucoup de grêle qui a fait un grand mal à la récolte.

Pendant les premiers jours d'août il a aussi beaucoup plu ; néanmoins le baromètre montait très-sensiblement. Bientôt la température a enfin répondu à la saison, quoique le Ciel restât encore fréquemment chargé de nuages. Mais, vers le milieu du mois, nouvelles pluies ; elles ont duré quelques jours, et ont été remplacées par un vent du nord assez fort et assez froid, auquel ont succédé quelques beaux jours qui ont terminé ce mois.

La température du mois de septembre n'a pas été moins variable que celle des mois de juillet et d'août. Après plusieurs jours de pluie, on a éprouvé un peu de chaleur, et ensuite, tantôt le vent du nord et tantôt celui du midi ont soufflé avec force ; enfin les derniers jours de septembre ont été assez beaux, et ont fait naître l'espoir d'avoir une automne plus belle que l'été qui l'a précédée.

II.° Les maladies qui ont été les plus communes pendant ce trimestre, et que l'on peut attribuer à l'état froid et humide

---

de Son Excellence le Ministre Secrétaire-d'État au département de l'Intérieur, par une commission de la Société Royale et centrale d'Agriculture ; août 1816.

de la saison , sont , parmi les grands animaux , les catarrhes nasal et pulmonaire ,
et l'entérite aiguë. L'usage du foin nouveau ,
joint à la température humide de l'atmosphère m'ont paru être la principale cause
de cette dernière maladie , dont un Cheval
et un Ane sont morts très-promptement.

Les Rhumatismes musculaires des épaules ,
si communs dans les Chevaux pendant le
trimestre dernier , sur-tout en mai (1) , ont
été fort rares pendant celui-ci. Nous n'en
avons remarqué que trois exemples.

La Gale , le Catarrhe nasal , la Rage , la
Gastrite et l'Epilésie , sont les maladies qui
ont affecté un plus grand nombre de Chiens
et de Chats.

Sur les 23 Chiens qui ont péri , quatre
étaient atteints de la Rage , quatre de Gastrite et d'Entérite avec spasme des muscles
qui écartent les mâchoires , et quatre d'Epi-
lepsie. Les autres sont morts de diverses maladies beaucoup moins fréquentes , et qui
n'offraient rien de bien remarquable. Il en
est cependant deux dont l'histoire mérite ,
je crois , d'être rapportée ici brièvement.

Constipation opiniâtre. Un Chien de basse-
cour , de taille moyenne , âgé de six ans ,
était fortement constipé depuis une quinzaine

______

(1) Voyez le Cahier du 2ᵉ trimestre , page 131.

de jours. Son maître lui donna pour le purger
une tête de mouton non dépouillée de sa peau ;
un mois se passa encore sans qu'il rendît
d'excrémens, quoiqu'il fît pour cela de fréquens efforts. Alors on nous l'amena ; son
ventre était extrêmement dur et tendu. On
lui donna pendant plusieurs jours, la décoction de graine de lin en breuvages et en lavemens, et on lui fit prendre plusieurs bains
émolliens. Il n'en résulta aucun effet. Je le
fouillai ensuite avec des pinces, et pendant
dix jours de suite, je lui retirai du rectum
environ dix livres de matières excrémentitielles qui ressemblaient à de la terre glaise,
peu humectée, ce qui ne procura à ce
Chien qu'un bien faible soulagement. Le
ventre étant presque toujours aussi dur et aussi
gros, et la mort paraissant inévitable, je
me décidai à pratiquer la gastrotomie au-
dessous du flanc droit, et à ouvrir une portion du colon. J'enlevai par la plaie quatre
livres d'excrémens, et je fis dans l'intestin,
antérieurement et postérieurement, des
injections émollientes. Je fermai les plaies
de l'intestin et des parois abdominales, au
moyen de la suture du Pelletier : mais le
Chien, comme je le présumais, ne survécut
que quelques heures à cette opération, que
je ne tentai que parce que son maître voulait le faire jeter à la rivière, attendu que

sa mort lui paraissait certaine. A l'ouverture du cadavre, on trouva encore quinze à seize livres d'excrémens très-durs, dans lesquels il y avait quelques portions d'os et des petits paquets de laine de la tête du mouton que le Chien avait mangée.

Il est à remarquer que toute la masse d'excrémens que contenait le tube intestinal qui avait acquis par - tout plus de trois pouces de diamètre, n'était pas blanchâtre et friable comme cela se voit ordinairement dans le cas de constipation sur les Chiens. Elle avait au contraire la couleur et la consistance de la terre glaise, et on pouvait la pétrir aisément. Cette matière devint un peu blanchâtre dans son milieu, en se desséchant ; le reste conserva la couleur et la dureté de la terre argileuse.

Ces matières excrémentitielles, dont le poids était, comme on vient de le voir, très-considérable, n'étaient - elles que la substance salino - terreuse des os que le Chien avait pu manger, et dont l'organe digestif avait extrait la matière nutritive ? ou bien provenaient-elles en grande partie de la terre qu'il aurait avalé par goût ou par l'effet d'une altération dans les voies digestives ? C'est - ce que nous n'avons pu savoir au juste. Ce qu'il y a de certain, c'est que ce dernier cas ne serait pas sans exemple.

(139)

On sait qu'il y a des animaux qui aiment beaucoup la terre, et que d'autres usent de ce moyen pour tromper leur faim, et appaiser les douleurs d'un estomac irrité par un long jeûne. « On trouve souvent dans l'estomac des loups . des masses de terre glaise qu'ils ont avalées. Brown rapporte que dans l'Amérique méridionale les Crocodiles avalent également de petites pierres ou des morceaux de bois, lorsque les alimens leur manquent. Le naturaliste voyageur Patren, nous apprend qu'en Russie, sur le fleuve Genissey, et dans quelques montagnes des environs du fleuve Amour, on trouve une terre dont les Elans et les Chevreuils sont si friands, que les chasseurs l'employent comme appât pour attirer ces animaux. »

On sait aussi que dans l'espèce humaine, manger de la terre, est l'effet ou la cause de quelques maladies assez communes chez les enfans et les jeunes filles chlorotiques. « En Amérique, cette habitude passe pour être une cause de dépopulation parmi les Nègres Esclaves. La terre qui est l'objet de leur goût particulier, dans les deux îles de la Martinique et de la Guadeloupe, dit M. *Moreau de Jonnes*, est un composé d'Argile, de Cilice et de Magnésie, dans des proportions peu variables : elle est colorée en jaune rougeâtre par l'oxide de fer ; en général , elle happe la langue , rougit au feu , jette une odeur d'alumine , se pétrit aisément avec l'eau , se fend par la dessication , paraît onctueuse à l'œil et au toucher. » (1) La plupart de ces caractères existaient dans les matières terreuses du Chien qui fait l'objet de cette observation.

Colique de plomb. Cette maladie a été observée sur un petit Chien barbet , âgé de six mois , appartenant à un ferblantier : les douleurs qu'il éprouvait étaient telles , qu'il criait presque continuellement , en s'étendant sur le dos et roidissant les membres. Ce Chien avait couché la veille dans un endroit où l'on avait fondu du plomb. Déjà deux fois il avait été atteint de la même Colique, due à une cause semblable. Mais elle avait été légère et s'était dissipée sans remède. Cette troisième fois la maladie fut beaucoup plus grave , et elle dura quatre jours. Le tartrite antimonié de potasse donné en lavage ne produisant aucun effet , on administra l'opium à la dose de 12 grains par jour dans six verrées d'infusion de tilleul. On donna des lavemens laxatifs , et on appliqua un vésicatoire sur la poitrine. Les symptômes se calmèrent le second jour , et ils disparurent complettement le troisième.

---

(1) *Observations sur les Géophages*, (mangeurs de terre) *des Antilles :* Gazette de Santé, août 1816 , page 172.

MÉMOIRE

Sur les causes auxquelles on doit attribuer la perte d'un grand nombre de
Chevaux de Cavalerie,

*Présenté, en Décembre 1815, à Son Exc.
le Duc de* FELTRE, *Ministre Secrétaire-
d'Etat de la Guerre.*

S'IL est dans la cavalerie un point digne
de fixer particulièrement l'attention du Gouvernement et des chefs de Corps, c'est sans
contredit celui qui, après la conservation des
hommes, a pour objet celle des Chevaux. Le
grand nombre de ces animaux qu'il faut
toujours à l'Etat, ce qu'il en coûte pour
les nourrir et pour les renouveler, la sûreté
du service même, tout, enfin, commande
que l'on ne néglige aucun moyen de les
préserver de maladies, et que dès qu'ils en
sont atteints, on n'omette rien de tout
ce qui peut concourir à leur rendre la santé.

Appelé en 1799 à servir dans un régiment
de Cavalerie en qualité de Vétérinaire, je
ne tardai pas à remarquer que dans ce
Corps (1), comme dans beaucoup d'autres,

____

(1) Le 20.e Régiment de Chasseurs à cheval.

il existait une foule de causes propres à augmenter le nombre et la gravité des maladies auxquelles les Chevaux de troupe sont exposés. Je vis avec la même peine qu'une infinité de circonstances s'opposaient à ce que ces Chevaux reçussent tous les soins nécessaires pour arriver à une prompte guérison.

La modicité des émolumens qui m'étaient accordés (1), et le désir de remplir mes devoirs, m'engagèrent à rechercher ces causes. Elles furent l'objet d'un Mémoire particulier que je présentai au Colonel de ce Régiment, et que je publiai en 1804, deux ans après avoir quitté le service. Il a produit peut-être quelque bien (2), et c'est une seconde édition de ce travail imparfait

---

(1) J'avais, comme tous les autres Vétérinaires de cavalerie, 20 centimes par Cheval, par mois, et seulement environ 200 Chevaux étant alors au dépôt. Il me fallait sur cette somme fournir tous les médicamens, et le nombre des chevaux malades était ordinairement de 15 à 20. On peut juger si je pouvais faire de grandes dépenses pour leur traitement.

(2) On a depuis essayé de faire disparaître plusieurs causes de mortalité que j'avais signalées dans la première édition de cet Ouvrage. Telles sont : 1.º le peu de lumières qu'ont en hippiatrique la plupart des officiers de Cavalerie. 2.º Les places d Vétérinaires occupées par de simples maréchaux. 3.º Le nombre trop limité de Vétérinaires, en temps de guerre sur-tout. 4. La modicité des émolumens qui leur sont accordés. 5.º L'infériorité du rang où les place leur grade dans les Régimens, etc. mais ce qu'on avait fait de bien sur ces derniers articles, n'a pas été de longue durée.

sans doute , et auquel j'ai fait divers changemens , que je donne aujourd'hui , présumant qu'il pourra faire naître encore quelques vues utiles. Si mon attente est trom-
pée , j'aurai du moins rempli la tâche que
je me suis imposée depuis long-temps , et
j'aurai suivi le conseil de *Montaigne* qui
veut que *chacun écrive ce qu'il sait et
autant qu'il en sait.*

Ce Mémoire sera divisé en douze articles , où je détaillerai brièvement toutes
les causes , pour la plupart encore sub-
sistantes , auxquelles on doit attribuer depuis
long-temps , la perte d'une grande quantité
de Chevaux de cavalerie. J'indiquerai ensuite
les moyens qui me semblent les plus propres
à les prévenir , et ceux qui peuvent en
détruire ou empêcher les funestes effets.

Parmi les causes qui ont fait périr tant
de Chevaux de troupe depuis le commencement de la funeste révolution que nous
venons d'éprouver , les unes ont agi direc-
tement et les autres indirectement sur la
santé de ces animaux , et leurs effets , dans
les divers régimens, ont toujours été en raison
de l'ordre qui régnait dans les différentes
branches du service , de l'intelligence et
des lumières des Colonels , des talens des
Vétérinaires , et du degré de confiance qu'on
leur accordait.

Les plus fréquentes comme les plus dangereuses de ces causes que j'ai été à même de remarquer sont :

1.º Le peu de soin apporté dans le choix des Chevaux destinés au service de la cavalerie ;

2.º La mauvaise qualité des fourrages ;

3.º La construction vicieuse d'un grand nombre d'écuries ;

4.º La mauvaise tenue de beaucoup d'infirmeries , et le manque d'instrumens nécessaires pour certaines opérations , les pansemens, et l'administration des médicamens ;

5º. Le défaut d'ordre dans la plupart des quartiers , relativement aux écuries des Chevaux attaqués de maladies contagieuses ;

6.º Le peu de précautions à l'égard des harnachemens et autres objets qui ont servi à ces Chevaux ;

7.º Le peu de soin qu'on a des Chevaux en route, et la pernicieuse habitude de faire voyager ceux qui sont atteints de morve , de farcin , etc.

8.º Le peu de connaissances en hippiatrique de la majeure partie des officiers de Cavalerie.

9.º Le nombre trop limité des Vétérinaires , sur-tout en temps de guerre ;

10.º La modicité des émolumens qui leur sont accordés ;

11.º L'infériorité du rang où les place leur grade dans les Régimens ;

12.º Enfin, le manque de connaissances de plusieurs d'entr'eux.

Tous ces articles exigeraient peut - être de grands détails ; mais n'ayant d'autre vue que de donner un simple aperçu des causes qui ont eu souvent des effets si funestes, et d'abus suivis de résultats plus ou moins fâcheux, auxquels il était aussi instant que facile de remédier , je ne présenterai qu'une esquisse légère et rapide de chacun d'eux.

I.º

Peu de soin apporté dans le choix des Chevaux destinés au service de la Cavalerie.

Personne n'ignore que les Chevaux de troupe doivent avoir une taille, des formes et des qualités qui ne sont pas toujours rigoureusement exigées dans ceux que l'on destine à tout autre service. Mais on ne sait pas assez à quel point on a poussé à cet égard la négligence et l'oubli, et combien on a employé de moyens infâmes pour éluder les réglemens militaires concernant les remontes.

L'intrigue la plus astucieuse et la plus condamnable, présidait à presque tous les marchés et à toutes les fournitures. Des

sommes considérables étaient toujours dis-
tribuées par les marchands pour faire accepter des milliers de Chevaux , ou par des propriétaires aisés frappés de réquisitions. Dans
ce dernier cas , il n'était pas rare de voir le
chetif Cheval du malheureux cultivateur ,
qui ne pouvait ou n'osait faire aucun cadeau,
lui être enlevé , tandis que la monture élé-
gante du riche ou de l'homme en place ,
était refusée , sous prétexte de quelques
défauts qui n'existaient pas , ou qu'on avait
l'adresse d'exagérer.

Mais c'est surtout dans les fournitures
faites par les Marchands de Chevaux qu'il
se faisait le plus de ces friponneries , qu'une
coupable et dangereuse impunité semblait
dispenser de cacher bien soigneusement.

Tantôt on recevait des Chevaux qui n'a-
vaient nullement la taille requise pour
l'arme à laquelle on les destinait , ou qui
n'en approchaient que parce qu'ils avaient
aux pieds des fers pourvus de très-fortes
éponges , dont on avait soin d'abattre la
rive externe , afin que le fer parût de même
épaisseur partout , et que cette fraude pût
au moins échapper à des regards peu atten-
tifs, ou justifier des hommes volontairement
distraits. D'autres fois on mettait entre le
fer et l'ongle des morceaux de feutre bien
coupés et noircis comme le sabot.

Si on ajoute à ces fourberies , 1.º le soin qu'on avait toujours de placer les Chevaux le plus avantageusement possible pour les toiser ; 2.º l'adresse de poser la toise sur un pavé un peu élevé ; 3.º l'indulgence coupable avec laquelle on les recevait , quoique malgré toutes ces supercheries , il manquât quelque chose à la taille , on verra pourquoi l'on trouvait si communément dans les troupes légères tant de Chevaux qui avaient neuf ou dix lignes , et même un pouce de moins que ne portaient les règlemens. Aussi, dans l'arme des Dragons en voyait-on beaucoup qui n'avaient strictement que la taille de ceux de Chasseurs ou de Hussards , parce qu'ils étaient plus payés que ces derniers ; et dans la grosse Cavalerie, les Cuirassiers et les Carabiniers , il s'en trouvait un très-grand nombre de la taille des Chevaux de Dragons. Le même abus se commettait pour ceux d'Artillerie et de Charrois. Mais ce n'était pas là le seul, et il n'aurait pas eu en général des suites très-fâcheuses si les Chevaux eussent été du reste bien conformés et exempts de maladies.

Une foule de Chevaux , au moment de l'admission , étaient trop jeunes ou trop vieux pour supporter les fatigues de la guerre. Les premiers , auxquels les marchands avient soin d'arracher les dents de lait des coins , pour les faire paraître un peu plus âgés , étaient promptement ruinés , ou périssaient bientôt dans les dépôts à la suite de quelques marches forcées, ou de quelques accidents aggravés encore par une gourme arrêtée ou jetée incomplettement , par des saignées pratiquées à contre-temps , par une castration mal faite , etc.

Les chevaux âgés , parmi lesquels on en a vu de quatorze à quinze ans que l'on avait reçus pour des chevaux de sept ans , parce qu'ils avaient été contre-marqués , ne rendaient presque aucun service.

Quant aux formes , il n'était pas rare de recevoir pour la Cavalerie des Chevaux qui n'auraient dû être employés tout au plus qu'aux Charrois militaires , tant ils étaient lourds et peu propres à la course. Aussi, après de légères fatigues ils devenaient promptement fourbus, ou étaient attaqués de diverses maladies inflammatoires qui les emportaient rapidement , ou qui forçaient à les renvoyer dans les dépôts où ils languissaient plus ou moins long-temps par le peu de soin qu'ils y recevaient.

Le défaut d'âge et de taille , les formes lourdes et massives , la mauvaise conformation du corps , des membres ou des pieds , n'étaient pas cependant les seuls vices que l'on rencontrât dans une grande partie des

Chevaux

Chevaux de remonte. Beaucoup étaient attaqués, au moment où on les recevait, de maladies internes, mais sur-tout d'affections externes, plus ou moins graves, telles que des Fluxions aux yeux, des Cataractes commençan-
tes, des contusions aux barres, sur le garrot
ou sur le dos, des Trombus, des Tumeurs synoviales ou osseuses aux membres, des Seimes,
des Oignons, des Crapauds, des Champignons, des engorgemens des cordons spermatiques, etc., etc. On comprend facilement que l'on ne manquait pas d'user de
quelques stratagêmes pour donner le change
sur quelques-unes de ces maladies, afin de
mettre un peu à l'abri de la critique
la mauvaise foi de ceux qui recevaient
ces Chevaux. Par exemple, lorsqu'il s'agissait d'une fluxion périodique, ou d'un principe de cataracte, on donnait quelquefois au - dessus de l'orbite un coup assez
fort pour entamer un peu la peau, afin de
présenter la maladie de l'œil comme l'effet
d'un accident extérieur, qui ne devait avoir
aucune suite dangereuse, ou d'empêcher
qu'elle ne pût être facilement distinguée.
On faisait très-souvent la même chose sur
les Tumeurs osseuses ou synoviales, les
ganglions, etc. ; et c'était, selon les marchands, des coups de dents ou de pieds
que les animaux avaient reçus tout récem-

ment, en se battant entre eux. Les Seimes se masquaient avec du cambouis ; les Oignons au moyen d'un fer un peu couvert ; le Crapaud en faisant passer l'animal dans la boue, quand cela était possible, etc. Au reste, on faisait lever si rarement les pieds des Chevaux que l'on examinait, qu'il n'était pas difficile de tromper, à l'égard de ces dernières maladies, toujours dangereuses.

Les engorgemens des cordons spermatiques, les fistules à ces parties, et les champignons ne présentaient, disait-on, rien de dangereux ; cependant beaucoup de Chevaux en périssaient avant même d'être rendus à leur destination.

Pour empêcher que les animaux ne parussent rampins, on mettait aux éponges des fers, de hauts crampons, et si l'on faisait remarquer ce défaut, le marchand ne manquait pas de répondre que c'était l'effet de la maladresse du maréchal qui en avait agi ainsi sans raison.

On sait que presque tous les pieds dont la corne est grise ou blanche, sont ce qu'on appelle *Dérobés* ; la paroi, vers les quartiers surtout, se déchire ou éclate facilement, et les fers tiennent bien moins long-temps à de pareils pieds qu'à ceux dont l'ongle est d'une autre couleur. Si l'animal marche pendant une heure au plus sans fer, il est bientôt boiteux , et son pied dans le plus mauvais état. Quelques personnes ne craignent pourtant pas d'avancer que de pareils pieds sont aussi bons que les autres , et qu'il suffit de les bien ferrer.

On n'était pas plus difficile pour les Chevaux qui étaient rétifs et indociles , quoique l'on n'ignorât pas que la plupart devaient être livrés à de jeunes Cavaliers peu instruits , dont le courage et l'assurance ne pouvaient qu'être affaiblis par les vices de pareilles montures. De tels Chevaux , comme l'observe *Xenophon* , (1) « ne rendent de service qu'à l'ennemi , et tous ceux qui ruent sous l'homme et donnent des coups de pieds , sont aussi embarassans que dangereux à la guerre. » Les accidens de tous genres qu'ils occasionnent sont en effet très-fréquens. Les Jumens étaient reçues indifféremment comme les Chevaux ; cependant les règlemens portent que l'on n'en doit recevoir qu'un 6.me , et cette mesure est fort sage , attendu qu'une foule de Jumens peuvent être couvertes en route , et devenir ensuite , pendant quelque temps , presque incapables d'aucun service.

On ne finirait pas si on voulait mettre au jour toutes les ruses , toutes les friponneries qui se commettaient ordinairement

____

(1) *Du Commandement de la Cavalerie.*

dans les réceptions de Chevaux. Je dois néanmoins le dire ici : on a vu des Officiers et des Vétérinaires que l'or des Marchands ne pouvait corrompre. Ne connaissant que leurs devoirs, ils dédaignaient les railleries des gens sans foi et sans moralité, loin de se rendre leurs imitateurs ou leurs complices dans cette espèce d'assassinat. N'était-ce pas en effet devenir en quelque sorte l'assassin de son semblable, que de recevoir des Chevaux qui tôt ou tard faisaient estropier ou tuer ceux qui les montaient, ou les forçaient à se rendre prisonniers ?

C'est par de tels moyens qu'une foule d'hommes démoralisés ont acquis des richesses immenses, en compromettant la vie de leurs fils, de leurs frères, de leurs parens, et d'une multitude infinie de militaires qui combattaient pour eux. De combien de Cavaliers intrépides, ce commerce illicite n'a-t-il point occasionné la perte ! Combien n'en a-t-on pas vu qui ont tué ou blessé eux-mêmes leurs Chevaux, pour ne pas périr avec eux dans la première affaire ! Combien enfin, dans les grands dépôts, dans les infirmeries des Régimens, n'est-il pas mort de Chevaux qui avaient, au moment où ils ont été reçus, le principe de quelques maladies graves que l'on pouvait alors aisément reconnaître !

Si ceux qui se sont rendus coupables de ces désordres, pensaient aux maux incalculables qu'ils ont occasionnés dans les armées et dans des milliers de familles, il n'est pas croyable qu'ils pussent jouir paisiblement de leurs misérables richesses, à moins que le crime ne leur fût devenu indifférent, et leur intérêt la seule chose nécessaire.

On préviendrait sans doute les grands abus dont je viens de parler,

1.º En choisissant toujours dans chaque Régiment, pour être chargé des remontes, l'officier le plus instruit en hippiatrique et en même temps le plus probe.

2.º En adjoignant toujours à cet officier qui devrait avoir au moins le grade de capitaine, le Vétérinaire en chef de son corps.

3.º En doublant la paye de l'un et de l'autre pendant toute la durée de la remonte, afin qu'ils ne fussent pas tentés d'accepter de l'argent ou des Chevaux, pour se dédommager de leurs frais de voyage.

4.º En faisant examiner scrupuleusement, trois ou quatre jours après leur arrivée au corps, tous les Chevaux qu'ils auraient amenés, et en laissant pour leur compte ceux qui seraient reconnus impropres au service.

5.º En se montrant de la plus grande sévérité sur la taille, l'âge et les autres qualités

des Chevaux de Cavalerie, et en ne char-
geant jamais de ce choix d'autres Vétérinaires que ceux du Corps où ils doivent
entrer. On en conçoit aisément la raison.

6.º En exigeant que tous les Chevaux
fussent coupés au moins depuis un mois
avant d'être reçus, afin qu'ils fussent parfaitement à l'abri de tous les accidens qui
peuvent être la suite d'une castration mal
faite, ou pratiquée dans un moment où
l'animal était atteint de quelques maladies.

I I.º

Mauvaise qualité des Fourrages.

Presque tous les Régimens se sont plaints
fort souvent et avec raison de la mauvaise
qualité des Fourrages. La plupart des entrepreneurs paraissent depuis long - temps
tellement habitués à des gains excessifs, et
l'examen que l'on fait de leurs fournitures
est quelquefois si léger, que tout ce qu'il y a
de plus médiocre est assez ordinairement ce
qu'ils achètent de préférence. Quoique cet
abus ait causé la perte d'une quantité très-
considérable de Chevaux dans tous les
Corps, soit par des Epizooties meurtrières,
soit par d'autres maladies non moins redoutables, il s'en faut beaucoup qu'on y apporte

encore par-tout aujourd'hui, toute l'attention qu'il mérite. Il n'est pas fort rare
d'ailleurs de voir les justes réclamations de
plusieurs Régimens à ce sujet, rester à-peu-
près sans effet.

Si nous avions un état de toutes les Epizooties qui se sont manifestées dans les
corps de Cavalerie, sur-tout depuis vingt-
cinq ans, nous verrions qu'en effet, les
trois quarts au moins de ces terribles maladies ont été occasionnées par des Fourrages
altérés ou corrompus. J'en ai rapporté des
exemples dans plusieurs Mémoires (1).

La mauvaise qualité des Fourrages ne
produit cependant pas toujours des maladies Epizootiques. Il en est des animaux
comme des hommes : on en voit qui peuvent se nourrir pendant assez long-temps
d'alimens avariés, sans en éprouver d'effets
nuisibles. Mais par la suite, les plus petits
dérangemens dans l'économie animale, les
plus légères blessures peuvent être suivis
des accidens les plus funestes et de la mort.

---

(1) Voyez : *Mémoire sur une Epizootie qui se manifesta
dans le mois de germinal an huit, sur les Chevaux du
dépôt du 20.e Régiment de Chasseurs, en garnison à Metz ;
et des Effets des pailles rouillées ; ou exposé des rapports,
recherches et expériences sur les pailles affectées de rouille,
délivrées pendant le dernier trimestre de l'an 9, aux Chevaux du 20.e Régiment de Chasseurs, stationné à Arras ;*
Lyon, 1804.

C'est ainsi qu'on voit fréquemment dans la troupe beaucoup de maladies de poitrine, de maux de garrot, de javarts encornés, entraîner la perte des animaux en très-peu de temps ; qu'on voit des coups de pieds qui ne sont rien en apparence, être suivis d'engorgemens considérables et assez souvent mortels ; qu'on voit quelquefois la cautérisation des boutons de farcin , l'application des sétons, etc. avoir des suites semblables (1).

On ne doit donc pas être étonné du peu de succès de plusieurs opérations chirurgicales dans la Cavalerie ; il est beaucoup de cas où il faut moins attribuer aux Vétérinaires les accidens qui suivent ou accompagnent ces opérations , qu'aux vices

____

(1) M. *Duclos*, Vétérinaire du ci-devant 4.e Régiment d'Artillerie à cheval, m'écrivit en février 1815 , la lettre suivante :

Je vous adresse, Monsieur, un échantillon du Foin et de la Paille dont on nourrit nos Chevaux depuis plusieurs mois ; j'ai fait tout ce qui était en mon pouvoir pour faire changer ces alimens, je n'ai jamais pu y parvenir.

Je crois avoir reconnu dans ce que je vous envoie, le Souchet, la Prèle et les Cipéroïdes ou Carex ; ces plantes forment un cinquième de la nourriture en Foin, et la Paille est presque en totalité rouillée comme celle que vous avez sous les

de la nourriture à laquelle ont été soumis les animaux opérés. Il en est de même dans le traitement de quelques maladies internes.

Non-seulement les Chevaux de troupe n'ont pas toujours des Fourrages de la qualité réquise par les règlemens ; mais encore, par des substitutions combinées par les fournisseurs, on les prive souvent de la ration déterminée par ces mêmes règlemens.

---

yeux ; une autre partie du Foin, est comme vous le voyez, avariée.

Depuis quelque - temps, un coup de pied, un coup de dent, en un mot une blessure provenant d'un accident quel qu'il soit, prennent un caractère farcineux. Beaucoup de Chevaux deviennent glandés sans flux, d'autres avec flux, et d'autres jettent sans être glandés : ces maladies traitées, aussitôt leur apparition, avec le soufre et le kermès minéral, disparaissent avec la plus grande facilité ; jusqu'à présent elles n'ont pas eu beaucoup de malignité ; mais il me semble qu'elles doivent faire craindre pour l'avenir.

Sachez aussi que tout l'hiver nos Chevaux ont été abreuvés à la rivière ; les jambes étaient mouillées presque tout le jour, et cette cause empêchant ou interrompant en partie la transpiration, peut avoir contribué aux flux et aux glandes qui se sont déclarés.

Veuillez, s'il vous plaît, me faire part de votre sentiment à cet égard.

Si dans une division militaire, par exemple, la Paille se trouve d'un prix un peu plus élevé que de coutume, les entrepreneurs cherchent tous les moyens d'en faire réduire la quantité, et d'y suppléer par du mauvais Foin ; on fait le contraire, quand le Foin est le plus cher.

Quant à l'Avoine, très-souvent on l'a mouillée dans les magasins, afin de la faire gonfler, et elle ne fournit plus alors qu'un aliment dangereux ; d'autres fois elle est pleine de poussière, de saletés, ou on y a laissé une certaine quantité de ses balles pour en augmenter le volume ; ou bien elle a été jetée avec une pelle contre un mur, après avoir été arrosée, pour faire rebrousser ses pointes, afin qu'il en entrât moins dans la mesure.

Lorsque les fournisseurs ne peuvent ni mouiller l'Avoine, ni la donner avec ses balles, ou de la poussière, etc. plusieurs emploient un autre expédient ; c'est de la livrer par petites mesures. De cette manière, comme ils ont, sur une quantité donnée, beaucoup plus souvent à racler, et que cette opération est toujours faite à leur avantage, il en résulte pour eux, par chaque prise, un bénéfice assez grand.

Un Vétérinaire m'a assuré avoir surpris un fournisseur qui trompait d'une autre façon en délivrant de l'Avoine : il avait fait adapter

au conduit qui partait du grenier pour
descendre à la partie inférieure du bâtiment, où les Cavaliers tendaient leurs sacs ,
un second conduit qui se rendait dans
un autre petit magasin , où environ la
sixième partie de chaque ration se trouvait
versée. Après diverses plaintes portées contre
ce Fournisseur , on fit la visite des greniers ,
et l'on trouva cette seconde décharge.

Ce sont sans doute toutes ces indignes
fourberies qui ont fait dire à un grand
philosophe (1). « Je voudrais que les gens
» instruits voulussent ou osassent donner une
» fois au public , le détail des horreurs qui
» se commettent dans les armées , par les
» entrepreneurs des vivres et des hôpitaux :
» on verrait que leurs manœuvres , non trop
» secrettes , par lesquelles les plus brillantes
» armées se fondent en moins de rien , font
» plus périr de soldats, que n'en moisonne
» le fer ennemi. »

Il est à observer encore que quand on
parvient, ce qui est assez rare, à convaincre les Fournisseurs et leurs arbitres de la
mauvaise qualité des Fourrages , on néglige
trop les précautions nécessaires pour em-

____

(1) J. J. Rousseau ; *Discours sur l'Origine et les fonde-*
mens de l'inégalité parmi les hommes.

pêcher qu'on n'en délivre bientôt de semblables, ou que ces mêmes Fourrages ne soient eux - mêmes remis en distribution, étant mêlés avec d'autres.

Ces diverses denrées n'ont pas toujours d'ailleurs leur poids et leur mesure : que l'on pèse du Foin ou de la Paille, on se convaincra souvent qu'il manque par botte depuis une demi-livre jusqu'à une livre. Si l'on ajoute à cela les ramassis que les Fournisseurs font mettre au milieu des bottes, la grosseur démesurée des liens qui quelquefois sont mouillés, le déchet qu'éprouve le Foin depuis le moment où on le reçoit, jusqu'à celui où on le délivre aux Chevaux, on trouvera aisément la principale cause de l'état de maigreur de plusieurs de ces animaux, sur-tout à la suite de marches forcées, de maladies graves, lors de vers intestinaux, etc.

Enfin, outre les nombreuses maladies qu'on peut attribuer à la qualité plus ou moins défectueuse du Fourrage sec, il en est aussi d'autres qui sont produites par le verd que l'on fait prendre chaque année aux Chevaux les plus jeunes, ou à ceux qui sont en mauvais état. L'intérêt des Fournisseurs l'emporte assez souvent alors sur celui des Régimens, par l'inattention ou la faiblesse des Vétérinaires et des Officiers qui commandent les détachemens.

Le verd étant ordinairement au compte des entrepreneurs , peu leur importe sa qualité, pourvu qu'il leur coûte moins que les rations de Fourrage. Aussi, lors même que l'on pourrait avoir de très-bon verd dans les endroits où l'on est en garnison , ou dans les villages voisins, envoie-t-on quelquefois les Chevaux à huit , dix ou douze lieues de-là. On en devine aisément la raison : c'est que l'on y a à bon compte de l'herbe de prairies marécageuses , composées en grande partie de lèches, de joncs , de toutebonne ,, de renoncules, de croisette velue , de caille-lait , etc. que les Chevaux ne mangent pas, ou dont ils ne mangent que fort peu, et dont on ferait de très-mauvais foins.

Le poids de ces herbes qui contiennent toujours beaucoup d'eau de végétation , étant généralement de quatre-vingts à quatre-vingt-dix livres, et les pesées ayant lieu à deux ou trois heures du matin , il est facile de s'apercevoir que la nourriture des Chevaux qui sont au verd , pèche fréquemment et par la qualité, et par la quantité. Aussi plusieurs de ces animaux y périssent ou en reviennent en bien plus mauvais état qu'ils n'y sont allés. Ces Chevaux sont d'ailleurs presque toujours sous des hangards ou dans des granges , sans mangeoire , sans râtelier, et, ce qui est pire , sans litière, dans la bouc jusqu'aux boulets, et tellement serrés, qu'ils ne peuvent se coucher. On peut juger si un verd de cette nature n'est pas souvent bien plus nuisible qu'avantageux.

Si on ne mettait au verd que les Chevaux qui en ont strictement besoin, ce régime ne serait préjudiciable qu'à un petit nombre ; mais par un préjugé mal fondé sur la salubrité de cette nourriture, on y soumet presque toujours plus de Chevaux qu'ils n'y en a auxquels elle peut être vraiment salutaire, et il en résulte quelquefois les plus graves inconvéniens. Une autre erreur dans laquelle on tombe aussi dans quelques Régimens, c'est de croire que la saignée est indispensable pour tous les Chevaux qui sont au verd, tandis qu'elle ne l'est qu'à un très-petit nombre. Il est assez ordinaire, quand on pratique cette opération sur tous, de voir naître beaucoup de trombus, dont plusieurs ne sont pas sans danger.

Une expérience malheureuse prouve que les Vétérinaires, sur ce point comme sur beaucoup d'autres, ne sont pas toujours à même de faire le bien que leur dicte l'exercice de leurs fonctions. L'infériorité de leur rang, et les ménagemens qu'ils doivent garder avec les Conseils d'administration dont ils dépendent, sous le double rapport du traitement et des gratifications que des circonstances particulières les mettent quelque-fois dans le cas de demander, sont autant d'obstacles à l'accomplissement de leurs devoirs.

Les moyens les plus propres à remédier à la majeure partie des abus énoncés dans ce chapitre, et aux suites qu'ils peuvent avoir, seraient à ce qu'il me semble,

1.° D'être plus sévère qu'on ne l'a été généralement jusqu'à présent sur la qualité et le poids des Fourrages des Chevaux de troupe.

2.° D'obliger les Vétérinaires à assister, lorsque l'on est en garnison, au moins une fois par semaine, à la prise des Fourrages, et en marche, de s'y rendre l'un ou l'autre tous les jours avec l'Officier ou les Officiers de service, pour en observer la qualité.

3.° Lorsqu'un Régiment porte des plaintes sur la nature des Fourrages, et que l'on nomme des experts pour les examiner, de choisir toujours des hommes d'une probité bien reconnue, et incapables de se laisser corrompre par des offres ou toutes autres considérations particulières.

4.° Quand il a été bien reconnu que les Fourrages peuvent être nuisibles à la santé des Chevaux, de les faire brûler de suite, et quant à l'Avoine gâtée, de la faire jeter à l'eau (1).

____

(1) Lorsque en route les Fourrages sont loin d'avoir les qualités requises, et qu'il s'élève des discussions pendant

5.º Enfin, de ne diminuer les rations accordées par les règlemens, qu'en cas de disette bien constatée, et d'après les ordres du Général commandant la Division, ou du Ministre de la Guerre.

Quant à la nourriture verte, on ne pourra en espérer de meilleur effet, que lorsque l'on sera plus scrupuleux sur le choix de l'herbe, que tous les Chevaux en auront autant qu'il leur en faudra, que l'on ne soumettra à cette nourriture que ceux auxquels elle sera nécessaire, que l'on portera à ces Chevaux tous les soins qu'ils exigent, que l'on prendra plus de précautions pour les faire passer de la nourriture sèche à la nourriture verte, et de celle-ci à l'autre, etc.

J'ajouterai encore que quand on remplace les plantes graminées par le trèfle ou la luzerne, il est assez rare que l'on en donne autant qu'il en faudrait pour produire l'effet désiré. La quantité que l'on fixe ordinairement est toujours bien inférieure à celle qui serait nécessaire pour rétablir les Chevaux.

---

lesquelles les Cavaliers, quelquefois tout mouillés, sont obligés de rester plusieurs heures à la porte des Magasins, jusqu'à ce qu'on ait procédé à l'expertise, ne conviendrait-il pas non-seulement d'obliger les Fournisseurs à en livrer à l'instant de meilleurs, mais encore de les condamner à une amende pour être distribuée aux soldats qui ont attendu plus ou moins long-temps par l'effet de leur incurie, ou de leur mauvaise foi ! Cette mesure les rendrait infailliblement plus exacts dans leurs fournitures.

III.

III.°

Construction vicieuse d'un grand nombre d'Écuries.

Les animaux comme les hommes, ont besoin, pour jouir d'une santé parfaite, d'habiter des endroits sains et bien aérés. L'air, ce fluide élastique et transparent qui compose notre atmosphère, sans lequel nul être animé ne peut vivre, joue dans l'économie animale un aussi grand rôle que les alimens; il peut même être considéré comme le principal, puisque, dès qu'il est altéré, la santé est bientôt plus ou moins dérangée.

Ainsi, les Écuries trop basses, peu aérées, ou dont les issues sont mal placées, le sol bas et humide; celles dont les mangeoires sont appuyées contre ou près des murs répondant à des terrasses, ou qui contiennent trop de Chevaux, relativement à leur étendue, etc., exposent ces animaux à une foule de maladies, telles que la Morve, le Farcin, la Gale, des Catarrhes, des Fluxions périodiques aux yeux, des Engorgemens œdémateux, des douleurs Rhumatismales, etc.

C'est sur-tout dans les quartiers qui avoisinent de près les remparts, les montagnes, qu'on remarque le plus de ces sortes de maladies (1), qui font quelquefois de grands ravages, sans que l'on paraisse chercher à en découvrir les causes, ni à en diminuer les effets.

M. Chabert, dont le nom en art Vétérinaire fait autorité, a rapporté plusieurs fois dans ses savantes leçons, avoir vu des Corps de Cavalerie perdre une très-grande quantité de Chevaux, par suite de semblables causes. Une fois il fut appelé pour examiner les Chevaux d'un escadron qui tous devenaient morveux, tandis que les autres du Régiment jouissaient d'une bonne santé. En considérant l'écurie, il reconnut qu'elle était extrêmement humide, que les mangeoires se trouvaient appuyées contre une terrasse, et que les longes de cuir et les licous même s'y pourrissaient très-promptement. Il la fit évacuer, on l'exhaussa, on y pratiqua les ouvertures nécessaires, et la Morve cessa.

Peut-être doit-on aussi en grande partie

---

(1) Le Quartier dit *de Serein*, à Lyon, est sur-tout dans ce cas. Dans plusieurs Ecuries l'eau traverse le mur qui est contre la montagne, et elle coule par un petit ruisseau dans ces Ecuries, qui n'ont du jour que d'un seul côté. Aussi la Morve, le Farcin, etc. n'y sont-ils pas fort rares, malgré les utiles réparations qui y ont été faites depuis peu de temps.

à l'humidité des Ecuries et au peu de cir‑
culation de l'air atmosphérique, ces pertes im‑
menses que plusieurs maîtres de poste et des
cultivateurs éprouvent continuellement, par
les effets de la Morve, ou autres maladies
non moins redoutables, que la crédulité
publique et le charlatanisme attribuent à des
sorts jetés sur les animaux.

Il y a peu d'années que M. Fromage, à
qui la science doit beaucoup d'observations
intéressantes, démontra, par un mémoire
qu'il publia au sujet d'une maladie qui se ma‑
nifestait dans une ferme du département de
Seine-et-Marne, que cette maladie, qui avait
déjà enlevé une vingtaine de chevaux, et que
les gens du pays et même le fermier attri‑
buaient à un sortilège, n'était occasionnée
et entretenue que par l'humidité du sol, les
exhalaisons des couches de terre impré‑
gnées d'urine, et le défaut de renouvelle‑
ment de l'air (1).

Il est des quartiers où les Ecuries ne sont
insalubres que par le trop grand nombre
de Chevaux que l'on y met proportionnelle‑
ment à leur grandeur. Les animaux, même

____

(1) Voyez : *Moyens de faire cesser la mortalité des
Chevaux dans une ferme du département de Seine-et‑
Marne ; 1802.*

les plus robustes , y sont bientôt attaqués de maladies presque toujours rebelles et opiniâtres. Si l'on objecte que le terrain est précieux , on répondra avec Bourgelat, (1) que les Chevaux ne le sont pas moins.

Les Ecuries de Cavalerie sont donc pour les Chevaux ce que les chambres des Casernes sont pour les soldats : toutes les fois qu'elles sont bien exposées , bien aérées , d'une capacité proportionnée au nombre d'animaux qu'on veut y mettre , et éloignées de tout ce qui peut produire des exhalaisons malfaisantes , les maladies internes y sont rares ; mais elles deviennent communes si une de ces précautions manque , ou plusieurs à-la-fois.

M. Tessier a bien senti tous les inconvéniens qui peuvent résulter de la mauvaise construction des Ecuries de Cavalerie , et il serait à désirer que les vues qu'il a proposées pour celles à construire , fussent mises à exécution (2).

Il n'est pas possible , sans doute , de reconstruire toutes les Ecuries qui pèchent

---

(1) *Traité de la conformation extérieure du Cheval* , etc.
(2) *Observations sur plusieurs maladies des Bestiaux* , etc. avec le plan d'une *Étable* , et cel i d'une *Écurie* convenable aux *Chevaux de Cavalerie* , de *Fermes* , de *Poste* , etc. 1782.

par une mauvaise exposition, par une trop grande humidité et par quelques défauts majeurs dans la construction ; mais on pourrait corriger jusqu'à un certain point quelques-uns de ces vices, et diminuer le nombre des maladies qui en sont communément la suite,

1.° En faisant relever le sol de plusieurs, et en lui donnant assez de pente pour que les urines pussent s'écouler au-dehors.

2.° En plaçant moins de Chevaux dans d'autres, sur tout celles qui sont très-basses, c'est-à-dire, en accordant à chaque Cheval au moins quatre pieds et demi, et un peu plus à ceux qui sont malades.

3.° En pratiquant à celles qui ne sont point assez aérées, les ouvertures nécessaires pour la libre circulation de l'air atmosphérique.

4.° En entretenant mieux qu'on ne le fait ordinairement, le pavé de toutes, afin que l'urine ne séjourne pas dans les trous, et en éloignant, autant que possible, le fumier des portes et des fenêtres de ces Écuries (1).

____

(1) C'est surtout quand il règne une maladie Épizootique contagieuse, qu'il importe d'éloigner les fumiers de ces endroits. Des fumiers provenant des Chevaux d'un Régiment de Dragons attaqués d'une Fièvre Charbonneuse, déposés sous les fenêtres

Il est quelquefois impossible d'obliger les gardes d'écuries à rester la nuit dans les infirmeries des Régimens, parce qu'une fois les portes fermées, on y respire l'air le plus infect. Que l'on juge d'après cela de l'état dans lequel doivent se trouver les animaux qui y sont.

Cependant, comme les saisons obligent souvent de fermer les Ecuries des Chevaux malades, et que d'ailleurs, pendant les nuits de la plus grande partie de l'année, elles doivent l'être, il semble qu'il serait utile, après que l'on aurait désigné dans chaque quartier un nombre suffisant d'infirmeries, d'y pratiquer non-seulement les fenêtres nécessaires pour les rendre plus saines, mais encore sous-les mangeoires des ouvertures d'environ un pied en carré, fermées par une planche qui glisserait dans les coulisses d'un cadre de bois scellé au mur. Les dépenses que cela occasionnerait seraient bien rachetées par les avantages qui en seraient le résultat. Cette dernière mesure, dont nous voyons chaque jour les bons effets dans les infirmeries de notre Ecole, ne serait pas non plus à dédaigner pour les autres Ecuries, où l'on ne peut percer des jours qué d'un

____

d'une autre Ecurie, communiquèrent cette maladie aux chevaux qui y étaient. (*Instructions et Observations sur les Maladies des Animaux domestiques*, tom. IV, pag. 230, 2.e édit.)

seul côté, et pour celles dont les croisées sont très-élevées, car il est aisé de voir que le gaz acide carbonique de ces Ecuries ne peut guère en être chassé. Telles sont, par exemple, les Ecuries de la Caserne dite de la *Nouvelle-Douane à Lyon*, et quelques autres.

I V.°

Mauvaise tenue de beaucoup d'Infirmeries, et manque d'Instrumens nécessaires pour les Opérations, les Pansemens, et l'administration des Médicamens.

Pour peu que l'on observe attentivement la tenue de la plupart des Infirmeries de Cavalerie, et la manière dont le service s'y fait, on est bientôt convaincu qu'une partie des Chevaux malades, loin d'y trouver une prompte guérison, doivent y rencontrer plutôt une foule de causes propres à la retarder. D'abord ces animaux sont rarement nourris et exercés comme ils devraient l'être. On les place presque toujours dans les Ecuries les moins salubres, où ils sont quelquefois serrés les uns contre les autres, au point de ne pouvoir se coucher, et où l'air qu'ils respirent est par conséquent bientôt corrompu. D'autres fois ils occupent des Ecuries qui sont extrêmement grandes, mal fermées , et dans lesquelles, pendant l'hiver ; ils éprouvent le froid le plus vif. Ceux qui n'ont que de simples blessures, sont quelquefois mêlés avec d'autres affectés de maladies contagieuses , ou bien ils occupent les Ecuries dans lesquelles ces derniers ont resté, sans qu'elles ayent été préalablement désinfectées. Quelquefois aussi les mêmes hommes soignent indistinctement des Chevaux blessés , et d'autres attaqués de maladies qui peuvent se gagner. Il n'est pas rare non plus de voir des Cavaliers qui auront pansé pendant quelque temps , dans les infirmeries , des Chevaux Morveux, Farcineux, Galeux, etc. revenir à leurs compagnies , en panser d'autres avec les mêmes habits et les mêmes instrumens.

Quelques personnes croyent , il est vrai, que la Morve , le Farcin , la Gale , ne sont pas ou presque pas susceptibles de se communiquer. Mais quelles sont les expériences assez multipliées , et les observations assez exactes qui nous démontrent la vérité de cette assertion ? de ce que ces maladies ne se sont pas toujours déclarées sur tous les animaux qui avaient séjourné un temps plus ou moins long avec ceux qui en étaient atteints , peut-on rigoureusement en conclure qu'elles ne sont point du tout contagieuses ? Ne voyons-nous pas quelquefois la même chose dans la médecine humaine à l'égard de plusieurs affections dont le caractère contagieux ne peut être révoqué en doute ? Enfin, n'avons - nous pas une foule de faits avérés qui nous attestent que toutes les maladies dont on vient de parler sont éminemment contagieuses (1) ?

Les maréchaux-des-logis que l'on commet ordinairement à la surveillance des Infirmeries, n'ont pas toujours d'ailleurs cette vigilance et cette sévérité nécessaires pour un tel service. Cela ne paraîtra pas étonnant, si l'on fait attention que dans la plupart des Corps, c'est ce qu'il y a de plus médiocre en sous - officiers que l'on destine à ce poste important. D'un autre côté, les officiers sont en général assez indifférens sur ce qui se passe dans les infirmeries, et les Vétérinaires ne pouvant, par l'infériorité de leur grade, réprimer tous les abus qui s'y commettent dans certains cas, relativement à la nourriture et autres soins que l'on doit aux animaux, sans s'exposer à des désagrémens, à des querelles sérieuses avec les maréchaux - des - logis, leurs

____

(1) On peut voir ce qui a été dit à ce sujet dans le tom. 1.e de cet Ouvrage, pages 99, 195 et 439. ; et tom. 2.me pag. 64.

égaux en grade ; il en résulte que le service dont ils sont chargés est fréquemment mal fait.

Il n'est que trop souvent arrivé, par exemple, que des sous-officiers attachés aux infirmeries ont vendu une partie du foin et de l'avoine des Chevaux malades, ou qu'ils ont laissé, à chaque prise, une portion de ces denrées aux gardes-magasins, par suite d'arrangemens faits entr'eux. Il me serait facile d'en rapporter ici des preuves.

Plus d'une fois aussi, des Vétérinaires entièrement dévoués à leur état, et bravant tous les dangers auxquels les exposait leur exactitude à remplir leurs obligations, se sont vus contraints de céder à un faux point d'honneur, en acceptant le duel que leur proposaient des sous-officiers qui avaient ainsi trafiqué de la nourriture des Chevaux, et qui faisaient un crime à ces Vétérinaires d'oser s'en plaindre.

La plupart des Chevaux malades exigeraient, pour leur prompt rétablissement, avant de rentrer dans les compagnies, une augmentation de nourriture, ou un changement d'alimens, qu'on leur refuse toujours, quoiqu'il fût très-facile de le leur procurer, si l'on avait pour l'infirmerie un magasin particulier où l'on réser-

vât le fourrage des Chevaux dont l'état
exige la diète, pour le distribuer à ceux qui
auraient besoin de surplus.

Presque tous ces Chevaux sont aussi trop
affaiblis par le retranchement inconsidéré
que l'on fait assez communément de l'avoine,
à laquelle on substitue de mauvais son,
qui remplit l'estomac et les intestins, mais
ne nourrit pas.

Au lieu d'échanger l'avoine, comme on
le fait ordinairement contre du pareil son,
que les gardes - magasins ont toujours en
abondance, ne pourrait-on pas l'échanger
contre de l'orge, du froment ou du seigle,
suivant les besoins et les pays que l'on habite?
Il ne faut pas s'y tromper, dans le traitement
de beaucoup de maladies, une nourriture
saine et convenable à l'état des animaux,
est souvent bien préférable aux médicamens,
ou du moins elle en seconde puissamment
les effets.

Après la nourriture, l'exercice est,
comme on le sait, un des moyens salutaires
que l'on ne doit pas négliger, principalement lors de certaines maladies, et dans
l'état de convalescence. Cependant, dans
plusieurs Régimens, on n'y fait que peu ou
point d'attention, et le Vétérinaire n'obtient
pas toujours ce qu'il désirerait à cet égard.

Dans la plus grande partie des Corps,

il semble qu'une fois que les Chevaux sont à l'infirmerie , il n'y a plus que des demi-soins à leur porter , tandis qu'il faudrait au contraire , redoubler ceux qu'on leur donne habituellement.

Les infirmeries de Cavalerie manquent d'ailleurs presque toutes de baquets pour abreuver les chevaux , de bains, pour les maladies des pieds et des membres , de bridons à breuvages ; une même paire d'entraves et la même platte-longe servent pour abattre et fixer tous les Animaux , quel que soit le caractère de leurs maladies. Enfin , les Vétérinaires sont rarement pourvus de tous les Instrumens propres à l'exercice de leur art , et dans les pansemens , il n'est que trop fréquent de voir employer pour les Chevaux sains et pour ceux qui sont atteints de Morve , de Farcin , de Gale , les mêmes vases , les mêmes seringues , les mêmes éponges , trousse-pieds , serre-nez , etc.

Pendant la saison où les mouches sont nombreuses , on n'a pas non plus le soin d'éloigner assez les Chevaux Farcineux de ceux qui ne sont que blessés ; d'où il résulte quelquefois qu'en passant des ulcères Farcineux sur les plaies , elles communiquent le Farcin aux derniers. Il se développe ordinairement sur eux au moment où les cicatrices commencent à se former (1).

____

(1) On peut voir dans le *Tableau Synoptique* que j'ai

Il est à présumer que toutes ces causes disparaîtraient en grande partie,

1.º Si les Vétérinaires avaient plus d'autorité, c'est-à-dire, un grade au-dessus de celui qu'ils ont.

2.º Si tous avaient les lumières et le zèle que l'exercice de leur art exige.

3.º Si on accordait annuellement quelques récompenses à ceux qui auraient perdu le moins de Chevaux dans une année.

4.º Si les Corps fournissaient aux Vétérinaires les gros objets d'infirmeries nécessaires au traitement des Chevaux, comme Bains, Baquets, Bridons à breuvages, Chapelets, Colliers, Soutiens, Souspentes, Entraves, Plates-Longes, etc., dont ces Vétérinaires seraient responsables, et qu'on les obligeât à se pourvoir eux-mêmes des principaux Instrumens utiles à l'exercice de leur art.

5.º S'il y avait dans chaque Régiment à la disposition des Vétérinaires un petit fourgon attelé d'un ou de deux Chevaux, pour transporter ces objets, ainsi que la caisse de

---

publié, *sur les différentes voies par lesquelles les maladies Épizootiques contagieuses peuvent se communiquer*, des exemples de la propagation de ces maladies par les Mouches, et ce qu'on peut faire pour prévenir cet accident, que j'ai eu occasion de remarquer plusieurs fois.

médicamens, lorsque l'on est en route. (1)

6.° Si on éloignait davantage les Chevaux Morveux et Farcineux des Chevaux blessés, sur-tout en été, qu'on ne les fît jamais promener ensemble ; que l'on désinfectât scrupuleusement tous les instrumens propres au pansement de la main, et tous les objets enfin qui auraient servi aux premiers, avant d'être employés pour d'autres.

V.°

Défaut d'ordre dans la plupart des Quartiers, relativement aux Ecuries des Chevaux attaqués de Maladies contagieuses.

La Morve, le Farcin, la Gale sont, comme nous venons de le dire, des maladies contagieuses et très-fréquentes parmi les

---

(1) Pendant presque tout le temps que j'ai été dans un Régiment, j'ai eu un pareil fourgon divisé en deux parties. La partie antérieure, qui en formait à-peu-près les deux tiers, servait à contenir ma caisse de médicamens, celle d'instrumens, des Bains, des Baquets, une caisse de livres, et enfin mes effets. L'autre partie renfermait une petite forge, qui m'était fort utile lorsque, soit en route, soit en garnison, j'avais à appliquer le feu. Je n'étais point alors obligé d'abattre les Chevaux devant la boutique d'un Maréchal, où souvent on est fort mal sous tous les rapports. Ce fourgon était traîné par deux vieux Chevaux du Régiment, et conduit par un de mes aides. Il avait été fait aux frais du corps et aux miens.

Chevaux de troupes , dont elles enlèvent chaque année un très - grand nombre. Il y eut pendant la révolution si peu d'ordre dans la plupart des Quartiers de Cavalerie , pour le logement des Chevaux de passage et de ceux qui se trouvaient en garnison , qu'on plaçait souvent ceux qui étaient Morveux , Farcineux , Galeux , dans toutes les Ecuries , tant saines qu'infectées des germes de ces maladies.

Aussi, lorsqu'un Régiment en relève actuellement un autre , est-on encore quelquefois fort embarrassé pour placer convenablement les Chevaux sains et les malades. Il arrive plus d'une fois qu'on en met des premiers dans des Ecuries où il y en a eu d'autres atteints de maladies contagieuses , avant de les avoir nettoyées, et que les derniers occupent celles qui devraient être spécialement réservées à ceux-là.

Les Ecuries destinées à servir d'infirmeries , n'étant plus , dans la majeure partie des Quartiers, marquées à leurs portes d'une inscription , comme cela se pratiquait anciennement , les Vétérinaires , ou plutôt les Adjudans-Majors et les Majors ont , par ce moyen, la faculté dangereuse d'assigner pour les Chevaux malades celles qu'ils jugent à propos. Un autre abus non moins grand , c'est que les Officiers qui ont des Chevaux Morveux, Farcineux, Galeux, ne veulent pas en général les mettre avec ceux du Régiment, mais dans des Ecuries saines qu'ils ne font ni désinfecter, ni marquer comme suspectes, après que leurs Chevaux sont guéris ou morts. D'un autre côté encore, les Caserniers ne donnant souvent que des renseignemens très-imparfaits sur celles de ces Ecuries qui ont servi à contenir les Chevaux attaqués de maladies contagieuses, il n'est pas étonnant que ces redoutables fléaux s'y perpétuent toujours avec une égale force (1).

Au reste, les procédés que l'on emploie pour la désinfection des Ecuries, ne sont pas à beaucoup près suffisans pour remplir le but que l'on se propose. En effet, il est d'expérience qu'une couche ou deux de lait de chaux appliquées sur les murs, mangeoires, râteliers, sans préalablement les avoir fait racler ni laver à l'eau chaude, ne peuvent détruire complettement les particules virulentes qui y sont attachées. Tel est cependant, le moyen généralement employé pour désinfecter les Ecuries de troupes.

---

(1) On vient de voir un exemple bien frappant de ce que j'avance ici, dans la Caserne dite *de la Nouvelle Douane* à Lyon, où le 17.me Régiment des Chasseurs des Pyrénées a perdu dans l'espace de peu de temps, par l'effet de la Morve, un très-grand nombre de Chevaux, malgré les soins les plus assidus du Vétérinaire en premier de ce Régiment.

« Ce

« Ce moyen, disent MM. Chabert et Hu-
» zard, qui a paru fondé sur les bons effets
» que l'on attribuait à l'eau de chaux, pour
» la guérison de la Morve, ne produit aucun
» bien pour la purification des écuries, et
» peut, par l'espèce de confiance qu'il ins-
» pire, propager la contagion de cette ma-
» ladie, ou la développer.

» Les préposés au nettoyement des écu-
» ries, persuadés de la vertu prétendue spé-
» cifique de la chaux, négligent les autres
» moyens de propreté, et la couche de
» chaux recouvre souvent le flux morveux,
» déposé et encroûté sur les murs, les
» auges et les râteliers; mais cette couche,
» bientôt enlevée par la salive, la bave,
» la boisson, ou le frottement, laisse ces
» croûtes à découvert, les Chevaux ne tar-
» dent pas à les lécher, et à s'inoculer ainsi
» la maladie : d'une autre part, les parti-
» cules irritantes et caustiques de la chaux,
» détachées et devenues pulvérulentes par le
» frottement, portées dans les naseaux par
» l'inspiration, s'attachent sur la membrane
» pituitaire, peuvent, en excitant de l'in-
» flammation et de l'irritation dans cette
» membrane, faire naître la Morve, si elle
» n'existe pas, ou la développer plus ou
» moins rapidement, si les Chevaux y ont
» quelques dispositions. Il ne faut sans doute

» pas chercher ailleurs la cause de l'opiniâ-
» treté de cette maladie , dans certaines écu-
» ries parfaitement nettoyées et blanchies à
» la chaux. » (1)

Il serait cependant assez facile de faire nettoyer à fond, c'est-à-dire bien racler et laver à l'eau bouillante les mangeoires et les râteliers des écuries que l'on se propose de désinfecter. Il n'en coûterait guère pour cela aux Régimens que des balais , des racloirs et du charbon ou du bois, parce que cela peut être fait en grande partie par les soldats , à titre de corvée. Les écuries étant ensuite bien récrépies et blanchies, on serait certain qu'il n'y aurait plus de dangers à craindre pour les Chevaux sains que l'on y placerait, sur-tout si l'on y faisait avant plusieurs fumigations par l'expansion du gaz acide muriatique-oxigéné, et que l'on n'y remît pas de suite des Chevaux. On conçoit aisément , au surplus , que lorsque les mangeoires et râteliers ne valent rien , il vaut mieux les remplacer , la désin- fection complète en étant alors très-difficile.

Les meilleurs moyens pour arrêter les ter- ribles effets de la Morve , produite par l'in- fection des écuries , seraient donc ,

1.º De faire nettoyer exactement , récrépir

____

(1) *Instruction sur les moyens de s'assurer de l'existence de la Morve , etc.* quatrième édition , page 80 et 81.

et blanchir ensuite toutes les écuries des divers quartiers de cavalerie où elle est commune.

2.º De désigner en même temps un nombre suffisant d'écuries pour les Chevaux malades, notamment pour ceux affectés de maladies contagieuses.

3.º De faire marquer en gros caractères sur les portes des infirmeries, le genre d'affections pour lesquelles elles seraient destinées.

4.º D'astreindre les caserniers à tenir un registre exact des autres écuries, que des circonstances particulières obligeraient de faire occuper par des Chevaux atteints de maladies contagieuses, et d'en donner une note aux Vétérinaires des Corps qui y arriveraient pour y tenir garnison, ou qui y logeraient par passage, afin qu'ils pussent placer les Chevaux convenablement à leurs maladies.

5.º De ne pas souffrir qu'aucun Cheval attaqué de maladies qui peuvent se communiquer, appartenant à des Officiers, fût mis dans d'autres lieux que ceux consacrés pour les autres Chevaux du Corps atteints de ces maladies.

6.º D'obliger les Régimens aux frais de nettoyement des écuries, toutes les fois que leurs Chevaux auraient éprouvé une maladie contagieuse quelconque , et de rendre les Chefs des Corps et les Commissaires des guerres responsables de la manière dont cette désinfection s'exécuterait.'

Que l'on juge maintenant s'il y a quelque comparaison à établir entre des moyens si peu coûteux , et d'une exécution si facile , et la perte énorme qu'entraîne une longue et coupable négligence sur ce point.

V I.º

Peu de précautions à l'égard des Harnache-mens , et autres objets qui ont servi à des Chevaux affectés de maladies contagieuses.

Le peu d'attention que l'on fait dans quelques Corps , à l'emploi des harnachemens , provenant des Chevaux affectés de ces maladies , est encore une des causes qui contribuent à les propager parmi les animaux en santé.

Nous avons vu dans plusieurs Régimens , lorque des Chevaux entraient à l'infirmerie pour cause de Morve , de Farcin ou de Gale , leurs harnois rester entre les mains des Fourriers , ou même des Cavaliers , qui ne s'en servaient que trop souvent pour d'autres Chevaux sains. Il est évident que les diverses parties de ces harnachemens, telles que les couvertures, panneaux, chabraques, sangles, brides, etc. que le contact des Chevaux malades a imprégnées des germes de leurs maladies, ne peuvent que les inoculer imperceptiblement à ceux pour lesquels on les fait servir.

La même chose a lieu quelquefois à l'égard des bridons d'abreuvoir, des étrilles, des brosses, etc. avec lesquels on a pansé les premiers. Il y a peu d'années qu'il était rare, dans quelques Corps, comme je l'ai dit plus haut, que les cavaliers restassent quinze jours à l'infirmerie à soigner ces animaux, sans être relevés par d'autres qui y étaient à-peu-près autant de temps, et tous retournaient ensuite avec les mêmes ustensiles panser d'autres Chevaux de leurs compagnies. Si les justes représentations que faisaient les Vétérinaires à ce sujet, n'étaient pas toujours absolument sans effet, il arrivait trop souvent qu'elles n'étaient observées que momentanément.

Il en est encore de même des longes et des licous des Chevaux qui se trouvent guéris de Morve, de Farcin ou de Gale. Ces animaux ne devraient jamais rentrer dans les compagnies avec ces objets infectés ; cependant, sans avoir égard aux inconvéniens graves qui peuvent résulter du défaut d'attention sur ce point, il semble que l'on préfère dans quelques Régimens courir les risques de perdre plusieurs Chevaux, plutôt que de sacrifier de mauvais licous, ou de mauvaises longes, ou de les faire nettoyer de manière à ce qu'ils puissent être employés sans danger.

Quelques auteurs modernes semblent faire entendre que la Morve ne se transmet pas par les harnachemens, ni même par aucune autre voie. Mais on a malheureusement une foule de preuves qui attestent le contraire, et j'en ai rapporté plusieurs dans le tome 1.er de mes *Mémoires et Observations* citées plus haut, où on trouve un assez grand nombre d'expériences faites avec le virus morveux. Il en est une entre autre (page 229 de cet ouvrage) qui ne laisse aucun doute sur les dangers que peuvent courir certains animaux solipèdes auxquels on met des licous provenant de Chevaux affectés de Morve.

Il y a des Régimens où l'on est assez circonspect à cet égard ; mais on y manque généralement d'une méthode sûre et peu coûteuse pour la désinfection. Dans d'autres, on prend souvent l'extrême où il faudrait tenir un juste milieu. C'est ainsi que dans presque tous les Corps, on faisait anciennement brûler les harnachemens et les ustensiles qui avaient servi aux Chevaux morveux, ainsi que les habits des hommes qui avaient pansé ces animaux. Par des procédés aussi rigoureux, suivis encore aujourd'hui dans quelques Régimens, on ne fait qu'ajouter une perte à une autre, et on doute mal à propos de l'efficacité des moyens chimiques , et autres qui , employés avec méthode , peuvent détruire toutes les traces du virus morveux ou farcineux , sans altérer sensiblement la nature des objets sur lesquels on exerce leur action , je veux dire tout ce qui est en cuir , en laine ou en toile.

On remédierait sans doute facilement aux inconvéniens détaillés dans cet article ,

1.° En établissant dans chaque Régiment un magasin qui serait sous la surveillance du Capitaine d'habillemens et du Vétérinaire en chef, où on renfermerait tout ce qui proviendrait des Chevaux affectés de maladies contagieuses , ou soupçonnées telles.

2.° En faisant faire chaque trimestre , ou tous les six mois, par le sellier , en présence du Vétérinaire en chef et de l'Officier chargé de cette partie , la visite de tout ce qui vaudrait la peine d'être nettoyé , et en brûlant le reste.

3.° En suivant , quant aux procédés de désinfection, l'*Instruction sur la Morve* , par MM. Chabert et Huzard , dont on vient de parler.

4.° En surveillant les selliers pendant cette opération qui , mal faite , ne servirait à rien et ne remplirait en aucune manière le but que l'on se proposerait.

Mais, en agissant ainsi, il ne faudrait pas, dans des momens de départ, délivrer les selles et les brides qui se trouveraient dans ce magasin, pour les Chevaux à qui il en manquerait, ou pour ceux de l'infirmerie, comme on l'a fait plus d'une fois dans ces derniers temps, afin d'éviter des frais de transport. On sent que les précautions que l'on aurait prises deviendraient nulles, puisqu'on emploirait de nouveau, pour des Chevaux sains, tous les objets infectés.

V I I.°

Peu de soins à l'égard des Chevaux en route, sur-tout des Chevaux malades, et pernicieuse habitude de faire voyager ceux qui sont atteints de Morve, de Farcin, etc.

Les soins et les attentions à donner aux Chevaux d'un Régiment en marche, doivent être très-multipliés, si l'on veut éviter cette foule de maladies et d'accidens de toute espèce auxquels ces Animaux sont exposés en pareils cas.

Il n'est guère de routes un peu longues qui n'entraînent la perte de plusieurs Chevaux, par l'effet de l'ignorance, de l'incurie et du peu de réflexion de la part de ceux qui les conduisent ou les gouvernent. Cela se concevra aisément si l'on fait attention , d'une part , que sous l'ancien gouvernement il n'était pas rare de voir des Officiers et des Sous-Officiers d'infanterie passer dans la cavalerie sans posséder aucune connaissance du Cheval ; et de l'autre , si l'on considère la modicité du traitement des Vétérinaires , et l'espèce de découragement dans lequel on les a jetés , ce qui les rendait un peu insoucians sur une partie de leurs devoirs. Malheureusement cette dernière cause , comme je le dirai plus loin , subsiste encore.

Les accidens que l'on remarque le plus ordinairement en marche , sont des atteintes et des contusions plus ou moins graves , des barres , du garot , du dos et des reins , occasionnées par des mors et des selles mal ajustées , des porte-manteaux mal faits ou mal placés. C'est dans les troupes légères , et quand on voyage pendant les grandes chaleurs de l'été, que ces derniers accidens arrivent le plus fréquemment. Les contusions des reins dépendent assez souvent , dans cette arme, de ce que la palette de la selle n'étant point assez relevée, elle repose sur le porte-manteau , qui lui-même comprime alors plus ou moins fortement la région lombaire. (1)

Ces blessures sont d'autant plus communes et leurs suites plus dangereuses, qu'on néglige assez souvent de faire chaque jour la visite de tous les Chevaux. On s'en rapporte pour cela, dans beaucoup de Corps, comme le prescrivent les règlemens militaires, à l'inspection des Commandans des compagnies, ou des sous-officiers, qui quelquefois ne s'aperçoivent des blessures que quand elles sont très-considérables. De-là, cette foule de légères contusions, qu'il eût été facile de guérir dans le principe, et dont plusieurs deviennent incurables et mortelles. (2)

Les atteintes sont bien plus fréquentes, et en général plus fâcheuses en hiver qu'en été, par la raison que l'on est quelquefois obligé de faire usage de crampons ou de

---

(1) Un Vétérinaire m'a rapporté avoir vu toutes les charpentes de selles d'un Régiment, tellement mal faites sous ce rapport, que le colonel se trouva obligé, pour éviter les fréquentes blessures de la région lombaire, de faire couper toutes les palettes des selles.

(2) J'ai vu dans un Régiment, le premier jour de marche, jusqu'à trente Chevaux blessés sur le garrot, le dos et les reins. Aucune de ces contusions n'eut de suite fâcheuse, parce qu'ayant fait moi-même la visite de tous les Chevaux au pansage de l'après-midi, je fis mettre les cavaliers à pied, et employer les moyens convenables, c'est-à-dire, des compresses imbibées d'eau salée, fréquemment humectées, pour obtenir la résolution des tumeurs.

clous à glace, et que les uns et les autres
sont assez souvent mal faits. (1)

La manière de conduire un Régiment qui
fait route, afin de fatiguer les Chevaux le
moins possible, la qualité des fourrages que
l'on reçoit généralement, la distraction que
l'on fait trop souvent d'une partie de ces
fourrages, le peu d'espace que l'on donne
aux Chevaux dans les écuries, le mélange
de ceux qui sont bien portans avec ceux
qui sont maigres, faibles, convalescens,
et que la moindre fatigue exténue, sont
encore des points sur lesquels on ne porte
pas toujours toute l'attention nécessaire.

Tout ce que l'on peut dire sur le premier
article, est à la vérité relatif à l'objet du
voyage, et par conséquent, à la marche
réglée ou forcée, à la saison, au temps
froid ou chaud, à la nature des chemins,
etc. Mais dans tous les cas, on devrait
constamment avoir le plus grand soin, à
moins que des circonstances particulières
n'obligent d'accélérer beaucoup la marche,
de ne jamais faire arriver en sueur les Chevaux dans les logemens. Quand on est en

____

(1) Voyez à cet égard un *Mémoire sur les avantages et
les inconvéniens des crampons et des clous à glace, et sur
la meilleure forme à leur donner pour éviter les accidens
qu'ils occasionnent très-souvent,* inséré dans le Tome I.er
de ce Recueil, page 90.

route par la pluie , il faudrait en arrivant ; bouchonner parfaitement les Chevaux avant d'aller aux fourrages , ne les desseller pour le pansement , qu'environ deux heures après l'arrivée du Corps , afin de prévenir , non-seulement des suppressions de transpiration toujours funestes , mais encore des maux de garrot , des cors , etc. (1)

Si l'on fait attention que les Chevaux de troupes restent quelquefois une heure et demie , ou deux heures attachés aux râteliers , et conséquemment dans la plus grande inaction pendant qu'ils sont en sueur ou mouillés , et que toujours , sans égard au mal que peuvent faire les courans d'air en pareille circonstance , on laisse ouvertes les portes et les fenêtres des écuries , on ne sera plus étonné que les Coliques , les maladies de Poitrine , la Fourbure , etc. soient si fréquentes en route , ainsi que la Morve , le Farcin et la Gale , à la suite des marches un peu longues.

---

(1) Ces dernières mesures sont , il est vrai , beaucoup plus aisées à exécuter quand tous les Chevaux d'un Régiment logent ensemble , que lorsqu'ils sont disséminés chez un grand nombre de particuliers. Cependant en laissant aux Cavaliers un peu plus de temps qu'on n'en donne ordinairement entre le moment de l'arrivée et celui où on sonne pour le fourrage , et en obligeant les sous-officiers de semaine à passer avant le pansement dans la plupart des Ecuries de leur compagnie , il semble qu'il ne serait pas impossible d'obtenir , du moins en partie , ce qu'on désire à cet égard.

La nourriture des Chevaux en route pèche aussi très-souvent, et par la quantité et par la qualité, parce que c'est alors que les Fournisseurs délivrent, autant qu'ils le peuvent, ce qu'ils ont de plus mauvais dans leurs magasins.

Les Chefs des Corps allant rarement visiter les fourrages, et les Vétérinaires n'ayant pas le droit de refuser ceux qu'un Adjudant-major ou un autre Officier de semaine trouve bons, il en résulte que fréquemment les Chevaux en marche sont encore plus mal nourris qu'en garnison.

Quant à la quantité, on sait assez que les fourriers et les maréchaux-des-logis-chefs, ne s'entendent que trop souvent avec les fournisseurs à qui ils laissent une certaine quantité de rations qui leur sont ensuite remboursées. Le Vétérinaire qui remplit ses devoirs avec exactitude, s'aperçoit aisément de toutes ces basses manœuvres ; mais il est obligé de se taire, s'il ne veut pas éprouver une diminution dans ses émolumens, ou courir la chance de quelques autres disgraces non moins fâcheuses.

Il importerait de donner toujours aux Chevaux d'un Régiment qui voyage, assez d'espace pour qu'ils pussent se reposer librement. On a vu plus d'une fois ces Animaux être pressés les uns contre les autres, au point de n'avoir pas plus de deux pieds et demi ou trois pieds de terrein , quoi qu'il eût été possible de leur en donner davantage.

C'est trop craindre , dira-t-on peut-être , les suites d'une nuit que l'on fait passer ainsi aux Chevaux. Sans doute ce n'est pas un seul abus qui les exténue ; mais c'est en les multipliant , ainsi que les autres causes dont il a été fait mention , qu'on augmente le nombre des maladies auxquelles ces Animaux sont exposés.

Il est de la plus grande importance , soit en garnison , soit en route , de ne jamais mettre des Chevaux maigres , faibles ou convalescens , à côté d'autres Chevaux grands mangeurs ou sujets à mordre , ou à ruer ; ces derniers , consommant en peu de temps la nourriture destinée à tous , et les premiers n'en ayant que peu profité , se trouvent bientôt affaiblis , exténués , au point d'être hors d'état de continuer leur route.

Il y a des chefs de Corps qui veulent que les Chevaux de l'infirmerie marchent à la queue du Régiment , et qu'ils le suivent toujours ; c'est un abus qui coûte la vie à plusieurs de ces animaux. On sait que les compagnies qui sont les dernières , sont toujours plus fatiguées que les premières , parce qu'elles ne peuvent avoir comme elles , un pas réglé ;

voilà pourquoi chaque Escadron marche tour-à-tour le premier. Les Chevaux de l'infirmerie étant continuellement derrière le Régiment, doivent donc être plus fatigués que les autres, attendu qu'ils sont presque continuellement obligés de trotter. On juge aisément des effets qui doivent en résulter pour des animaux boiteux ou affectés de maladies diverses qui diminuent nécessairement leurs forces et leur vigueur. Il faudrait donc qu'ils partissent toujours avant ceux du Régiment, qu'ils marchassent d'un pas réglé et peu précipité, en faisant halte souvent. On sent qu'alors il serait nécessaire de faire déjeûner ces Chevaux un peu avant ceux du corps.

La pernicieuse habitude où on est de faire voyager ceux qui sont attaqués de Morve, de Farcin, n'a pas des suites moins graves. Non-seulement il en résulte un danger réel pour le Corps même et les autres Régimens qui peuvent le suivre, mais aussi pour les personnes chez qui on place quelquefois ces animaux. Combien de propriétaires, en effet, ont eu à se plaindre d'avoir logé chez eux de pareils Chevaux !

D'ailleurs, l'intempérie des saisons, les fatigues de la route, le peu de facilité que l'on a pour panser ces Animaux, etc., ne peuvent qu'aggraver leur état maladif.

Après qu'ils ont infecté plusieurs autres Chevaux du Régiment (1) et toutes les écuries dans lesquelles on les a placés, on est presque toujours réduit en arrivant dans la nouvelle garnison, à les faire abattre, pour ne pas étendre davantage une maladie cruelle qu'ils n'ont déjà que trop propagée.

On pourrait espérer de remédier aux abus énoncés dans cet article,

1.º En portant la plus scrupuleuse attention, avant de se mettre en route, à la ferrure et à la manière dont les brides, les selles sont ajustées et les porte-manteaux placés.

2.º En faisant faire par les Vétérinaires, chaque jour de marche et de séjour, au pansage de l'après-midi, une visite exacte de tous les Chevaux (2).

3.º En évitant, autant que les circonstances le permettent, de forcer la marche,

---

(1) En été, par exemple, les mouches, comme nou l'avons déjà dit, se portant des ulcères farcineux sur des plaies on d'autres ulcères, peuvent y inoculer le Farcin. En hiver, on n'a point cela à craindre ; mais le froid qui frappe les ulcères farcineux, presque toujours à découvert, y arrête la suppuration et occasionne des métastases, des flux par les naseaux, presque toujours mortels, ou au moins difficiles à guérir.

(2) Cette visite n'est pas aussi longue que l'on pourrait le croire ; en moins d'une heure et demie on peut visiter environ quatre cents Chevaux. Comme il y a deux Vétérinaires par Corps, un pareil examen ne doit donc pas durer plus d'une heure.

d'occasionner

surtout en approchant des logemens, et d'occasionner aux Chevaux des arrêts de transpiration, soit, comme cela se voit souvent, en les dessellant trop tôt, soit en les exposant à des courans d'air dans les écuries où on les place en arrivant, etc.

3.º En portant plus d'attention sur la qualité et la quantité de la nourriture, et en assignant toutes les fois que cela est possible, pour chaque Cheval, au moins le même espace de terrein que quand on est en garnison.

4.º En mettant ensemble, dans chaque compagnie, les Chevaux les plus maigres et les plus faibles, et en ordonnant toujours le départ de ceux qui sont à l'infirmerie, au moins une heure et demie avant celui du Régiment.

5.º En ne permettant jamais qu'un Cheval attaqué de Morve, même commençante, de Gourme, de Farcin, suive le Corps, excepté quand le Farcin n'est point abscédé, ou quand il est sur le point d'être guéri (1).

____

(1) On pourrait, toutes les fois qu'on ne juge pas à propos de faire abattre les Chevaux atteints de ces Maladies, les confier au soin des Vétérinaires des Corps par lesquels on est remplacé, ou à leur défaut, à un Vétérinaire de l'endroit, en laissant un ou plusieurs Cavaliers pour les panser. Mais il faudrait alors que le Vétérinaire ne fût tenu qu'à la moitié des frais du traitement, et que le Régiment payât le reste.

6.º En mettant les Vétérinaires, par les moyens dont il a été parlé plus haut, et par ceux dont il sera question dans un des articles suivans, à même de porter aux Chevaux malades, en marche comme en garnison, tous les secours que leur état réclame.

V I I I.º

Peu de connaissances qu'ont en Hippiatrique la plupart des Officiers de Cavalerie.

Quoique les Officiers de Cavalerie ne soient pas absolument obligés d'avoir en Hippiatrique de grandes lumières, il est néanmoins des parties de cette science dont ils devraient posséder quelques notions, afin d'en faire usage au besoin. La connoissance extérieure du Cheval, l'Hygiène et la ferrure sont, par exemple, des objets qui méritent de fixer leur attention.

Il serait peut-être également utile qu'un Officier par compagnie, eût une idée générale des maladies et des accidens les plus ordinaires aux Chevaux de troupe, pour faire, en l'absence des Vétérinaires, porter à ces Animaux les secours nécessaires, ou du moins pour empêcher que des maréchaux ignorans n'appliquassent des remèdes plus dangereux que les maladies elles-mêmes.

Lorsqu'on est en route, en détachement, au vert, etc., et que l'on est privé d'un Vétérinaire, rien n'est plus commun que de voir des Chevaux légèrement malades ou blessés, périr des suites des mauvais traitemens auxquels les soumettent des maréchaux peu instruits. Heureux encore si la mort de ces Animaux n'entraînaient pas toujours beaucoup de frais que l'on fait ordinairement supporter aux Vétérinaires.

Tant qu'il n'y aura que ceux-ci dans la troupe qui posséderont des connaissances en Hygiène, et que les Officiers, sur-tout les Colonels, les Lieutenans-Colonels et les Majors, n'auront que peu ou point d'idée de cette science importante, elle sera toujours, comme elle l'a été jusqu'à présent, dans beaucoup de Corps, livrée à une routine aveugle, et constamment fatale aux Chevaux. Plusieurs Officiers instructeurs, et chargés des remontes, à qui cette partie, non plus que la connaissance extérieure du Cheval, ne devrait pas être étrangère, ou l'ignorent, ou n'en ont qu'une notion superficielle. (1)

____

(1) Le pied sur lequel est aujourd'hui l'Ecole d'Instruction pour les troupes à cheval, établie à Saumur, et les lumières du Professeur d'Hippiatrique qui y est attaché, dont le nom rappelle un de nos plus grands Vétérinaires, donnent la certi-

Si un certain nombre d'Officiers, possédaient les connaissances dont on vient de
parler, les Chevaux, soit en garnison, soit
en marche, au vert ou au bivouac, seraient en général mieux conduits, mieux
gouvernés ; on n'en abuserait pas aussi
souvent qu'on le fait ; et, quand on aurait été forcé de les surmener, on connaî-
trait au moins les moyens capables de diminuer les maux qu'ils auraient éprouvés ou
qui les menaceraient.

Il n'est pas rare de voir une foule de
maladies causées par des courses violentes
et soutenues, des arrêts de transpiration
qui en ont été la suite, par l'insalubrité
des Ecuries, la mauvaise qualité des alimens
solides et liquides, etc. Cependant, avec
plus de connaissances en Hygiène vétérinaire, ou aurait pu prévenir ces maladies,
ou du moins en diminuer l'intensité.

Si ces lumières étaient plus répandues
dans la troupe, les chefs de Corps ne
feraient peut-être plus si souvent et sans
raison, tel ou tel changement au régime ordinaire des Chevaux, comme par exemple,
de diminuer les rations de fourrages l'hiver, de retrancher une partie de l'avoine au

---

tude que les Officiers et les sous-Officiers qui en sortiront
dorénavant auront des connaissances réelles sur ces différens
points. Ils seront alors doublement utiles à leurs Corps.

printemps ou dans d'autres saisons de l'année,
pour la remplacer par de mauvais son, etc.
sous prétexte d'économie, et d'éviter des maladies qu'ils supposent pouvoir survenir. Une
méthode raisonnée succédant à la routine,
la voix des Vétérinaires serait enfin écoutée,
et au lieu de ce découragement qui est si souvent leur partage aujourd'hui, ils goûte-
raient la satisfaction d'exercer leur art avec
autant de liberté que de succès.

Rien ne serait plus facile aux Officiers
de Cavalerie, que d'acquérir sur les bran-
ches de l'Hippiatrique qui les concernent plus
particulièrement, les connaissances qui leur
sont nécessaires : pour cet effet, il faudrait
peut-être,

1.º Que les Vétérinaires, moyennant une
légère rétribution de ces Officiers, leur dé-
montrassent pendant l'Eté, (1) dans un cours
de trois ou quatre mois, que l'on recommen-
cerait tous les deux ou trois ans, ce qu'il serait
nécessaire qu'ils connussent sur l'Anatomie,
l'Extérieur, l'Hygiène et la Ferrure du
Cheval.

2.º Qu'ils leur donnassent en même-temps
une idée des nouvelles découvertes, des ouvrages et des mémoires intéressans qui auraient

____

(1) Je dis l'Eté plutôt que l'hiver, parce qu'ils pourraient faire
connaître plus aisément aux Officiers les principales plantes
dont se composent les Fourrages.

rapport à l'Hippiatrique et à l'équitation. C'est ainsi que l'on aurait véritablement ce qu'on appelle des *hommes de Cheval*, qualité qui n'est point incompatible avec celle d hommes de guerre.

On objectera peut-être que tous les Vétérinaires ne sont pas en état de démontrer un pareil Cours ; mais, comme il y en a aujourd'hui deux par Régiment, ce qui serait difficile à l'un pourrait être exécuté par l'autre avec aisance et succès. Au surplus, que l'on fasse désormais un choix plus judicieux des Elèves militaires pour nos Ecoles, et ce travail leur deviendra aussi agréable que facile.

I X.°

Nombre trop limité de Vétérinaires, en tems de guerre (1).

Le trop petit nombre de Vétérinaires, sur-tout pendant les campagnes, est encore

---

(1) Je ne rapporte ici cet article, à-peu-près tel qu'il était dans la première Edition de ce Mémoire, que parce que quelques personnes prétendent que dorénavant il n'y aura plus, malgré ce qui est dit dans le décret du 15 janvier 1813, artic. 40, qu'un seul Vétérinaire par Régiment, comme autrefois. Il est certain que ce serait une économie par rapport au traitement des Vétérinaires ; mais en serait-ce une par rapport à la perte des Chevaux de troupe ! C'est ce dont il est bien permis de douter.

une des causes qui entraînent la perte d'une foule de Chevaux.

Jusqu'à la première édition de ce Mémoire, en 1806, il n'y a eu, même en temps de guerre, qu'un seul Vétérinaire par Régiment. On conçoit sans peine qu'il lui était absolument impossible de soigner tous les Chevaux blessés, ou qui tombaient malades dans les différens cantonnemens, au petit ou au grand dépôt, etc. On était donc souvent obligé d'abandonner une partie de ces Animaux aux soins de divers maréchaux, qui ne pouvaient leur porter que des secours très - insuffisans. Cet inconvénient devenait encore plus funeste pour les Régimens d'artillerie à cheval, les bataillons du train et des équipages militaires, attendu que ces Corps sont beaucoup plus fréquemment divisés que les autres.

En temps de paix même, les soins d'un seul Vétérinaire, quelque actif qu'il soit, peuvent d'autant moins suffire à tout un Régiment, qu'il se trouve souvent des escadrons ou des compagnies détachées dans des endroits quelquefois très-éloignés de la garnison où sa présence serait utile.

Si l'on avait calculé les pertes immenses que l'on faisait en Chevaux depuis long-temps, par l'ineptie des hommes que l'on avait chargés de les traiter, on aurait senti bien

plutôt la nécessité de placer dans chaque
Corps un Vétérinaire adjoint, comme on
le fait depuis quelques années. Il est même
à remarquer que, non-seulement à l'époque
où j'entrepris ce Mémoire, il n'y avait dans
aucun Régiment, de Vétérinaire en second,
mais encore, que dans plusieurs, de simples
maréchaux, à qui une vieille routine tenait
lieu de connaissances, en remplissaient les
fonctions, et jouissaient du même grade et
des mêmes émolumens.

Aujourd'hui on n'a plus à se plaindre d'un
pareil abus, et au lieu d'un Vétérinaire par
Corps, il y en a, ou il doit y en avoir deux.
Mais ce nombre est-il suffisant en temps de
guerre ? On ne le pense pas, attendu
qu'alors, outre le Régiment où il en faut
toujours nécessairement un, il y a aussi
le grand et le petit dépôt, où se trouvent
également des Chevaux, et sur-tout des
Chevaux malades, des Chevaux de remonte,
et où par conséquent la présence d'un Vétérinaire paraît indispensable, si on ne veut
pas confier ces Chevaux à de simples maré-
chaux-ferrans. Car on comprend aisément
que le seul talent de ferrer un Cheval ne
donne guère de lumières sur les nombreuses
maladies auxquelles cet Animal est exposé.
La France est heureusement pourvue au-
d'hui d'un assez grand nombre de Vétéri-

naires pour que l'on puisse en placer facilement trois dans chaque Régiment , quand les circonstances l'exigeront (1). Mais espérons que ces circonstances ne se présenteront pas de long-temps ! La bonté et la sagesse de notre auguste Monarque semblent nous en donner la garantie.

X.°

Modicité des Emolumens accordés aux Vétérinaires.

D'après le grand nombre de maladies diverses qui peuvent affecter les Chevaux de troupes , et auxquelles tous les abus énoncés dans les articles précédens ne font qu'ajouter, on est étonné que les Vétérinaires aient de si faibles émolumens , sur-tout en considérant l'étendue de leurs devoirs.

On ne peut se dissimuler que la modicité

---

(1) Il est question dans le décret du 15 janvier 1813 , art. 43 et 44 , d'un troisième Vétérinaire dans les troupes à cheval : Il y est désigné sous le nom de *Vétérinaire surnuméraire* , et n'est considéré , sous le rapport du traitement et de l'uniforme , que comme un simple maréchal-des-logis , « à la disposition du Vétérinaire en premier. : .. Il prend rang parmi les sous-Officiers selon son rang et son ancienneté. »

A-t-on fait attention au dégoût , au découragement que ce troisième Vétérinaire , après avoir fait des études pénibles et coûteuses , devra naturellement éprouver , en se voyant ainsi traité !

de leur traitement , et les entraves que l'on
a mises dans beaucoup de Corps, à l'exercice
de leurs fonctions, ne soient une des premières causes de la perte énorme que l'on
fait annuellement en Chevaux de cavalerie.
Le travail et le zèle de tous les hommes,
quelque profession qu'ils exercent , et quelques talens qu'ils aient , sont en général pro-
portionnés au salaire qu'ils en retirent. L'on ne
doit donc pas espérer beaucoup de soins et
de sacrifices de la part des Vétérinaires, tant
qu'on ne saura pas mieux les payer, et que
leurs faibles appointemens varieront encore
dans presque tous les Régimens.

Dans quelques Corps , on leur accorde
vingt centimes, dans d'autres vingt-cinq centimes par mois par chaque Cheval, et sur
cette somme ils sont tenus de se pourvoir des
médicamens et instrumens nécessaires , et
de payer les Mémoires relatifs aux Chevaux
malades que l'on est obligé de laisser en
route. Quelquefois les frais de ces Mémoires
égalent ou excèdent même la somme allouée
pour le traitement de tous les Chevaux du
Corps. Dans certains Régimens , on fournit
aux Vétérinaires les médicamens dont un
Officier est spécialement chargé , et on leur
donne par mois vingt, trente ou quarante
francs pour leur salaire. Enfin, il en est
dans lesquels on prétend qu'il ne leur est

rien dû que leur paye , qui est de 57 fr. par mois , et on veut même qu'ils se fournissent sur cette modique somme , tous les instrumens nésaires à l'exercice de leur art. Tout ce qui vient d'être dit résulte de la latitude donnée par l'article 43 du décret du 15 janvier 1813 , où il est dit « que le Conseil d'administration partagera le service des Vétérinaires , et traitera avec chacun d'eux. » On voit par-là que dans la plupart des Corps , leurs émolumens peuvent beaucoup varier , et que l'on considère à-peu-près comme de simples ouvriers des hommes qui ont consacré leur temps , leur jeunesse , et une partie de leur fortune à acquérir des connaissances utiles dont ils ne retirent aucun fruit , et dont les Corps dec avalerie eux-mêmes profitent peu.

Aussi , comme l'observent avec raison MM. Chabert et Fromage, que la médecine des animaux a eu le malheur de perdre depuis peu d'années. « Les Vétérinaires de troupes à cheval ne sont pas d'une utilité aussi étendue qu'il serait à désirer ; et on ne réussirait pas à les rendre plus utiles, si l'on n'avait envers eux la justice de leur faire un sort plus honorable.

» Avant l'existence des Ecoles Vétérinaires , le traitement des Chevaux de troupes était confié , dans chaque Corps , à un des

maréchaux jugé le plus habile et le plus instruit ; et on lui donnait le titre de maréchal-
expert : il fut assimilé aux maîtres bottier , sellier , etc. et il eut comme eux le grade et la
paye de Maréchal-des-logis. Les Régimens
fournirent les médicamens.

» Peu après on donna au maréchal-expert
une gratification de 3o ou 4o fr. par mois.
Aujourd'hui, la plupart des Vétérinaires sortis des Ecoles et placés dans les Corps, n'ont
d'autre grade, d'autre titre, d'autres honoraires que ceux des premiers maréchaux
experts.

» Cependant l'art se compose de toutes les
connaissances de la médecine appliquées aux
animaux, et pour les acquérir, les Vétérinaires passent aux Ecoles trois ou quatre
années dans des études pénibles et coûteuses,
à la fin desquelles, jugés en état d'exercer,
ils sont envoyés dans les troupes par le Ministre de la guerre lui-même. N'est-il pas
juste qu'on les mette à portée de donner à
leur talent toute l'utilité possible , et qu'en
les dédommageant des peines , du tems et
des dépenses qu'ils ont sacrifiés pour leur instruction , on leur procure une existence honnête ? » (1)

____

(1) *Des moyens de rendre l'Art Vétérinaire plus utile ,
en améliorant le sort de ceux qui l'exercent , tant dans les
Départemens que dans les troupes à Cheval.* Paris , an XIII.

(309)

Je ne m'arrêterai point ici, comme je l'avais fait dans la première édition de ce Mémoire, à faire connaître le vice et le ridicule d'un arrêté des Consuls du 8 germinal an VIII, arrêté qui n'était guère plus favorable aux intérêts du Gouvernement qu'à ceux des Vétérinaires. Tous les Colonels qui ont à cœur le bon état de leur Régiment, et qui tiennent à ne perdre que le moins possible de Chevaux, doivent en sentir les nombreux inconvéniens. Je me bornerai à dire,

1.º Que pour que les Vétérinaires de cavalerie fussent à même de traiter tous les Chevaux malades comme ils doivent l'être, et non comme ils le sont aujourd'hui, il faudrait qu'il leur fût accordé vingt-cinq centimes au moins, par mois, pour chaque Cheval, et l'achat des médicamens et instrumens, et qu'ils eussent un traitement de douze cents francs par an, comme on le leur avait accordé par un décret rendu à Anvers le 30 septembre 1811. (1)

____

(1) Ce décret, sollicité depuis long-tems par tous ceux qui s'intéressaient au sort des Vétérinaires de cavalerie, et aux intérêts de l'état, a été annullé par celui du 15 janvier 1813. C'est d'après ce dernier décret que beaucoup de Vétérinaires des troupes à Cheval ont demandé de l'avancement, et ont passé Officiers ; d'autres se sont retirés du service. Ceux qui ont été forcés de rester remplissent, pour la plupart, leurs devoirs sans goût, sans émulation. Que l'on juge de ce que le Gouvernement a pu gagner à ce changement !

2.º Qu'on ne leur fît supporter que la moitié des frais des Mémoires , produits par des Vétérinaires à qui on aurait été obligé de laisser des Chevaux malades en traitement ; le reste serait payé par le Corps.

Il est évident qu'alors, quand des Chevaux entreraient à l'infirmerie, ils y recevraient tous les secours qu'ils exigent , et qu'on ne les laisserait pas périr ou languir , comme cela arrive fréquemment , faute de soins, ou pour s'être refusé à quelques dépenses en médicamens , bandages , instrumens , etc. Enfin les Vétérinaires jouissant d'un traitement honnête , ne seraient plus dégoûtés du service , se livreraient entièrement à un art dont ils chercheraient à reculer les bornes par les nombreuses observations qu'ils sont à portée de faire tous les jours , et dont le résultat , tendant à la conservation des Chevaux de Cavalerie , ne pourrait tourner qu'au profit de l'Etat et de la science qu'ils exercent.

X I.

Infériorité du rang qu'occupent les Vétérinaires dans les Régimens.

Lorsque l'on compare le grade des Chirurgiens des Corps de Cavalerie à celui des Vétérinaires , on est surpris de la distance qui les sépare , quoique les sciences dont ils s'occupent l'un et l'autre soient à-peu-près les mêmes. Il est vrai que les sujets sur lesquels ils exercent leur art , ne sont pas également précieux à la société , et la différence de cet intérêt en établit naturellement une dans la considération dont ils doivent jouir ; mais cette différence même doit-elle être telle , qu'en décourageant le Vétérinaire, elle compromette la conservation des Chevaux ?

On dirait , en effet , que l'art Vétérinaire dans la cavalerie , est un art absolument mécanique , puisqu'on place à-peu-près ceux qui l'exercent parmi les ouvriers , tels que selliers, armuriers, tailleurs, bottiers, etc. (1)

Il paraît cependant que le Vétérinaire , par le rapport qui existe entre son emploi et celui des Chirurgiens , devrait bien plutôt être rangé dans la classe de ceux-ci , que dans celle des maîtres-ouvriers.

Un Chirurgien de troisième classe , qui quelquefois est fort peu instruit , a le grade d'officier : le Vétérinaire , aurait-il été Professeur dans une Ecole , n'a que celui de maréchal-des-logis-chef , et il est , comme ces maréchaux-des-logis , sous les ordres des adjudans sous-officiers. Il est même en quelque

____

(1) Le Vétérinaire est sûrement bien plus exposé dans l'exercice de ses pénibles fonctions que ces chefs-ouvriers, et il est loin d'avoir dans les Régimens un sort aussi heureux.

sorte considéré aujourd'hui, d'après le décret du 15 janvier dont il est parlé plus haut, comme un maréchal. Il ne peut, bien entendu, se trouver à aucune rénion du corps des Officiers, quoiqu'il y en ait plusieurs qu'il a vus long-temps simples cavaliers ou sous-Officiers comme lui, et dont il a pu égaler le zèle et l'activité dans l'emploi qui lui a été confié (1).

Les maladies qui attaquent les Bestiaux, exigent - elles donc moins d'études et de soins que celles qui affectent l'humanité ? Ou y a-t-il bien moins d'honneur à s'occuper de la médecine vétérinaire que de la médecine humaine ?

L'Hippiatrique, dit Végèce, un de nos plus anciens auteurs Vétérinaires, « est un Art qui a été un des plus cultivés, tant par les auteurs grecs que par les auteurs latins, par la raison qu'il tient le second rang après la médecine, de même que les Animaux tiennent dans la nature le second rang après l'homme. En effet, les Chevaux et les Mulets sont les ressources de la guerre ainsi que les agrémens de la paix..........

______

(1) Dans les autres Etats de l'Europe, les Vétérinaires de Cavalerie sont beaucoup plus considérés qu'en France ; tous ont le grade et la paye d'Officier. Mais, aujourd'hui que les talens sont mieux encouragés et récompensés chez nous qu'ils ne l'ont jamais été, il est à présumer que les Vétérinaires Français jouiront bientôt des mêmes avantages.

« L'art

« L'art Vétérinaire , continue Végèce , ne diffère pas en beaucoup de points de celui de la médecine , et au contraire ces deux Arts ont bien des rapports communs , pour ne pas dire que presque tout est commun entr'eux. En effet, si le premier mérite d'un médecin consiste à découvrir le genre de la maladie dans l'homme , qui peut lui indiquer lui-même la nature de ses souffrances , tant avec le secours de la main qu'avec celui de la voix , combien ne doit-on pas penser qu'il est encore plus nécessaire dans l'art Vétérinaire de connoître le genre de la maladie d'un Animal, qui, étant privé par la nature de l'usage de la voix , ne peut jamais l'indiquer lui-même (1) ! »

Je crois avoir suffisamment prouvé la nécessité d'élever les Vétérinaires à un grade supérieur à celui de Maréchal-des-logis-chefs, et l'on doit sentir, ce me semble, que la conservation des Chevaux dépend un peu de cette mesure.

Chaque jour, en effet , ces Animaux sont victimes d'une foule d'abus funestes qu'aperçoit le Vétérinaire intelligent , sans pouvoir les réprimer. Il est souvent d'ailleurs obligé de commander à des sous-Officiers qui lui sont

---

(1) *L'Art Vétérinaire ou l'Hippiatrique de Vegetius Renatus* , traduit par M. *Saboureux-de-la-Bonneterie* , *livre premier* , préface.

Tome II.   X

égaux en grade ; il est aisé de voir de quelle manière ses ordres sont quelquefois exécutés.

Le Vétérinaire qui veut faire son devoir ne doit pas d'ailleurs se borner au traitement des Chevaux malades ; il faut encore qu'il cherche tous les moyens de conserver la santé des autres. Ainsi, en garnison il doit scrupuleusement veiller , conjointement avec le Major et les Officiers de service, à la qualité du fourrage et des Eaux, à la salubrité des Ecuries, à l'exercice nécessaire , relativement aux saisons et à la nature des alimens ; à la manière dont on doit faire travailler les jeunes Chevaux, à ce que les harnachemens des Animaux affectés de maladies contagieuses, ne soient pas remis sur d'autres avant d'avoir été désinfectés, etc. etc. En route , il doit surveiller également la nature des alimens solides et liquides , les Écuries dans lesquelles on entasse souvent beaucoup plus de Chevaux qu'elles n'en doivent contenir ; il doit, surtout alors, faire la plus grande attention à ce que les Chevaux exténués de fatigues ne soient pas placés près de ceux qui ne se ressentent que peu des effets de la marche, attendu qu'ils sont toujours frustrés d'une partie de leur nourriture par ceux-ci.

Le Vétérinaire zélé sait que toutes ces choses le regardent spécialement ; mais de quelle manière reçoit-on ordinairement ses conseils? On les rejète, ou on n'y prend pas garde.

Mais si une fois les Vétérinaires étaient élevés au grade qu'ils semblent mériter, il leur serait facile de veiller avec fruit à tout ce qui tend à la conservation des Chevaux, sans sortir en aucune manière des bornes de leur place, dont les attributions ne doivent certainement pas être illimitées ; et, satisfaits de la distinction dont ils jouiraient, ils chercheraient infailliblement tous les moyens de s'en rendre dignes.

Il est possible qu'on objecte que pour les élever au grade d'Officiers, et les mettre au même niveau à-peu-près que les Chirurgiens, il faudrait que tous réunissent les talens et les connaissances qui appartiennent à leur art. On ne peut nier, comme je le dirai dans le chapitre suivant, que plusieurs sont loin d'avoir toutes les lumières requises ; mais cette considération doit-elle influer sur le sort de l'artiste éclairé ? Ne vaudrait-il pas mieux congédier les Vétérinaires incapables de remplir le poste qui leur est confié, et accorder à ceux qui sont instruits et zélés, les distinctions que l'importance de leurs fonctions réclame naturellement ?

Le Règlement provisoire sur le service

intérieur des troupes à cheval , dont l'exécution est ordonnée par Son Excellence M. le Duc de Feltre , Ministre Secrétaire-d'Etat , au département de la Guerre , contient , page 194 , (2.ᵉ édition , mai 1816), article 377 , la note suivante au sujet du grade des Vétérinaires. Comme ce Règlement n'est pas adopté définitivement , et qu'il est soumis « aux observations pendant deux années d'inspections » , (1) je me permettrai , en transcrivant cette note d'un Officier supérieur très-éclairé , d'y joindre quelques réflexions qui ne paraîtront peut-être pas déplacées ici.

« Quelques personnes avaient pensé qu'il aurait été avantageux de donner la distinction et le rang d'Officier aux Vétérinaires. Sans doute ces personnes n'avaient pas remarqué que ce service , entrant dans les détails de celui du Régiment , devait s'exercer sous l'inspection des Officiers et surtout des Adjudans (2) ; que c'est un état pénible qui ne peut être bien fait qu'après une première pratique de maréchal-ferrant ,

----

(1) Voyez l'Ordonnance qui est à la tête de ce *Règlement ,* et l'*Avertissement ,* page iv.

(2) Des Officiers , oui ; mais quant aux Adjudans , (s'il s'agit des Adjudans-sous-Officiers) , il semble que le service des Vétérinaires ne devrait point être soumis à leur inspection. Ils ont d'ailleurs assez de besogne sans qu'on les charge encore de cette surveillance , dont l'objet , il faut le dire , leur est presque totalement étranger.

qu'avec le concours continuel des hommes de cette profession, (1) et qu'il a toujours exigé que dans les Corps, ou affranchît de la tenue ceux qui l'exerçaient (2) ; qu'en l'élevant davantage dans les troupes et dans la société, ainsi qu'on en avait eu un instant le projet, les honoraires et les frais de traitement dépasseraient bientôt, dans toute maladie un peu grave, la valeur des meilleurs Chevaux ; à plus forte raison de ceux dont l'âge ou les infirmités ont considérablement diminué le prix, et qu'ils seraient constamment hors de toute proportion avec les Chevaux descendus graduellement aux usages les plus communs et avec ceux des espèces inférieures (3) ; qu'enfin donner aux Vétérinaires l'état d'Officier, serait tout-à-la-fois les priver d'exercer, lorsqu'ils se retirent, un art qu'on ne peut pratiquer fructueusement, même dans Paris, qu'à l'aide d'un atelier de maréchalerie,

---

(1) Les Vétérinaires peuvent et doivent se passer entièrement des maréchaux ; mais il faudrait qu'il y eût pour les deux au moins un aide, pris parmi les jeunes maréchaux qui n'auraient point encore de compagnie ; cet aide devrait être exempt de tout service, ainsi que cela se pratique dans quelques Régimens.

(2) On a au contraire, ce me semble, toujours fort mal regardé dans tous les Corps et avec raison, les Vétérinaires qui manquaient de tenue ; et les Officiers ne les ont fréquentés que quand ils ont eu absolument besoin d'eux pour le traitement de leurs Chevaux.

(3) J'avoue que je ne comprends pas, et bien d'autres, je pense, peuvent en dire autant, comment, en élevant davantage les Vétérinaires dans les Troupes et dans la Société, les frais de traitement excèderaient bientôt la valeur des meilleurs Chevaux.

et enlever au public d'utiles services (1).

» Au reste, le Vétérinaire qui ajoute à la pratique la théorie de la science, ne manque jamais de trouver auprès des Officiers les égards et la considération qu'il mérite ; les galons qu'on lui donne pour lui assurer l'obéissance des Cavaliers, n'y sont certainement pas un obstacle. » (2)

Le décret du 15 janvier 1813 a complettement découragé, sous tous les rapports, les Vétérinaires de Cavalerie. Aussi depuis cette époque, les Chevaux de troupes sont encore beaucoup plus maltraités qu'auparavant. J'en juge par tout ce que j'ai vu, et par ma correspondance particulière.

Voici l'extrait d'un Arrêté du 25 mars 1807, concernant les Vétérinaires des troupes à Cheval du Royaume d'Italie, sur lequel paraît avoir été basé le décret rendu chez nous en 1811, et dont l'exécution, ou au moins quelque chose d'équivalent, serait infiniment

---

(1) Pourquoi cela empêcherait-il les Vétérinaires qui quitteraient le service, d'élever un atelier de maréchalerie ? on ne le voit pas. N'avons-nous pas vu plusieurs fois des Professeurs, après avoir quitté les Ecoles, en élever un dans les endroits où ils se sont fixés ?

(2) Non ; mais ils sont inutiles pour se faire obéir et respecter des Cavaliers ; et ces mêmes galons sont insuffisans avec les Officiers et sous-Officiers, la plupart accoutumés à mesurer le degré de considération, non sur le mérite personnel, mais sur le grade dont on est revêtu.

avantageux aux Vétérinaires Français et au Gouvernement. Il suffirait peut-être d'y ajouter ce qui regarde les Vétérinaires-adjoints, dont le grade et les émolumens ne doivent pas être, comme on le pense bien, tout-à-fait les mêmes que ceux des autres.

« Art. 1.er. A dater du 1.er janvier 1807, les artistes Vétérinaires dans les Corps de troupes à Cheval, jouiront du traitement annuel de 1,200 francs. Ils recevront par jour une ration de fourrage, une ration de vivres en nature *en campagne*, et l'indemnité du logement, à raison de 12 francs par mois.

» 2.º Ils recevront un supplément de solde, d'après la durée de leur service dans l'exercice de leurs fonctions, dans les proportions ci-après, savoir :

» Après dix ans de service, 1/10.e en sus de leur traitement.

» Après vingt ans, 1/50e.

» Et après trente ans, la moitié en sus de leur traitement.

» 3.º Ils prendront rang à la suite des Officiers de l'état-major du Régiment, sans néanmoins avoir d'assimilation avec aucun autre grade militaire.

» 4.º Leur traitement de retraite dans les cas prévus par les lois et réglemens militaires, leur sera payé à raison de 600 f. par an. »

X I I.º

Manque de Connaissances de plusieurs Vétérinaires.

Si l'on ne peut disconvenir que la Cavalerie n'ait perdu et ne perde encore une multitude de Chevaux par toutes les causes énoncées dans les articles précédens , on ne peut nier non plus qu'on n'en perde beaucoup par le défaut de lumières de plusieurs Vétérinaires.

Le peu de soin qu'on a mis dans le choix des sujets destinés à étudier la médecine Vétérinaire, la trop grande tolérance que l'on a eue , en général , à l'égard de ceux qui n'avaient que peu ou point de goût et d'application pour cette science , le besoin de Vétérinaires aux armées , pendant la longue et malheureuse guerre que nous avons eu à soutenir , etc. ont introduit dans les Régimens une foule de Vétérinaires très-peu instruits , qui ont en quelque sorte déshonoré l'art qu'ils professaient , et fait payer bien cher le peu de service qu'ils rendaient , par la quantité de Chevaux qui étaient à chaque instant les victimes de leur ignorance et de leurs méprises. Heureux s'il n'en sortait plus de pareils des Écoles !

Que l'on ne cherche pas ailleurs que dans cette ignorance et cette impéritie , le peu de

confiance, je dirai presque l'espèce de mépris
que dans plusieurs Corps de Cavalerie on a
pour des Vétérinaires qui, s'ils étaient, par
leur zèle et leurs talens, véritablement dignes
de leurs importantes fonctions, mériteraient,
ce semble, les mêmes égards et la même
considération que l'on a généralement pour
les Chirurgiens.

Si l'on recherche les motifs qui ont pu
engager plusieurs Colonels à préférer des
maréchaux-praticiens à des Vétérinaires ,
avant que Son Excellence le Ministre de la
Guerre mît ordre à cet abus , on verra que
ce n'est qu'après qu'ils s'étaient convaincus du peu de connaisances-pratiques et même théoriques de plusieurs de ces derniers.

Il serait certainement à désirer que les
Vétérinaires de Cavalerie eussent, par exemple , beaucoup plus de lumières sur la
théorie et la pratique de la ferrure , dont
beaucoup dédaignent de s'occuper, comme
si cet art difficile était au-dessous d'eux.
Nous avons la conviction que l'on réforme
une foule de Chevaux pour des défectuosités
ou des maladies des pieds, des défauts d'a-
plomb , etc. dont il aurait été facile d'arrêter les progrès au moyen d'une ferrure
méthodique. Combien d'autres , à la suite
d'opérations chirurgicales , sont aussi réfor-
més , parce que ces mêmes opérations n'ont

pas été suivies d'une ferrure convenable !
La ferrure devrait, au reste, être faite d'une
manière uniforme dans tous les régimens ;
cependant chaque maréchal a sa manière
particulière de forger et de ferrer, parce que
les Vétérinaires ne s'en mêlent que peu ou
point, et qu'ils ne redressent pas les fautes
que font les maréchaux, les uns en employant des fers trop longs, d'autres des fers
trop courts, trop pesans, ou mal ajustés, mal
étampés, des clons mal fabriqués, etc. (1)

Mais jusqu'à présent les Chefs des Corps
n'ont fait à cet objet, et à quelqu'autre,
qu'une très-légère attention, attendu le mode
qui avait été établi pour les remontes ; peu
leur importait, en effet, que leur Régiment
perdît en une année douze ou quinze Chevaux de plus qu'il n'eût dû perdre, puisque
ces Chevaux étaient aussitôt remplacés, sans
que la masse du Corps en souffrît.

Il serait également à souhaiter que les
Vétérinaires des troupes à cheval, de même
que beaucoup de Vétérinaires civils se tinssent plus au courant des progrès que fait

---

(1) Voyez à ce sujet les *Tableaux synoptiques des fers et
des ferrures* que j'ai publiés ; troisième édition, 1816. Peut-être
les maréchaux de Cavalerie trouveraient-ils dans ces *Tableaux*,
s'ils voulaient les consulter, quelques principes qui tourne-
raient à l'avantage des Chevaux de troupe.

(323)

la science, afin que leur pratique ne dégé-
nérât pas en une sorte de routine. C'est,
en effet, ce qui arrive presque toujours,
quand on ne se donne pas la peine de comparer par la lecture des ouvrages nouveaux,
ce que les autres ont vu et fait, avec ce que l'on
a observé et pratiqué soi-même, et qu'en un
mot on n'a de confiance qu'en ses propres
lumières. Peut-on oublier que la médecine
Vétérinaire, comme la médecine humaine,
n'est autre chose qu'une science de faits qui
chaque jour fait des progrès !

Pour parvenir à avoir dans la cavalerie des
Vétérinaires vraiment habiles dans toutes
les parties de leur art, il ne faudrait pas
recevoir dans les Ecoles pour Elèves militaires des jeunes gens, qui non-seulement
n'ont aucune idée de service militaire, mais
encore nulle notion de maréchalerie, et souvent même presque aucune connaissance de
leur langue. Il ne faudrait pas non plus donner
toutes ces places à des enfans de troupes, dont
quelques-uns sont fils de selliers, de tailleurs,
de bottiers, d'armuriers, de trompettes, etc.
L'expérience a prouvé qu'il n'y avait tout
au plus que la moitié de ces sujets qui fussent à même de remplir les vues du Gouvernement.

Il semble que l'on devrait choisir les
Elèves militaires (les fils des Vétérinaires

excepté) parmi les maréchaux de cavalerie , de l'âge de 18 à 26 ans , qui montrent le plus de goût et d'application pour
l'art Vétérinaire , et qui ont toutes les
connaissances préliminaires requises pour
l'étudier avec fruit.

Aucun individu ne devrait être présenté
à Son Excellence le Ministre Secrétaire d'Etat
de la guerre pour être nommé, qu'après avoir
subi un examen de trois Vétérinaires de Cavalerie et d'un Inspecteur Vétérinaire, sur les connaissances préliminaires qu'il doit posséder. (1)
Ce serait le moyen , non-seulement de ne pas
constituer le Gouvernement en frais inutiles
pour l'entretien des Elèves militaires , mais
encore d'avoir un jour des hommes véritablement recommandables par leurs talens.

Quant à la ferrure , il y aurait un moyen
d'obliger les Vétérinaires à s'en occuper davantage : ce serait, comme cela se pratiquait
autrefois dans plusieurs Régimens , de leur
accorder , sur la paye des maréchaux , cinq

----

(1) Entre autres dispositions fort sages dont il est fait mention dans le décret du 15 janvier déjà cité , art. 23 , il est dit:
que nul sujet ne peut être admis dans nos Ecoles , s'il ne jus-
tifie d'un apprentissage sur la ferrure. On ne voit pas que l'exécution de cet article nous ait amené un plus grand nombre d'Elèves
maréchaux , soit civils , soit militaires. Il est si facile à ceux
qui demandent l'une de ces places , d'obtenir des certificats d'un
apprentissage relatif à la ferrure ! Un examen des sujets , avant
leur nomination , peut seul parer à cet abus , plus grand qu'on
ne se l'imagine ordinairement.

centimes par cheval par mois, pour la surveillance de cette opération, et les leçons
théoriques et pratiques qu'ils devraient leur
donner sur cette branche de l'art Vétérinaire.
On supprimerait cette somme, quand ils ne
rempliraient pas à cet égard leurs obligations.
Ils devraient aussi apprendre à ces mêmes
maréchaux, à saigner, à passer un séton,
ouvrir un dépôt, à traiter une piqûre, une
enclouûre, une plaie faite par un clou de rue,
à arrêter une hémorragie, etc. afin qu'ils pussent se rendre vraiment utiles, sous ces différens rapports, en l'absence des Vétérinaires.

* * *

A la fin de la première édition de ce Mémoire, j'avais, dans un article en forme
d'appendice, fait pressentir les avantages
qu'il y aurait, 1.º à nommer des Inspecteurs
Vétérinaires, pris parmi les Vétérinaires de
Cavalerie les plus éclairés ; 2.º à décerner
des prix d'encouragement à ceux des autres
Vétérinaires qui auraient perdu le moins de
Chevaux dans une année. (1) Les Vétérinaires
Inspecteurs ont été créés depuis. (Voyez le
décret du 15 janvier 1813, titre IV, §. II).

____

(1) Il est aisé de voir qu'il ne s'agit ici que de la perte des
Chevaux en temps de paix, et abstraction faite des épizooties ;
mais dans ce dernier cas les Vétérinaires des Corps devraient
être tenus de donner à Son Exc. le Ministre de la guerre, un
Mémoire sur ces maladies, et de prouver qu'elles n'ont pas été
occasionnées par des causes qu'ils pouvaient prévoir ou détruire.

Quant aux prix , leur utilité paraît d'autant plus grande , que quelque avantageux que soit le traitement des Vétérinaires , il s'en trouvera toujours quelques-uns qui, guidés par l'appât du gain , ou manquant de zèle , suivront leur ancienne méthode , qui est de n'administrer presque aucun remède aux Chevaux malades , de ne faire aucune recherche sur la nature et les causes de leurs affections, et de suivre dans leur manière de traiter une sorte de routine. Les prix proposés stimuleraient très - certainement le zèle de tous, et les engageraient à faire tous leurs efforts pour prévenir , autant qu'il serait en eux, la perte des Chevaux de leurs Régimens. Il est probable aussi que par ces moyens peu dispendieux ; l'art se verrait bientôt enrichi d'une foule d'observations-pratiques, et d'expériences intéressantes qui lui donneraient un nouveau lustre. (1)

Ces prix pourraient être fixés, par année, à trois ou quatre de différentes valeurs, et

---

(1) Il est certain qu'il y a des Vétérinaires qui , après avoir rempli leurs devoirs avec la plus grande exactitude , pourraient bien ne point participer à ces encouragemens , parce qu'il y a quelquefois des causes locales ou accidentelles de maladies qu'il n'est pas toujours en leur pouvoir de faire disparaître. Mais ce qui pourrait leur arriver dans une année ne leur arriverait certainement pas toujours. Il est à présumer que ces prix feraient sur tous les Vétérinaires , le même effet que les croix de la Légion d'honneur ont fait sur le militaire en général.

consister , par exemple , chacun en une trousse, et une médaille d'or ou d'argent dans le genre de celles que les Ecoles accordaient autrefois à quelques - uns des Elèves qui avaient mérité leur diplôme , et à ceux qui s'étaient distingués dans l'exercice de leur art.

On objectera peut-être , que ce que l'on propose ici entraînerait dans des dépenses que l'on peut éviter. Mais il semble que si l'on balançait cette légère dépense avec la quantité de Chevaux que de pareils encouragemens pourraient sauver chaque année , on sentirait sans doute l'avantage de les employer.

Telles sont les vues que j'ai cru devoir présenter ici en abrégé. J'aurais pu m'étendre davantage sur chaque article ; mais j'ai pensé qu'il suffisait , pour appeler sur cet objet toute l'attention du Gouvernement , et des Chefs des Corps , d'indiquer succinctement les principales causes qui , à ma connaissance , concourent à détruire chaque jour tant de Chevaux de troupe , et de faire connaître les moyens qu'on pourrait leur opposer avec le plus de succès.

Ayant quitté le service depuis plus de quatorze ans , et n'ayant été Vétérinaire d'un Corps de cavalerie que pendant trois années, il est très-possible que je n'aie pas reconnu toutes les causes qui contribuent d'une manière plus ou moins funeste à la perte des Chevaux de troupes. Il est encore possible que je sois tombé dans quelques erreurs relativement aux moyens de détruire celles que j'ai signalées. En ce cas, la droiture de mes intentions doit les faire excuser, et me donner quelques droits à l'indulgence de mes concitoyens.

CORRESPONDANCE.

OBSERVATIONS

Sur des Espèces de gros Calculs mi-solides, trouvés dans la vessie de quelques Chevaux.

De tous les animaux herbivores, les monodactiles sont ceux qui sont les moins sujets aux Calculs; mais il n'est pas fort rare de rencontrer dans leur vessie une matière terreuse, semblable à de la terre argileuse, à-peu-près de même composition que les Calculs solides. Voici, à ce sujet, quelques observations qui sans doute paraîtront intéressantes. La première m'a été communiquée par M. Guinet fils,

fils, (1) Vétérinaire à Lyon, et la seconde par M. Moulou, (2) aussi Vétérinaire à Lyon, au moment où il la recueillit.

I.re OBSERVATION. Le 23 septembre 1815, il fut amené, dit M. Guinet, dans nos infirmeries (3) un Cheval entier, sous poil rouen, taille de cinq pieds deux pouces, âgé de sept ans, qui depuis un mois environ avait une incontinence d'urine. Ce Cheval, qui était employé au hallage, mangeait comme dans l'état de santé, et dépérissait néanmoins chaque jour. Lorsqu'il marchait ou qu'il travaillait, il s'écoulait, tous les quarts-d'heure environ, quelques gouttes ou quelques filets d'urine épaisse dont l'odeur était irritante. Les reins étaient voûtés, les testicules et les extrémités postérieures, engorgés, et le pouls, faible. Le maréchal de l'équipage lui avait placé six sétons, et lui avait fait prendre des toniques à fortes doses.

La marche assez précipitée que l'on avait fait faire à l'Animal pendant les deux jours qui précédèrent son entrée chez nous, avait occasionné un mouvement de fièvre momentanée, et un abattement sensible, ce qui

____

(1) Élève-répétiteur de cette École.
(2) Élève de cette École.
(3) Celles de M. Guinet père, ancien professeur de cette École.

nous détermina à le mettre à un régime tempérant pendant deux ou trois jours. Des cataplasmes émolliens furent aussi placés sur la région lombaire ; le Cheval fut sondé, mais avec beaucoup de difficulté, attendu qu'il était fort méchant. N'ayant rien pu découvrir, nous lui appliquâmes le feu sur les reins, le périnée et les pointes des fesses, parce que nous soupçonnions que la maladie tenait à un relâchement de la vessie ou de son col, ou bien à la paralysie de quelques-uns des muscles du pénis.

Quinze jours s'étant écoulés sans qu'il y eut d'amendement, nous fûmes obligés d'abattre le Cheval, pour le fouiller et le sonder de nouveau. En le fouillant, nous reconnûmes l'existence d'une tumeur assez grosse, qui cédait à la pression du doigt, et qui tenait à la vessie, mais dont nous ne pûmes déterminer la nature. Les deux jours suivans il ne parut nullement dérangé, son appétit fut le même, et cependant il mourut dans la nuit du deuxième au troisième jour. Il est vraisemblable que la mort inattendue de ce Cheval est due à la réaction qu'ont éprouvé les organes urinaires lorsqu'on l'abattit.

L'ouverture nous montra que la vessie avait un volume double de celui qu'elle aurait eu dans son état de plénitude ordinaire. Ses fibres étaient molles et blanches, et ses parois, peu épaisses. Son col était dans un état de relâchement considérable , ce qui nous permit de découvrir presque le quart d'une sorte de Calcul (1) du poids de sept livres et demi que renfermait cette poche. Ce Calcul , qui n'affectait alors aucune forme régulière, avait son centre dur , et sa circonférence , qui était très-lisse , ressemblait beaucoup à de la terre glaise (argileuse) , par sa couleur et sa consistance. Les autres viscères ne nous montrèrent rien de particulier.

IIe OBSERVATION. Un Cheval hongre, propre au trait, sous poil noir jayet, de la taille de quatre pieds neuf pouces, âgé de huit ans , qui avait été depuis environ deux mois fourbu des deux pieds postérieurs , montra presque tout-à-coup , en juin 1816, de la faiblesse dans la marche, avec bercement de la croupe , et une assez grande difficulté d'uriner ; cependant il buvait et mangeait comme à l'ordinaire. Bientôt les parties postérieures du corps se trouvèrent paralysées, et l'animal une fois couché était dans l'impossibilité de se relever ; les urines coulèrent encore plus difficilement, et il mourut.

---

(1) M. Guinet a eu la complaisance de me le remettre avec cette note. Il nous a paru composé , en grande partie, de carbonate de chaux , mêlé à une matière colorante.

A l'ouverture, on trouva la vessie d'une grosseur extraordinaire, et contenant, avec beaucoup d'urine, une sorte de matière argileuse, mi-solide, du poids de cinq livres et demie ; (1) les reins étaient enflammés, et contenaient une grande quantité de pareille matière. Il y en avait aussi, dit M. Moulou, dans le cerveau ; (2) tous les autres viscères étaient comme dans l'état de santé.

III.ᵉ Observation. Dans le courant de juillet 1816, on conduisit à M. Guinet père, déjà cité, un Cheval hongre, propre au trait, bai-châtain, de la taille de quatre pieds huit pouces, âgé de huit ans, qui depuis quelques mois présentait à-peu-près les mêmes symptômes que celui qui fait le sujet de la première observation. M. Guinet l'ayant fouillé, reconnut que la vessie contenait une matière qui cédait sous la main. Il eut la complaisance de m'en prévenir ; nous examinâmes ce Cheval ensemble, et quoique la vessie ne nous parût pas être fort pleine, nous nous déterminâmes à pratiquer l'opération de la taille, afin de donner issue, si cela était possible, à la matière qu'elle

______

(1) Cette matière me fut apportée fraîche ; il me fut très-aisé de la pétrir, et d'en former une masse arrondie de la grosseur d'une boule à jouer.

(2) On regrette que cette dernière circonstance, qui offre un fait encore plus rare, n'ait pas été plus détaillée.

contenait. L'opération faite , nous pûmes en extraire , avec une curète très-recourbée , environ trois ou quatre onces. Nous injectâmes ensuite une décoction émolliente dans la vessie.

L'animal ne parut pas souffrir beaucoup de l'opération, quoiqu'elle eût été nécessairement un peu longue ; mais il maigrit un peu ; le bercement de la croupe continua à avoir lieu , et les urines qui sortaient par l'ouverture faite au périnée étaient toujours bourbeuses , et d'une âcreté telle qu'elles firent tomber tout le poil de la face interne , et un peu postérieure d'un des membres abdominaux contre lequel elles coulaient. Les diurétiques , dans lesquels nous fîmes entrer à forte dose l'essence de térébenthine , des frictions d'eau-de-vie camphrée sur la région lombaire , puis celles d'essence de térébenthine et d'eau-de-vie à parties égales , produisirent un grand bien. Le trouble des urines disparut successivement , l'animal reprit des forces et de l'embonpoint , et il fut vendu , quelque mois après , un prix assez avantageux. Il y avait cependant encore , à cette époque , une certaine faiblesse dans la région lombaire , qui vraisemblablement aurait cédé à l'application du feu sur cette partie.

REMARQUES.

Les espèces de Calculs dont on vient de faire mention, sont peut-être les plus gros que l'on ait encore rencontrés dans la vessie du Cheval.

On lit dans le *Dictionnaire de Chimie* de MM. *Klaproth* et *Wolff*, art. *Calcul*, « Marschall trouva dans la vessie d'un Cheval une masse molle pesant plusieurs livres, et composée de carbonate de chaux. Home possède une masse pareille du poids de quarante-cinq livres. J'ai vu dans les collections de l'École Vétérinaire, à Vienne en Autriche, deux vessies urinaires qui ont été tirées de deux Chevaux âgés de dix à douze ans ; elles sont à moitié remplies d'une substance terreuse, jaunâtre, maintenant desséchée, mais qu'au rapport de M. Waldinger, l'on pouvait pétrir étant fraîche. »

Ne doit-on pas révoquer en doute le poids énorme de cette espèce de Calcul que l'on dit que possède Home ? Il seraitsept à huit fois plus considérable que ceux dont il a été parlé. Or la vessie d'un Cheval pourrait-elle se dilater, au point de contenir une masse semblable avant que l'animal pérît des douleurs qui en résulteraient ?

Il est certain que dans les bœufs, cette poche musculeuse acquiert quelquefois une

ampleur extrême, puisque l'on a trouvé plus
d'une fois , après son déchirement dû à la
présence d'un Calcul dans son col ou dans le
canal de l'urètre , plusieurs sceaux d'urine
épanchée dans la cavité abdominale. Mais
cette dilatation très-considérable avait eu lieu
dans l'espace de peu de jours , tandis que
lorsqu'il se forme un Calcul du poids de celui
dont il a été parlé , ce ne peut être qu'assez
lentement , et toutes les fonctions doivent
être alors nécessairement troublées pendant
long-temps.

Des Calculs aussi gros que ceux trouvés par
MM. Guinet et Moulou , sont aisés à reconnaître, non-seulement par les symptômes qui
ont été énumérés , mais encore , ce qui est
beaucoup plus certain , par l'introduction de
la main dans le rectum. Pourrait - on en
triompher aussi aisément que de celui du
Cheval qui fait le sujet de la troisième observation que j'ai rapportée ? C'est là ce que
je n'oserai affirmer. Mais je ne vois aucun
inconvénient à tenter les mêmes moyens que
nous avons mis en usage. Peut-être même
pourrait-on joindre à la curète des pinces
semblables à celles dont on se sert pour l'opération de la lithotomie , avec lesquelles on
extrairait par parties , et successivement
pendant plusieurs jours , l'énorme masse terreuse qui remplirait la vessie , comme on

extrait des matières à-peu-près semblables qui remplissent le rectum de quelques chiens (1).

Cette masse de terre pourrait-elle, à la longue, se durcir et former un véritable calcul solide ? Cela n'est pas vraisemblable ; mais son volume pouvant s'accroître, en peu de temps, on conçoit dès-lors la nécessité d'agir promptement, pour en débarrasser l'animal. En temporisant, et en se fiant seulement aux effets des médicamens, on donnerait probablement à la maladie le temps de faire des progrès mortels.

Les matières sablonneuses qu'ont charrié pendant plus d'un mois les urines du Cheval dont il est parlé dans la troisième observation, venaient-elles de la vessie, ou bien ces urines, par un dérangement dans les fonctions des reins, sortaient-elles de ces viscères ainsi chargées ? C'est encore là une question à résoudre. Mais je serais porté à croire qu'il y avait un trouble, un dérangement dans les fonctions des organes sécrétoires de l'urine, puisque, après l'opération, il nous parut que la vessie ne contenait plus aucune matière étrangère.

______

(1) Voyez page 236 de ce volume.

*RELEVÉ des animaux reçus dans les Infir-
meries de l'Ecole Royale Vétérinaire de
Lyon, pendant le 4.ᵐᵉ trimestre de 1816.*

ESPÈCES DIVERSES.	NOMBRE.	SORTIS guéris, ou en voie de guérison.	MORTS.	ENCORE aux infirmeries au 31 décem.
Chevaux....	65	5o	7	8
Anes......	3	2	1	»
Mulets.....	6	5	1	»
Bêtes à cornes.	1	1	«	»
Chiens.....	57	4o	11	6
Chats......	3	3	«	»
Total...	135	101	20	14

Nota. Sur les 74 animaux monodactyles, il s'est
trouvé 16 femelles ; savoir : 15 Jumens et une
Mule ; et sur les 61 autres, 16 femelles ; savoir :
une Vache, 13 Chiennes et une Chatte. La différence entre le nombre des mâles et des femelles
malades a été par conséquent, pendant ce trimestre,
à peu près le même que pendant les trois trimestres précédens.   Y

Il résulte donc des notes prises à cet égard avec la plus grande exactitude pendant l'année 1816, 1.º que sur 312 animaux monodactyles reçus dans nos infirmeries, il y a eu 239 mâles, et 73 femelles ; 2.º que sur 7 dydactyles, il y a eu un mâle et 6 femelles ; 3.º que sur les 306 tétradactyles on a compté 237 mâles, et seulement 69 femelles. Ainsi, nous avons traité en 1816 quatre fois plus de mâles que de femelles ; cette observation a été faite dans les quatre trimestres et sur presque toutes les espèces d'animaux confiés à nos soins. Ce n'est donc pas, comme nous l'avons déjà fait remarquer, un préjugé parmi quelques personnes de la campagne de croire qu'il leur est plus avantageux d'avoir des femelles que d'avoir des mâles, parce qu'elles sont moins sujettes aux maladies. (1)

On nous demandera peut-être à quoi on doit attribuer cette grande différence. J'avouerai franchement que je n'en sais rien. Peut-être abuse-t-on moins souvent pour le travail des femelles que des mâles, sur-tout quand elles sont pleines ; peut-être, à travail égal, se fatiguent-elles un peu moins que les mâles ; peut-être aussi la castration dispose-t-elle les premiers à un plus grand nombre d'affections ; mais ce ne sont là que des conjectures, et je ne les donne que pour telles.

---

(1) Je ne sais si la même observation n'a pas été faite quelquefois à l'égard de l'espèce humaine ; mais il est certain que dans quelques épidémies, telles que celles occasionnées par l'usage du seigle ergoté, on a vu un bien plus grand nombre d'hommes que de femmes malades. *Noël*, chirurgien de l'Hôtel-Dieu d'Orléans, en a cité un exemple remarquable en 1709. Ce qu'il y eut d'étonnant, dit-il, c'est que cette maladie n'attaquait point les femmes, si ce n'est quelques petites filles. *Salerne*, médecin de la même ville, qui donna en 1748 un mémoire sur le seigle ergoté, dit que dans le nombre des malheureux qui furent affectés de gangrène, on observa une fois plus d'hommes que de femmes. (*Dictionnaire des Sciences médicales*, tome XIII, pages 171 et 172.)

RELEVÈ général des Animaux reçus dans les Infirmeries de l'Ecole Royale Vétérinaire de Lyon, pendant l'année 1816.

ESPÈCES DIVERSES.	NOMBRE.	SORTIS guéris, ou en voie de guérison(1)	Morts et abattus(2)	ENCORE aux infirmeries au 31 décem
Chevaux....	271	230	33	8
Anes......	17	15	2	
Mulets.....	24	19	5	
Bêtes à cornes.	3	3	»	
Bêtes à laine .	3	2	1	
Chêvre.....	1	1	»	
Chiens.....	287	212	69	6
Chats......	19	14	5	
Singes......	1	»	1	
Volatiles....	5	1	4	
TOTAL ...	631	497	120	14

(1) Parmi ces animaux, plusieurs, comme on le pense bien, n'ont été guéris qu'imparfaitement. Dans la médecine vétérinaire, comme dans celle de l'homme, il y a des maladies que l'on ne peut que pallier, et d'autres qu'il est dangereux de guérir tout-à-fait.

(2) Le nombre de ces derniers est de 13. C'étaient des Chevaux atteints de maladies incurables.

CONSTITUTION MÉDICALE.

Maladies régnantes.

I.º LA fin de cette année a été beaucoup plus belle que le commencement : presque tout le mois d'octobre, à l'exception des quatre ou cinq derniers jours, a été fort beau ; une chaleur douce et un ciel pur ont enfin succédé à un temps froid et très-pluvieux. Il y avait quelques brouillards épais et humides qui se dissipaient ordinairement vers neuf ou dix heures du matin, et laissaient paraître le soleil dans tout son éclat.

Mais au commencement de novembre on a vu reparaître à peu près la même température que pendant tout l'été, et avec elle des vents extrêmement forts, tantôt du midi, tantôt du nord. Plusieurs jours ont été fort pluvieux, et la Saône a considérablement grossi. Pendant les nuits du 11 au 12 et du 15 au 16, il est tombé une assez grande quantité de neige, et le froid a commencé alors à se faire sentir ; mais il n'a duré que quelques jours. Bientôt après les pluies se sont renouvelées et ont fait croître encore considérablement les eaux du Rhône et de la Saône ; enfin le mois s'est terminé par un temps froid et humide.

Le 1.er décembre , le thermomètre descendit tout-à-coup de plusieurs degrés au-dessous de zéro ; il se soutint ainsi, à quelques légères variations près, jusqu'au dix, que le temps froid et humide recommença. Le 19, il tomba un peu de neige, accompagnée d'un fort vent du nord. Un froid assez vif se fit sentir le lendemain , et continua les jours suivans. Le 27, il tomba un peu d'eau, et ce mois finit par la même température dont la durée nous y avait en quelques sorte habitués, c'est-à-dire un froid humide.

Cette température est en effet celle qui a dominé pendant toute l'année qui vient de s'écouler, et on a vu qu'elle a donné lieu, dans les animaux comme dans l'homme, à diverses maladies, dont quelques-unes, telles que les rhumatismes , n'avaient été, jusqu'à présent , que rarement remarquées dans les premiers. On a vu aussi que, traitées dès leur principe , ces affections rhumatismales qui ont attaqué de préférence, tantôt un membre antérieur et tantôt l'autre , plus rarement les deux à la fois, n'ont pas été en général fort difficiles à guérir.

(Voyez ce qui a été dit à ce sujet , pag. 24 , 132 , et 236 de ce volume.)

II.º Les maladies que nous avons eu à traiter le plus souvent pendant ce trimestre, sont, à l'égard des animaux monodactyles, la morve, le catarrhe pulmonaire, les rhumatismes musculaires des épaules, et les engorgemens froids des membres. Parmi les chiens, ce sont l'entérite, la gale, les dartres et le catarrhe nasal. La rage. n'a été remarquée que sur un seul de ces animaux. Il en a été de même de l'épilepsie.

Voici quelques-unes des observations les plus importantes qui ont été recueillies pendant ce trimestre.

Morve. Quelques vétérinaires ont trouvé surprenant que dans le 1.ᵉʳ cahier de ce volume, page 70, j'aie dit, en parlant de cette maladie, « que triompher de celle qui est à son premier degré, ce n'est pas chose rare, ni bien difficile. » Ils ont prétendu qu'à cette première période, la morve est tout aussi incurable, que quand elle a fait plus de progrès. C'est là, ce me semble, une erreur évidente. Je pourrais rapporter à l'appui de ce que j'ai avancé, beaucoup d'observations recueillies dans nos infirmeries depuit huit ans. (1). Pendant ce

____

(1) J'en ai cité deux, page 69 de ce volume , et il y a encore

trimestre nous avons encore eu deux exemples de guérison de la morve à sa première période, l'un sur un cheval de roulier, et l'autre sur une jument de troupe. Cette dernière a , il est vrai, beaucoup maigri depuis, et il serait possible que sa maladie se remontrât. Dans le premier , la morve datait de huit à dix jours ; dans la seconde, elle existait depuis six semaines. Dans l'un et dans l'autre il y avait une légère inflammation de la membrane muqueuse du nez du côté gauche , flux par la narine de ce côté, d'une matière épaisse, d'un blanc grisâtre , qui adhérait à son orifice ; fort engorgement des glandes lymphatiques de l'auge de ce même côté , avec un commencement d'adhérence de ces glandes à l'os de la mâchoire ; appétit et gaieté comme dans l'état naturel.

On employa pour ces deux chevaux , qui furent guéris dans l'espace de peu de temps, une nouvelle méthode de traitement qui donna des espérances de guérison sur un troisième. Si ces petits succès se continuent sur d'autres chevaux, je m'empresserai d'en donner connaissance , afin que l'on tente ailleurs les mêmes moyens.

---

en ce moment dans nos infirmeries une assez belle Jument normande qui y fut abandonnée pour cause de morve , et qui est de même parfaitement guérie.

Je suis bien convaincu aujourd'hui, d'après ma propre expérience, que s'il était expressément défendu aux maréchaux de traiter des chevaux morveux, et si les vétérinaires de cavalerie avaient des appointemens moins modiques, la France perdrait infiniment moins de chevaux par l'effet de la morve qu'elle n'en perd annuellement, parce qu'on la traiterait plus souvent dans son principe, et comme elle doit l'être. Mais est-ce en la combattant comme font la plupart des maréchaux, et même quelques Vétérinaires, que l'on peut obtenir d'heureux résultats ? Et dans les corps de cavalerie, quels moyens énergiques lui oppose-t-on géneralement ?

Le gouvernement fera donc disparaître, quand il le voudra, deux des principales causes qui font conduire tant de chevaux morveux à la voirie. Si notre Ecole était à même de pouvoir faire travailler tous ceux que l'on pourrait y traiter de cette maladie, je ne désespérerais pas d'en sauver un certain nombre, pourvu que l'on commençât le traitement de la morve dès son invasion. Et en cela, comme sous plusieurs autres rapports, ne ressemble-t-elle pas à la syphillis ?

Depuis que le premier cahier de ce volume a été imprimé, nous avons continué nos recherches relativement au côté par lequel les chevaux morveux jettent le plus souvent. Il en résulte que sur 36 chevaux, 11 jetaient par la narine droite, 13 par la narine gauche, et 12 jetaient des deux côtés. Mon collègue M. Rainard, qui s'est occupé du même objet, a fait à peu près les mêmes observations. Sur 17 chevaux morveux il en a trouvé 6 dans lesquels le flux avait lieu du côté droit ; sur 4 il existait du côté gauche, et enfin 7 jetaient des deux côtés. Ces remarques, ajoutées à celles que nous avons rapportées, page 65 de ce volume, prouvent donc que dans le cas de morve, le flux n'a pas lieu plus souvent d'un côté que de l'autre.

Tétanos. On sait que cette maladie, qu'elle soit essentielle ou symptômatique, n'est pas moins rebelle que celle dont on vient de parler. Un mulet âgé de huit ans, d'une forte constitution, reçu dans nos infirmeries le 19 décembre, pour y être soigné d'un Tétanos essentiel qui existait depuis trois jours, fut d'abord traité par la saignée, l'opium, le camphre et la racine de Valériane, à fortes doses. On faisait prendre jusqu'à une once et demie d'opium et autant de camphre toutes les vingt-quatre heures, tant par la bouche qu'en lavemens. (1)

____

(1) Un exemple de Tétanos essentiel sur un cheval, guéri par les mêmes médicamens, a été rapporté page 89 de ce volume.

Le 23 on ne remarquait cependant aucun changement , et craignant une mort très-prochaine , je lui fis faire sur tout le corps des frictions d'huile camphrée. On en employait deux litres toutes les vingt-quatre heures, et son corps était enveloppé de deux couvertures de laine. Dès le lendemain on aperçut un léger mieux , qui se continua d'une manière très-sensible les jours suivans.

Le 28 on cessa les frictions , l'animal étant à peu près guéri, marchant et mangeant assez bien. Il s'est rétabli parfaitement bientôt après.

J'avais déjà employé plusieurs fois les frictions d'huile camphrée dans cette maladie, mais sur la tête seulement, et toujours sans succès. Ceux que j'ai obtenus sur ce mulet me font présumer que , faites sur tout le corps, ces frictions peuvent être non moins efficaces que le traitement interne, ordinairement si difficile à mettre en usage en pareil cas. C'est à l'expérience à faire prononcer sur ce point de pratique médicale. On ne risque pas d'ailleurs par ce moyen de tourmenter les animaux , et d'aggraver leur maladie, comme cela n'arrive que trop souvent, quand on cherche à leur administrer des médicamens par la bouche. Mais on doit s'attendre à voir tomber un peu les poils du corps après la guérison ; effet que ne nous a pas paru produire l'huile camphrée sur les chiens.

Dysphagie spasmodique. Cette maladie, qui consiste dans une impossibilité d'avaler les alimens solides et même l'eau froide , quoiqu'il n'y ait aucune douleur à la gorge ni à l'œsophage, a été observée pendant ce trimestre sur plusieurs animaux solipèdes. Tous mâchaient bien le foin et la paille , mais ils les rejetaient aussitôt après devant eux par pelottes imbibées de salive. Le camphre à la dose d'une demi-once à une once par jour, dans une décoction de graine de lin ou de mauve, ou dans une infusion de melisse ou de moldavique , quand les animaux étaient déjà affaiblis par une longue abstinence , sont les médicamens qui en ont triomphé dans l'espace de peu de jours. Ce sont ceux que nous employons depuis long-temps en pareil cas avec avantage. Nous avons vu plus d'une fois, par l'usage de ces moyens , la maladie disparaître du jour au lendemain. On ne doit donner pour nourriture, que du grain cuit, auquel on ajoute un peu de son ou de farine , ou des racines , que l'on fait également cuire.

On peut aussi traiter la dysphagie spasmodique par des embrocations d'huile camphrée le long de l'œsophage. Mais ces embrocations ont l'inconvénient de faire tomber le poil de la partie où on les fait, et d'y produire une sorte de dépilation. Elles agissent d'ailleurs bien moins sur l'œsophage que les breuvages camphrés.

On sait qu'un traitement que l'on oppose assez généralement à cette maladie depuis très-long temps, consiste à faire ronger à l'animal la lime ou la râpe, à lui casser des pointes de dents molaires, ou bien à mettre dans la bouche des nouets, des mastigadours composés de substances irritantes, telles que l'assa-fœtida, des gousses d'ail, du poivre, du sel, etc. ; d'autres fois on saigne au palais, ou on brûle cette partie en arrière des dents incisives avec un fer rouge. Ces différens moyens, que l'on emploie quelquefois successivement, ne peuvent jamais faire de bien, et très-souvent ils font beaucoup de mal, ou ils laissent le sujet pendant très-long-temps sans pouvoir avaler, c'est-à-dire, jusqu'à ce que la nature triomphe elle-même du mal et du médecin.

Empoisonnement d'un chien, avec perforation de l'estomac. Voici un exemple d'empoisonnement qui sans doute est fort rare. Un chien barbet, âgé de six ans, appartenant à un fermier, était dans un pré que l'on fauchait, où il s'amusait à prendre des grenouilles. Il se jeta aussi sur un crapaud qu'il mâcha, et, à ce que l'on croit, qu'il avala ensuite. Le soir du même jour, la gueule parut enflammée, et l'animal était moins gai qu'à l'ordinaire. Le lendemain il parut très-malade. On ne lui fit rien. Le troisième jour, 1.ᵉʳ octobre, on nous l'amena. On remarquait alors les symptômes suivans : gueule très-ouverte et remplie de bave écumeuse mêlée de terre ; nauzées fréquentes, membrane bucale très-enflammée et brunâtre, yeux hagards, respiration pénible. L'animal, qui pouvait à peine se tenir, et qui portait fréquemment ses pattes de devant à sa gueule, qu'il fourrait souvent sous sa litière, paraissait éprouver les plus vives douleurs. Il refusait toute espèce d'alimens.

Dans cet état désespéré, et connaissant la cause qui y avait donné lieu, je fis laver fréquemment la gueule avec de l'eau fraîche, dans laquelle on ajouta de l'alcali volatil fluor, dans la proportion de deux gros de cette liqueur sur un litre d'eau. Mais le lendemain au matin l'animal mourut.

L'ouverture fit voir que l'inflammation que l'on avait remarquée à la membrane muqueuse de la gueule, se prolongeait dans le larynx, la trachée-artère, le pharynx et dans tout le tube digestif. L'estomac était perforé vers son sac gauche. Le trou, qui était assez irrégulier , avait environ deux pouces de diamètre. Il était en partie bouché par un tampon de paille que le chien avait mangé. Ses bords étaient amincis, frangés et blanchâtres. Aucune parcelle du crapaud ne fut trouvée ni dans ce viscère ni dans l'intestin.

J'ai rapporté dans le tome premier de cet ouvrage, pag. 185 et 187, deux exemples de la perforation de l'estomac sur des chiens. Mais la cause en fut absolument ignorée. Il en eut été demême, sans doute, du cas dont il est ici question, si l'on n'eût pas vu le chien manger l'animal venimeux qui l'empoisonna si promptement. M. Cuvier observe que l'on a accusé mal-à-propos ce reptile dégoûtant d'être venimeux par sa salive , sa morsure , son urine et l'humeur qu'il rejette par la transpiration. Mais le fait que je viens de rapporter, prouve que , mâché par un chien, il peut donner lieu aux accidens les plus funestes. Ce fait vient, au reste , à l'appui de ce que dit M. Lacépède , que l'humeur laiteuse qui transude de tout le corps du crapaud , la bave qui coule de sa bouche , peuvent infecter les herbes et les fruits sur lesquels il passe , de manière à incommoder ceux qui en mangent sans les laver.

OPÉRATIONS. (1)

OBSERVATION

Sur l'amputation d'une partie de la verge d'un Cheval ; par M. Dupont (2), Vétérinaire à Marsine.

Un Cheval de troupe , hongre, sous poil bai cerise, âgé de onze a douze ans, de la taille de quatre pieds huit pouces, en assez bon état, avait depuis environ huit ans, un paraphimosis dont la cause m'était inconnue. Lorsque cet animal était dans l'inaction, le membre sortait du fourreau à peu près de sept pouces de long, et il était recourbé en arrière de manière que lorsqu'il urinait,

---

(1) Le chagrin profond que m'a occasionné la mort d'une petite fille âgée de huit ans, qui à la raison la plus précoce, joignait toutes les qualités que l'on peut désirer à cet âge, m'ayant empêché de m'occuper des observations qui me sont particulières, je passe de suite à celles qui m'ont été communiquées, et auxquelles j'ai ajouté seulement quelques *remarques*.

(2) Elève-répétiteur de l'Ecole de Lyon.

l'urine était lancée entre les deux membres abdominaux. Chaque fois qu'il était soumis à un exercice quelconque, son membre pendait de douze à quatorze pouces, battait de tous côtés, ce qui représentait assez bien la forme et le mouvement d'un battant de cloche, et rendait sa marche extrêmement gênée et pénible.

Présumant que les médicamens seraient en pareil cas absolument sans effet, je me décidai à faire l'amputation d'environ six pouces du membre. Voici les moyens et le traitement que je mis en usage pour cet effet :

Le 1.er mai 1811, au matin, je fis à ce cheval une saignée de quatre livres de sang, je fis diminuer sa ration d'un tiers, proscrivis l'avoine en entier, et ordonnai de le faire barboter, ce qui se fit le 1.er, le 2 et le 3.

Le 4, m'étant muni d'une ficelle de l'épaisseur d'une moyenne plume à écrire, pour faire la ligature de la partie à amputer et d'une canule de fer blanc de huit pouces de long, sur quatre lignes de diamètre, très-polie en dehors, et munie, à l'une de ses extrémités, d'un petit bouton ou rebord pour l'empêcher de glisser, je l'enduisis d'huile d'olive, pour la rendre plus facile à introduire dans le canal de l'urètre. Je
couchai

couchai ensuite le cheval du côté gauche et lui fixai l'extrémité postérieure droite sur l'avant-bras du même côté, par le moyen d'une plate-longe.

Le cheval ainsi assujetti, j'examinai le membre; je trouvai l'extrémité du canal de l'urètre un peu rétrécie, de manière à empêcher l'introduction de la canule. Je fus par conséquent obligé de le dilater avec le bistouri dans une étendue de huit à dix lignes, pour en faciliter l'entrée. La canule introduite dans le canal, je la fis tenir par un aide pour l'empêcher de sortir; je pris ensuite la ficelle avec laquelle je fis un nœud coulant, comme on le conseille pour la castration du bélier, et je donnai l'une des extrémités à tenir à un homme afin d'avoir plus de facilité et de force à serrer le membre, pour intercepter la circulation, et obtenir par-là plus promptement la mortification de la partie à amputer. Le nœud arrêté, je fis une tresse avec la ficelle qui se prolongeait vers la partie antérieure du membre, laquelle tresse j'arrêtai par un second nœud à l'extrémité inférieure de la canule qui sortait d'un pouce. Le cheval relevé, je pris les bouts de chaque ficelle, les passai sur les parties latérales du ventre et des côtes, jusques sur le dos, où je fis une seconde tresse et la fixai à la crinière, ce qui soutenait le membre sur une ligne parallèle à celle du ventre. Je remplaçai par ce moyen le bandage suspenseur de cette partie. Le cheval fut conduit à l'écurie où il parut tranquille, à part quelques mouvemens qu'il faisait de la queue, ce qui provenait sûrement de l'impression que la canule occasionnait dans le canal de l'urètre. Au bout d'un quart-d'heure qu'il fut rentré, il se campa pour uriner, et resta dans cette situation deux minutes environ, après quoi il urina sans aucune difficulté.

J'ordonnai de continuer l'eau blanche à laquelle j'ajoutai un peu de sel de nitre (nitrate de potasse), et lui fis supprimer toute sorte d'alimens solides. A dix heures du matin, je fis une petite saignée, et à midi, on lui donna trois livres de foin. Je me dispensai dans cette journée de lui administrer des lavemens, attendu qu'il ne paraissait pas souffrir, et que l'engorgement et l'inflammation n'étaient encore que très-peu prononcés.

Le 5 au matin, l'animal était assez bien, le pouls régulier, quoique un peu faible ; il n'y avait presque pas d'engorgement à la partie du membre qui se trouvait au-dessus de la ligature, mais la mortification de la portion à amputer était complète.

J'en fis la section , ayant soin d'en laisser un pouce et demi au-dessous de la ligature pour empêcher qu'elle ne glissât. A une heure après midi du même jour, la ligature et la canule tombèrent , je ne sais par quelle cause , ce qui occasionna une légère hémorragie qui m'obligea à coucher le cheval pour cautériser une petite artériole par laquelle l'effusion avait lieu. J'eus beaucoup de peine à tirer le membre du fourreau parce que l'animal le retirait très-fortement; cependant j'y parvins, arrêtai l'hémoragie et replaçai la canule.

Le 6 , la partie restante du membre était légèrement engorgée et enflammée ; l'animal urinait sans difficulté , il était assez gai , mais le pouls toujours un peu petit. On continua la boisson nitrée , et on donna quelques lavemens émolliens.

Les 7, 8 et 9 , rien de particulier ; l'animal prenait de jour en jour de la force et de la gaieté.

Le 10 , chûte de l'escarre ; je fis des injections avec une infusion de fleurs de sureau.

Le 11 , la suppuration était très-bien établie ; les injections furent continuées. Du 12 au 21 , il n'y eut rien de particulier.

Le 22 , je retirai la canule du canal de l'urètre. Depuis cette époque, le léger engorgement, l'inflammation et lasuppuration qu'il y avait, diminuèrent graduellement jusqu'au dix du mois de Juin, où la cicatrisation était parfaite. Depuis cette époque le cheval a fait un très-bon service au régiment.

REMARQUES.

M. Huzard a consigné dans le cinquième volume des *Instructions et observations sur les maladies des animaux domestiques* (1), l'histoire d'une opération semblable à celle-ci, faite sur un cheval, et dont les détails ont beaucoup servi à M. Dupont, soit pour le procédé opératoire, soit pour la confection de la canule. Cette opération fut nécessitée par une énorme quantité de chancres et de porreaux dont la tête du membre était couverte. Elle eut aussi un plein succès; mais pendant quelque temps « l'urine était lancée rapidement et en plusieurs jets, qui avaient des directions différentes; elle allait frapper la partie postérieure des jambes de devant, et enduisait les poils d'une crasse épaisse et onctueuse que l'eau tiède ne pouvait enlever. »

____

(1) Page 336, deuxième Edition.

M. Chabert a également pratiqué l'amputation du membre dans des cas pathologiques de différente nature. « Sur la fin de 1779 , dit ce praticien célèbre (1) nous nous vîmes obligés, dans la circonstance d'un paraphimosis suivi de la gangrène du membre, de procéder sur deux chevaux à l'amputation de cette partie. Cette même opération a été faite dans le cas d'ulcères chancreux et de porreaux, qui avaient détruit en plus grande partie les corps caverneux : quelque périlleuse qu'elle soit en apparence, elle nous a toujours réussi, sans nous montrer de grands dangers. »

J'ai vu faire une fois l'amputation du membre d'un cheval, simplement avec une longue cisaille, et sans mettre de canule dans l'urètre. Voici le procédé peu méthodique que l'on employa. Comme c'était un cheval entier, assez vigoureux, on lui présenta une jument ; lorsque son membre, dont le bout était chargé d'une énorme quantité d'ulcères farcineux , fut un peu en érection, on ap-

---

(1) *Cours pratique des Maladies des Animaux*, articles du phimosis et du paraphimosis, mss. Cette opération se trouve encore indiquée à l'article de la *Chûte du membre ;* ce dernier a été imprimé dans le *Dictionnaire universel d'Agriculture de Rosier*, tome 3, page 335 et suivantes.

procha la cisaille et on l'amputa d'un seul coup. Mais l'inflammation et l'oblitération de l'urètre ne tardèrent pas à avoir lieu, et l'animal périt d'une rétention d'urine peu de jours après.

J'ai pratiqué plusieurs fois sur le chien l'amputation du membre, sans mettre de canule; le canal de l'urètre ne s'est point oblitéré, et la guérison a toujours eu lieu très-promptement.

Lorsque les chiens sont un peu gros, les ciseaux, quoique forts, sont quelquefois insuffisans, pour couper l'os qui forme le corps de la verge; il faut alors avoir recours à une petite scie, ou à une tricoise bien tranchante, ou bien à une cisaille à ressort, comme celle dont nous nous servons dans cette Ecole, pour couper la queue de ces animaux.

On peut aussi amputer une partie du fourreau en y pratiquant une ligature comme au membre. Dans quelques cas, comme lors de cette multitude de verrues noires qui affectent les chevaux gris ou blancs (1),

____

(1) Voyez un Mémoire sur cette maladie, dans le Tom. 1.er de ce Recueil, pag. 324.

il s'en développe aussi sur le fourreau, qui alors est très-pendant, et qu'au premier coup-d'œil on prendrait pour la verge. L'excision du fourreau, au-dessus de la partie couverte de verrues, est le seul moyen de triompher de cette affection dans cet endroit. On y fait d'abord une forte ligature avec une ficelle, et au-dessus de cette ligature on pratique au fourreau, perpendiculairement, une petite incision, une sorte de boutonnière, pour le passage de l'urine. Le reste de l'opération ne diffère en rien de ce qui concerne l'amputation du membre. Telle est du moins celle que nous fîmes une fois sur un cheval gris et entier, qui avait été amené à l'école pour servir au cours d'opérations. Mais comme on fit en même temps la castration sur ce Cheval, et qu'elle fut suivie d'une assez forte hémorragie (1) qui l'affaiblit beaucoup, il mourut avant que l'on pût voir parfaitement le résultat de la première opération pratiquée.

----

(1) Le sang ne venait point des vaisseaux testiculaires, mais d'une artériole assez grosse, qui se portait dans le scrotum, fortement engorgé par la présence des verrues noires qui le recouvraient.

OBSERVATION

Sur l'Extraction d'un gant de peau, avalé par une Vache, et retenu pendant 3o heures dans la partie inférieure de l'œsophage ; par Saloz, Artiste Vétérinaire du Canton de Vaud en Suisse (1).

Une vache très-bonne laitière, âgée de cinq ans, appartenant à messieurs les frères Chompson d'Aubonne, fut conduite dans la matinée du 27 octobre 1809, dans un pré dont les haies venaient d'être tondues tout récemment. Cette vache, quoique gardée par un enfant de 12 à 13 ans, ramassa en pâturant, et en la présence de ce dernier, un gant de peau qui probablement avait servi au jardinier, pour le garantir de l'impression des épines pendant l'exercice de son travail. Après avoir mâché ce corps étranger pendant quelques minutes, l'animal l'avala, malgré les efforts réitérés du jeune bouvier pour le lui retirer, pendant qu'elle le tenait encore dans sa bouche.

---

(1) Elève de l'Ecole d'Alfort, et exerçant aujourd'hui l'art vétérinaire avec distinction, à Odessa en Russie.

Dès ce moment, la vache refusa de manger et fut très-mal à son aise. Ne me trouvant pas chez moi dans le moment, les propriétaires crurent devoir lui administrer de l'huile d'olive, et ensuite quelques breuvages d'eau de son ; mais voyant que les souffrances augmentaient par l'emploi de ces moyens, ils se contentèrent d'en rester là jusqu'à mon retour.

A mon arrivée, c'est-à-dire six heures après l'évènement, je fus instruit du fait, et de toutes les circonstances qui l'accompagnaient. Ayant examiné la vache, je la trouvai avec les symptômes suivans : 1.º météorisation de la panse ; 2.º agitations continuelles ; 3.º trépignement des pieds de derrière ; 4.º Encolure et tête prenant une direction horisontale ; 5.º efforts répétés pour déterminer l'ascension du corps étranger, lesquels étaient accompagnés par intervalle de plaintes douloureuses et profondes ; 6.º secrétion de salive très-abondante.

Voyant le danger que courait l'animal, par la météorisation de la panse qui augmentait à vue d'œil, je pratiquai de suite la ponction. Il en sortit une très-grande quantité d'air dégagé des alimens, après quoi le soulagement fut très-sensible. Je laissai la canule dans l'estomac, afin que les gaz pussent avoir un libre cours.

Cette première opération achevée, j'examinai immédiatement l'intérieur de la bouche; je pressai de toute part et extérieurement, la gorge et l'œsophage dans son trajet, le long du côté gauche de l'encolure; n'appercevant aucune proéminence dans les parties que je venais de voir et de palper, je passai à l'usage de la sonde, dans l'espoir que, si ce même corps était retenu à la partie inférieure du canal œsophagien, je parviendrais à le pousser dans la panse, ainsi que j'ai eu occasion de le pratiquer plusieurs fois et avec succès, puisque ordinairement il n'en résulte aucun inconvénient pour l'animal.

Ma sonde est formée d'une baleine cilyndroïde, de la longueur de 6 pieds, ayant un pouce et demi de circonférence, et pourvue à l'un de ses bouts, d'une pelotte ovoïde de la grosseur d'un petit œuf de poule; je la huilai, afin de ne pas offenser les parties sur lesquelles on la fait agir. Je l'introduisis ensuite par la bouche dans l'œsophage, et la fis glisser sans le moindre effort jusque sur le gant. Arrivé là je poussai progressivement contre ce malheureux corps, et à plusieurs reprises différentes, mais sans autre effet que celui de faire souffrir l'animal inutilement.

Comme il était un peu tard, et que cette

vache était singulièrement tourmentée, nous la laissâmes tranquille jusqu'au lendemain matin.

Ici, l'artiste a besoin de toute sa réflexion. J'étais au désespoir de manquer une occasion aussi favorable, dans le début d'un établissement que je venais de former à Aubonne, et sur-tout pour une chose qui m'avait toujours paru fort simple. Je raisonnais de cette manière : le gant, disois-je, d'après le trajet de ma sonde, est logé près de l'orifice œsophagien, et si décidément les premiers moyens que j'ai employés sont insuffisans pour l'en chasser, il faut tâcher de l'extraire en ouvrant la panse, et en portant la main, s'il est possible, dans la partie qui le retient.

Le 30 au matin, j'essayai, mais encore inutilement, l'usage de la sonde. Voyant qu'il n'y avait plus à balancer sur le parti à prendre, je fis part aux propriétaires de l'opération que j'avais méditée , du succès de laquelle je ne voulais cependant pas tout-à-fait répondre. Ils me prièrent de la suspendre jusques après midi.

A 4 heures de l'après-midi, les propriétaires vinrent me chercher pour pratiquer cette opération. D'abord, la vache étant debout, je la fis appuyer par son côté droit contre les parois de la grange, en la maintenant dans cette position par le moyen de plusieurs cordes attachées aux piliers et autour d'elle, ainsi que par le secours de six aides disposés devant et derrière. De cette manière il ne lui était guère possible de faire aucun mouvement qui pût me contrarier. Je retirai ensuite la canule que j'avais placée la veille. Après quoi, je plongeai mon bistouri dans le flanc gauche, à deux travers de doigt de distance des apophyses transverses des vertèbres lombaires, et dirigeai en un seul temps mon incision de haut en bas, dans le milieu du flanc et en comprenant les parois du rumen. Elle fut assez grande, pour permettre l'introduction du bras dans la cavité de ce viscère.

Les matières alimentaires se présentèrent d'abord ; quoique un peu sèches, elles étaient cependant en fermentation et en assez grande quantité. Je passai immédiatement un linge propre dans la panse, en faisant correspondre l'un de ses bouts au dehors de l'ouverture externe, dans le but d'éviter, par cette précaution, l'effusion des alimens dans l'abdomen. Muni d'une poche en bois, je retirai du rumen environ trente livres de substance, c'est-à-dire, la quantité que je jugeais assez considérable, pour me permettre d'arriver sans être gêné jusques à l'orifice du canal œsophagien. J'introduisis de nouveau ma sonde dans l'œsophage, en ordonnant à un aide de ne la faire agir sur le corps étranger, que lorsque j'aurais le bras dans le viscère. Parmi les alimens retirés, je trouvai un mouchoir de poche de moyenne grandeur, qui avait conservé sa couleur, mais qui se déchirait au moindre effort.

L'aide tenait la sonde et devait suivre mes directions ; mon intention dans ce cas était de favoriser le rapprochement de l'orifice contre ma main , en le faisant pousser de devant en arrière; cette circonstance se trouvait d'autant plus nécessaire, que la vache était très-longue de corps.

Le bras introduit dans le rumen , et la main arrivée à la gouttière œsophagienne , je touchai l'un des doigts du gant qui surpassait cette dernière d'un pouce environ. Je le pinçai avec l'index et le pouce en cherchant à le tirer à moi ; mais d'une part le corps du gant tenait trop fortement dans l'orifice, et de l'autre je n'avais qu'une faible prise, encore était-elle humide et gluante, ce qui me la faisait lâcher à tout moment.

J'essayai d'introduire le doigt dans l'orifice , afin d'en ôter le corps étranger ; mais l'irritation y était si forte, et les parties tellement contractées sur ce même corps, qu'il me fut impossible d'en venir à bout. Je me déterminai pour lors à demander de petites tenailles en remplacement de mes doigts. Je saisis avec ce nouvel instrument le bout du même doigt que j'avais déjà tenu ; je contournai la main en spirale en tirant toujours insensiblement. Enfin après quelques efforts le corps étranger fut extrait. L'humidité dont il était imprégné l'avait rendu très-volumineux, ainsi qu'on put le voir ensuite quand il fut sec, par le vide que laissa le relâchement des fils. Il paraît que plusieurs doigts s'étaient opposés à son passage dans le rumen , ou qu'ils étaient , du moins en grande partie, la cause de la résistance observée.

La vache fut mise à la diette , aux substances délayantes et mucilagineuses. Je ne permis l'usage des fourrages que 12 jours après l'opération et en très-petite quantité chaque fois. La plaie fut nettoyée avec du vin tiède, recouverte d'un plumaceau chargé de térébenthine, et maintenu au moyen d'un emplâtre agglutinatif. Cette vache fut parfaitement rétablie le 22.e jour après l'opération, et quoiqu'elle fût pleine à cette époque, elle fit son veau à terme et sans aucun accident.

REMARQUES.

Le gant dont il vient d'être question, roulé et entouré d'un fil, tel qu'il fut trouvé et mâché par la vache, était joint à cette observation ; il a six pouces de longueur, deux pouces de diamètre dans un sens, et un pouce et demi dans l'autre. Imbibé par la salive et le suc œsophagien, il devait être d'un quart et peut-être d'un tiers plus gros. C'est un fort gant de peau de daim, dont le pouce et le doigt index, qui n'avaient été qu'imparfaitement roulés, faisaient, à un des bouts de ce corps étranger, deux petites saillies qui servirent à le prendre, d'abord avec les doigts, puis avec des pinces.

Un vétérinaire qui jouit à juste titre d'une réputation très-distinguée, a paru douter que ce gant eût été réellement extrait par la panse. Quoique cette opération ne me paraisse nullement impraticable, j'ai cru néanmoins devoir profiter d'une vache que nous avions dernièrement dans nos infirmeries, pour servir à des expériences (1), afin de la tenter sur elle. Je

____

(1) Cette vache avait été achetée pour le cours d'opérations depuis environ un mois, par rapport à un engorgement squirreux de toute la langue, qui l'empêchait depuis long-temps

fis faire en conséquence, avec du linge une pelote à peu près semblable au gant extrait par M. Saloz, mais un peu moins grosse. Présumant qu'il serait difficile de l'intro-duire par la bouche, on pratiqua l'œsopha-gotomie, et on la fit entrer, après l'avoir huilée, par la plaie faite à l'œsophage; on la chassa ensuite dans la panse, non sans quelques difficultés, avec le poussoir de ba-leine. Lorsque cette pelote parut être par-venue dans ce viscère, on aggrandit une plaie qui avait déjà été faite au flanc gauche, sept ou huit jours auparavant, pour extraire par cette ouverture des ali-mens; un élève porta aussitôt la main, armée d'une petite pince, dans le rumen,

---

de manger. Cet organe, qui était presqu'insensible et fort dur', avait acquis un volume tel qu'il remplissait toute la bouche, et qu'il en résultait même une protubérance considérable sous l'auge. Le peu d'aliment que cette vache pouvait prendre res-tait dans la bouche : elle ne pouvait nullement en opérer la déglutition, la plus grande partie de la langue touchant le palais par lequel elle était comprimée. La cause de cette maladie grave, qui s'opposait même à ce que l'animal pût boire, nous fut inconnue. Je la combattis par les moyens sui-vans : scarifiations profondes avec un long bistouri à serpette dans toute l'étendue de la langue ; lotions aromatiques fréquemment répétées dans la bouche; quelques jours après, elles furent remplacées par des lotions faites avec une dé-coction de parties égales de racine de gentiane et de ciguë. Un mieux très-marqué ne tarda pas à se montrer, et huit jours après, la vache commença à boire et à manger; au bout de quinze jours, elle se trouva complètement guérie

saisit

saisit le corps étranger et le retira. On fit ensuite plusieurs points de suture simple pour rapprocher les lèvres des plaies faites à la région cervicale et au flanc gauche.

La vache, après cette opération, fut abandonnée, pour sa guérison, aux seuls efforts de la nature. Mais comme elle était maigre, et que l'on avait déjà fait sur elle un grand nombre de saignées, la perforation des cornes, la trachéotomie, la ponction de la panse, etc., elle mourut le cinquième jour de l'introduction du corps étranger dans la panse. A l'ouverture, on trouva l'œsophage déchiré dans sa région thorachique, et les bouillies de farine, de pain et d'orge cuite qu'on lui avait fait prendre, ainsi qu'un peu de boissons, épanchées en partie dans la poitrine. Le déchirement de ce conduit membraneux avait lieu en travers, et l'ouverture avait à peu près deux pouces de longueur, sur un pouce de largeur dans la direction du tube. La membrane charnue était une fois plus déchirée que la membrane dermoïde. C'est sans doute ce déchirement, dont nous ne nous étions pas doutés, qui est cause qu'immédiatement après l'opération, la vache parut très-triste, et refusa jusqu'à sa mort de boire et de manger. Cet accident prouve avec quel ménagement il faut chasser dans l'estomac les corps étrangers arrêtés dans l'œsophage , et combien il est important , avant de procéder à cette opération, d'administrer quelques verrées d'un breuvage mucilagineux ou huileux.

Cette vache aurait-elle pu guérir, si l'œsophage ne se fût pas déchiré , et si elle n'eût pas été aussi faible qu'elle l'était avant qu'on tentât cette expérience ? Cela paraît vraisemblable, et par conséquent fait penser que le seul moyen qui pouvait sauver celle qu'eut à traiter M. Saloz, était celui qu'il employa, et que ce moyen n'est point à rejeter dans un cas pareil. L'opération qu'il a faite ne nous paraît ni impraticable ni difficile.

M. Cholet , vétérinaire à Narbonne, adressa en 1808 à la Société Royale et Centrale d'Agriculture de Paris , une observation à peu près semblable à celle de M. Saloz. Il y est question d'une portion d'épi de maïs restée dans l'œsophage d'une mule, vers les piliers du diaphragme , et chassée dans l'estomac, au moyen d'une baleine dont le bout était entouré d'une éponge trempée dans de l'eau miellée. L'épi sortit par l'anus trois jours et demi après l'opération, et cette mule guérit parfaitement.

MALADIES CONTAGIEUSES.

OBSERVATIONS

*Sur une Maladie Catarrhale des organes
de la génération des Taureaux et des
Vaches; par M. Morier (1), Vétérinaire
à Aigle en Suisse.*

Veut-on éclairer la partie-pratique de la
médecine vétérinaire ? qu'on cherche à y
parvenir par des faits, c'est le seul moyen
à employer. Des observations exactes et
rigoureuses sur le catarrhe urétral des taureaux, et le catarrhe vaginal des vaches,
nous apprendront si cette maladie non-dé-
crite jusques à présent, est contagieuse,
comme l'affirment nos vachers et nos dangereux maiges. Les exemples que je puis
donner paraissent assez concluans, et propres
à résoudre la question.

_____

(1) Elève de cette Ecole.

Catarrhe Urétral, ou Blennhorragie.

1.re Observation. Un jeune taureau de trois ans, en bon état, employé à la monte pendant l'hiver de 1812, et par qui on faisait saillir journellement plusieurs vaches, présenta, le 12 mai 1813, les symptômes suivans : perte d'appétit, tristesse, respiration râleuse, légère inflammation de l'orifice du fourreau, difficulté d'uriner, avec agitation de la queue et piétinement des extrémités postérieures, quand l'urine s'écoulait ; roideur du train postérieur, et légère agitation du pouls. (Tisane mucilagineuse orgée, à boire ; cataplasme de mauve sur le fourreau, et injections dans cette partie de la décoction de ces dernières plantes.

2.e jour : fièvre, frissons, tremblement pendant quelques heures, chaleur forte des cornes et des oreilles, pouls vîte et plein ; bouche sèche et vermeille, soif, gonflement du fourreau qui était de couleur rougeâtre jusques près du scrotum, roideur du derrière, plus considérable que celle de la veille, rumination ralentie, et tous les symptômes du jour précédent, aggravés ; cependant l'animal n'en avait pas moins des désirs amoureux bien prononcés. Dès qu'il entendait mugir des vaches, ou qu'il en voyait passer, il agitait voluptueusement sa croupe. (Même traitement que le jour précédent; de plus, saignée de trois livres, trochisque au poitrail, fumigations mucilagineuses dans les naseaux, et diète sévère).

3.ᵉ Jour : mieux marqué. Ayant fait présenter une vache à ce taureau pour l'exciter à sortir sa verge, j'observai qu'elle était rouge et gonflée. (1) (Même traitement que la veille.)

4.ᵉ Jour : continuation en mieux; disparition du râle, action forte du trochisque, appétit, mais formation de petites vessies à l'orifice du fourreau, ressemblant à celles de la petite vérole de l'homme, contenant du liquide qui était d'abord séreux, puis jaunâtre; léger écoulement par l'urètre, d'une mucosité qui subissait les mêmes métamorphoses que l'humeur des vésicules. (Continuation du traitement indiqué; un peu de nourriture.)

5.ᵉ Jour : j'abattis l'animal, je fis sortir la verge de dedans le fourreau, et j'enlevai une production membraniforme qui était logée entre le fourreau et la verge. Elle me parut de nature albumineuse, et formée

-----

(1) Ce procédé est indispensable pour prévenir l'adhérence que contracte quelquefois la verge avec son fourreau, par l'effet de l'inflammation.

par la concrétion du mucus fourni par le repli de la peau qui s'enfonce dans le canal de l'urètre, ou par la matière de l'écoulement qui se serait condensée en dedans du fourreau par l'effet de la chaleur que produit l'inflammation. (Lotions faites sur le pénis et au dedans du fourreau, avec de l'huile d'olive et de la crême; du reste, même traitement que la veille.)

6.ᵉ Jour : diminution de l'inflammation locale, matière de l'écoulement, jaunâtre et agglutinée aux poils de l'orifice du fourreau. (Cessation du traitement interne, régime ordinaire, lotions mucilagineuses locales jusqu'au dixième jour, que la guérison fut complète.)

Je ne laissai recommencer la monte à cet animal que quinze jours après qu'il fût guéri.

2.ᵉ OBSERVATION. Un jeune taureau qui faisait la monte à volonté pour le service des vaches d'une montagne, au nombre de cinquante, fut atteint en 1814, d'une difficulté d'uriner, de courbure du membre, de gonflement du fourreau, puis d'un phymosis, avec léger écoulement muqueux par l'urètre, petites vessies à l'orifice du fourreau remplies de matières jaunâtres, et d'un peu de diminution dans l'appétit. (Je fis retirer cet animal d'avec les vaches, oindre le fourreau avec de la crême tiédie, et le soumis à un régime rafraîchissant.)

2.e Jour : mieux marqué. L'animal put sortir son membre, et uriner plus aisément. Les vachers remarquèrent que le pénis était encore un peu enflammé. Ils appliquèrent de la terre argilleuse dissoute dans du vinaigre; au 4.e jour guérison.

Nota. Je n'ai pas eu occasion de traiter d'autres taureaux atteints de cette maladie; mais de vieux vachers m'ont assuré que très-souvent ils avaient observé des ulcères sur le pénis des taureaux, auxquels on n'avait pas enlevé la production membraneuse, semblable à celle dont il est parlé dans la première observation. Ils m'ont dit de plus, que le mal n'était pas toujours l'effet d'un excès de coït, que la cohabitation avec des vaches affectées du même mal, en était très-souvent la cause; qu'il se manifestait sur ces dernières, par contagion dans l'acte de l'accouplement, ou par un abus du coït, comme cela arrive sur nos pâturages communaux, où la monte se fait à volonté, et où une douzaine de taureaux suivent une femelle qui est en chaleur, et ne l'abandonnent qu'après l'avoir tourmentée, et avoir tous satisfait leur passion lascive·

Catarrhe utérin ou Leucorrhée des Vaches.

1.re Observation. Une vache de sept ans, en bon état , vélée depuis deux mois , fut atteinte , deux jours après la monte , d'une légère inappétence, de diminution du lait, de gêne de la respiration , avec augmentation d'une toux déjà chronique. Au 3.e jour du mal on me fit demander ; alors, inappétence absolue , frissons , puis tremblement , surtout du train postérieur , battement des flancs , pituitaire et bucale très-vermeilles , flux par les naseaux d'une matière limpide et semblable à du blanc d'œuf; pouls plein et fréquent, cornes et oreilles alternativement chaudes et froides , même variation dans la température des extrémités , douleur des lombes , horripilation, suppression du lait , gonflement et rougeur des lèvres de la vulve , chaleur brûlante dans le vagin , et amas dans le conduit de mucus , analogue à celui qui s'écoulait par les naseaux ; excrémens coiffés et rendus avec peine ; urines expulsées par jets , et lorsqu'elles sortaient de leur réservoir, l'animal témoignait de la douleur par l'agitation de la queue et des membres abdominaux.

(377)

(Saignée de trois livres, trochisque au poitrail, vapeurs de décoctions de mauve sous les
naseaux ; injections de même nature dans le
vagin , et tisane en grand lavage , d'orge
et de mauve nitrée.)

2.ᵉ jour du traitement : pouls petit et
vîte, grand abattement, froid des cornes,
des oreilles et des extrémités , muqueuse
de l'orifice externe du vagin , livide , nulle
action du feton ; trois heures après , mort.

OUVERTURE. Les personnes qui étaient
présentes à l'ouverture de cette vache, m'ont
dit avoir trouvé le vagin et la matrice
gangrenés. L'intérieur de ce premier organe
contenait beaucoup de mucus qui était
concrété , et formait une espèce de toile.
La muqueuse pulmonaire était remplie de
taches noirâtres. Les alimens étaient des-
séchés dans le feuillet.

Nota. Cette vache avait été saillie par
un taureau atteint du catarrhe urétral,
bénin à la vérité , puisqu'on ne s'aperçut
de son existence, qu'après que plusieurs
vaches eurent contracté la maladie après
l'accouplement. Cette maladie ne fut maligne et meurtrière que pour la vache
qui fait l'objet de cette observation. Cette
vache avait déjà failli être victime de ce
même mal, un an auparavant, ensuite de

la monte, sans que cependant le taureau en fût atteint.

2.e Observation. Une vache de six ans, en bon état, vélée depuis deux mois, et qui avait été saillie par un taureau affecté du catarrhe urétral, éprouva de la difficulté d'uriner environ huit jours après la monte, et quinze jours avant qu'on me fît demander. A cette dernière époque, l'animal ne rendait l'urine que par jets, agitait la queue et piétinait des membres postérieurs, lorsque les urines s'écoulaient ; les lèvres de la vulve étaient gonflées, et d'un rouge jaunâtre, intérieurement. Il s'écoulait par leur commissure inférieure, du mucus aussi jaunâtre, mais peu abondant, et qui s'agglutinait aux poils qui sont à cette dernière partie. L'appétit et la quantité du lait diminuaient de jour en jour, et la peau s'attachait aux côtes. (Injections de décoction de mauve miellée , et dès le second jour du traitement, j'y fis ajouter de la décoction de Gentiane jusqu'au 5.e ; alors la décoction de bistorte remplaça celle de mauve. Au 10.e jour , guérison.

La nourriture fut, du bon foin et de l'eau farineuse à boire.

Annotations. La maladie dont je viens de donner quelques détails est fréquente dans ce pays, particulièrement pendant les saisons où la monte se fait à volonté, comme au printemps, en été et en automne. La première de ces saisons est celle pendant laquelle le plus grand nombre de vaches mettent bas, ce qui fait que les taureaux qui sont en liberté sur les pâturages avec les femelles, s'échauffent en fécondant un si grand nombre de vaches, et en réitérant plusieurs fois avec la même, et en peu d'heures, l'acte de la génération. Il paraît aussi que cette saison les excite aux approches amoureuses, car pendant celles qui y succèdent, les animaux en général n'ont pas à beaucoup près autant d'ardeur pour le coït.

Cette maladie qui date depuis des siècles, est rarement maligne, ce qui fait que les propriétaires de bestiaux la traitent même par des moyens très-opposés, qui le plus souvent réussissent également bien, et ce n'est que dans le cas contraire qu'ils demandent le vétérinaire ; mais tous la croyent contagieuse.

REMARQUES.

Voici une observation que nous avons recueillie il y a peu de temps, et qui paraît avoir beaucoup d'analogie avec les deux dernières. Le 30 juillet 1816, un propriétaire des

environs de Lyon, nous demanda deux
élèves pour aller voir une vache âgée d'environ neuf ans, qui, vélée depuis un mois,
avait été conduite au taureau, il y avait
huit jours. Le lendemain de la monte,
cette vache parut triste, mangea peu, le
lait était moins abondant qu'à l'ordinaire,
et un léger flux par la vulve, d'une matière
blanchâtre se montra. Depuis ce moment
jusqu'au 8.ᵉ jour de la maladie, ces symptômes augmentèrent ; l'animal éprouvait de
la douleur en rendant ses urines , dont les
premiers jets étaient mêlés de sang ; elle
se tourmentait beaucoup , et piétinait des
extrémités postérieures.

Le propriétaire de cette vache, opposa
à l'affection dont elle se trouvait atteinte,
des fomentations émollientes sur la vulve
et parfois dans le vagin. Mais l'introduction et le frottement d'une éponge dans
ce conduit, n'avait fait qu'augmenter l'inflammation qui y existait déjà.

Les deux élèves, à leur arrivée, trouvèrent , outre les symptômes ci-dessus, une
chaleur brûlante du vagin, le hérissement
des poils, le pouls fort , et la matière qui
sortait par la vulve, de couleur jaunâtre,
adhérente à son orifice et à la queue.

On ignora si cette maladie avait été
communiquée à la vache par le taureau.

Ce qu'on put savoir, c'est que ce dernier, employé journellement à la monte, avait reçu un coup de fouet sur le pénis, quelques jours avant de saillir la vache qui fait le sujet de cette observation. Dès ce moment, lorsqu'il en voulait servir quelqu'autre, il éprouvait, étant en érection, un flux d'une matière sanguignolente, par le canal de l'urètre.

TRAITEMENT. Eau blanche, injections émollientes dans le vagin, répétées 5 ou 6 fois par jour. Fomentations de même nature sur la vulve et la queue.

Le 2 août, l'animal fut trouvé moins triste, mangeait mieux, avait plus de lait, l'écoulement et les autres symptômes étaient très-diminués. Il est à observer que les injections qu'on avait faites entraînaient avec elles beaucoup de matière jaunâtre, coagulée. (Même traitement.)

Le 5, mieux marqué, pouls dans l'état naturel, et cessation de presque tous les autres symptômes; mais il existait sur les côtés de la vulve qui était encore un peu tuméfiée, et au tour de la queue, de légères escarres produites par le séjour sur ces parties, de la matière sortie du vagin, et par le frottement qu'exerçait la queue sur la pointe des fesses. (Deux injections, nettoiement des escarres avec une infusion aromatique ; enlèvement de celles qui étaient près de tomber; étoupes sèches, mises sur les plaies, et maintenues au moyen d'un bandage.

Le 8, la vache fut guérie ; il existait encore quelques croûtes sous la queue, mais l'animal n'éprouvait aucune douleur , lorsqu'on les comprimait.

Il n'est presque pas question dans nos ouvrages de médecine vétérinaire, des deux maladies observées pas M. Morier. Mais on trouve une courte et incomplète description de la première, en ce qui concerne les poulains , dans le *Gentilhomme Maréchal*, *tiré de l'Anglais*, *de J. Bartlet* , *chirurgien*, par Dupuy Demporte. (1) Cet article est intitulé : de *la Gonorrhée.*

Le même auteur, dans un autre ouvrage qui a pour titre : suite du *Gentilhomme Maréchal*, etc. (2), parle de ce qu'il appelle la *vérole des chevaux*. Il assure que ces animaux, ainsi que les chiens, les chats, les lièvres, peuvent en être attaqués ; mais quoique le chapitre qu'il a consacré à cette maladie, soit assez long, il n'en donne cependant aucune idée exacte. Il semble d'ail-

----

(1) Page 350.
(2) Page 174.

leurs la confondre avec plusieurs autres affections de la peau , qui sûrement en diffèrent beaucoup.

Vitet (1) a aussi parlé d'une maladie à peu près semblable , sous le nom d'*évacuation de pus par les voies urinaires*, ou *pissement de pus*. Il croit que cette matière puriforme vient des reins , des uretères ou de la vessie. Il est présumable qu'elle peut venir aussi quelquefois de la membrane muqueuse de l'urètre.

Ce que Dutz (2) a nommé à l'égard des chevaux , *gonorrhée* , n'est autre chose qu'un écoulement de sperme , qu'il ne faut point confondre avec la maladie dont il est ici question.

Les deux maladies dont il vient d'être parlé , ressemblent beaucoup avec une maladie fort commune parmi les chiens , et dont nous aurons occasion de traiter ailleurs. C'est ainsi qu'en réunissant des faits de même nature , recueillis sur différentes espèces d'animaux domestiques, on parviendra successivement à répandre quelques lumières sur celles

____

(1) *Médecine vétérinaire , t. 2. p.* 833.

(2) *L'Anti-Maréchal , ou le vrai miroir des maladies internes des chevaux , etc. p.* 124.

de leurs affections qui ne sont encore que peu ou point connues, et que l'on approfondira mieux la nature des autres.

OBSERVATION

Sur le Claveau (Variole) des cochons ; par M. Santin, (1) vétérinaire à Dourgue.

Je vous adresse, monsieur, cette courte observation, parce que je n'ai pas entendu dire, ni lu que les cochons fussent susceptibles d'être atteints du claveau. Cette maladie affecte plus particulièrement les jeunes cochons. Dans l'invasion, ces animaux sont dégoûtés, grognent continuellement jusqu'au moment de l'éruption. Elle se fait ordinairement au bout de cinq ou six jours. Elle parcourt ses périodes comme le claveau sur les bêtes à laine. Dans les endroits où il doit se manifester des boutons, la peau est rouge. Les parties les plus affectées sont la base des oreilles, le groin, la face interne et supérieure des membres et le dessous du ventre.

Cette maladie ne se communique pas d'une espèce à une autre, mais elle est

____

(1) Elève de cette Ecole.

trcstrès-contagieuse pour les cochons qui ne l'ont pas eue. Dans la métairie où je l'ai observée, il y avait des moutons; ils n'en ont été nullement attaqués. J'ai questionné des métayers; ils m'ont dit qu'ils l'avaient vue plusieurs fois sur les cochons, sans que le troupeau des bêtes à laine en ait ressenti les effets. Au premier abord, j'aurais cru qu'elle pouvait se propager à des espèces différentes, comme elle peut être portée des poules-dindes au mouton.

REMARQUES.

Quoique l'observation de M. Santin manque de détails sur l'origine de la maladie qui en fait l'objet, sur les suites qu'elle a eues, et sur le traitement qui fut probablement mis en usage pour en triompher, elle n'en est pas moins intéressante, et elle pourra contribuer à faire mieux reconnaître cette maladie par ceux qui seront à même de la voir. Déjà plusieurs auteurs en ont parlé.

M. Gasparin (1) a eu occasion d'observer

---

(1) Voyez : *Compte rendu des travaux de la Société d'Agriculture, histoire naturelle et arts utiles de Lyon , depuis le 4 décembre* 1811 *jusqu'au 9 septembre* 1812 *, par* M. Gronier , page 56.

une maladie qui paraît avoir avec celle-ci beaucoup d'analogie : il semble même que c'était une véritable petite vérole ou variole qui avait un caractère confluent, et se trouvait compliquée de fièvre adynamique.

« Une truie, transportée du département de l'Ain dans celui de Vaucluse , dit M. Gasparin, maigrit bientôt excessivement, et mit bas dans un degré d'épuisement très-allarmant. L'allaitement la réduisit presque au marasme. Ses nourrissons, au nombre de huit , dévorés de besoin, et ne trouvant pas de lait dans les mamelles de leur mère , dépérirent aussi très-rapidement. Ce fut dans ces circonstances qu'il se manifesta sur eux , avec une fièvre adynamique, une éruption de petites pustules rougeâtres sur tout le corps , et se touchant les unes les autres. Ces pustules se desséchaient et tombaient au bout de quelques jours. Il se manifestait ensuite une diarrhée qui emportait l'animal. La maladie n'épargna aucun de ces animaux, et ils périrent tous successivement; mais la mère en fut exempte. »

M. Gasparin est porté à croire que cette affection n'était autre chose qu'une fièvre adynamique avec éruption, et il se fonde sur ce qu'il ne conçoit pas, si c'était la variole, comment elle aurait pu être transmise à ces animaux. Mais la variole des animaux, de même que celle de l'homme, est-elle toujours le résultat de la communication ? Ne peut-elle pas se développer spontanément dans telle ou telle circonstance ?

Laubender, ajoute M. Gasparin, parle de la variole des cochons, comme étant accompagnée quelquefois de fièvre adynamique; mais il n'entre à cet égard dans aucun détail.

Vitet a décrit, sous le nom de *gourme des porcs*, une éruption de boutons circonscrits, durs et inflammatoires, qui attaquent ordinairement les cuisses et les membres des jeunes cochons, et qui se terminent par la suppuration. Il croit que cette maladie se communique difficilement. (1).

Le docteur Sacco, de Milan, rapporte qu'en Italie « les cochons sont sujets à une éruption générale et contagieuse, analogue à la petite vérole, et qui en porte le nom. (2)

M. Viborg, professeur et chef de l'Ecole vétérinaire de Copenhague, dans un *mémoire sur l'éducation et l'emploi du porc*, ouvrage couronné par la société d'agriculture de Paris, (3) donne une assez longue des-

---

(1) *Médecine Vétérinaire*, etc., tom. 11, p. 368.

(2) *Traité de la vaccination, avec des observations sur le javart et sur la clavelée*; extrait de la *Bibliothèque Britannique*, p. 76.

(3) Voyez: *Mémoires d'Agriculture, d'Economie rurale*

cription de ce qu'il a appelé la *petite vérole du porc*, et il en indique le traitement (1).

Duling a aussi parlé de cette maladie : il pense que les porcs n'y sont sujets qu'une fois ; il ajoute que celle qu'il a observée exerçait principalement ses ravages sur les gorets, mais que cependant les vieux porcs en étaient quelquefois atteints.

Quant à ce que dit M. Santin de la propagation de la petite vérole des poules-dindes aux moutons, c'est un fait qui a été accrédité par quelques écrivains, mais qui est loin d'être prouvé. (2)

---

et *domestique, publiés par la Société royale et Centrale d'Agriculture de Paris*, année 1814, p. 228.

(1) Outre les soins hygiéniques, M. Viborg conseille, si ce sont de vieux animaux que l'on a à traiter , de leur donner du lait acidulé à boire, et à défaut, associer du levain à l'eau. Il recommande la même boisson pour les truies , lorsque leurs petits sont atteints de la même maladie. « Si , dit-il , l'éruption de la petite vérole est lente , un émétique composé d'hellébore blanc fera un grand effet; 2 où 3 centigrammes suffisent aux gorets et 6 à 7 aux gros porcs; il faut tâcher d'administrer ce remède dans du lait frais. Un vésicatoire appliqué au côté intérieur de la cuisse, ferait aussi un bon effet. Si la petite vérole est noire et confluente , il convient de donner à boire aux animaux malades un apozème amer composé d'absynthe et de racine d'angélique, auquel on ajoute du vinaigre; on leur en donne aussi en lavemens. Quand les yeux des porcs se collent, il faut avoir soin de les tenir constamment propres au moyen de lait frais. »

(2) Voyez : *Instruction sur le Claveau des moutons*, etc. par Gilbert, p. 17.

MALADIE NON CONTAGIEUSE.

PRÉCIS HISTORIQUE

De l'Epizootie qui s'est montrée sur les nombreux troupeaux de bêtes à laine de plusieurs communes de l'arrondissement d'Issoudun, département de l'Indre, pendant le printemps de l'an 1816 ; par M. Guillame (1) , Vétérinaire à Issoudun.

Le peu de succès obtenu par les vétérinaires de ce département, toutes les fois qu'ils ont cherché à combattre les maladies qui, dans certaines années, font succomber une quantité prodigieuse de bêtes à laine, tend encore à rendre plus rebelles les affections de cette espèce domestique.

L'Epizootie dont je vais donner une description succincte, vient d'en offrir un exemple frappant. Tous les propriétaires des communes où elle s'est particulièrement montrée, ont perdu plus de la moitié de leurs troupeaux, sans qu'aucun d'eux ait cherché à se procurer, dans les lumières

____

(1) Elève-répétiteur de cette Ecole.

des gens de l'art, les secours qui pouvaient mettre des bornes aux ravages de ce fléau destructeur de leurs principales richesses.

L'espèce d'apathie et d'insouciance même pour leurs propres intérêts, dans laquelle vivent tous les habitans des campagnes de cette province, jointe à un attachement aveugle pour les habitudes routinières qu'ils tiennent de leurs pères, les a conduits, dans toutes ces rencontres désastreuses, à considérer les talens des vétérinaires comme n'étant d'aucune utilité pour l'anéantissement de ces calamités. Plusieurs même, animés d'un esprit d'égoïsme et d'une méfiance sans exemple, ont été jusqu'à traiter les hommes de l'art comme autant d'êtres qui, profitant de leurs malheurs, tendent à s'enrichir à leur détriment, ou à augmenter leurs pertes en les conduisant à des dépenses vaines et inutiles. Cette aveugle façon de penser, fruit de l'ignorance, n'est pas dans tous ses points dépourvue de fondement. Les vétérinaires capables de bien traiter les affections des bêtes à laine sont en effet très-rares dans ce pays ; j'ose même dire que, jusqu'à présent, aucun n'a montré de grandes lumières dans la connaissance et le traitement de ces maladies. Il est facile de connaître les causes qui ont pu retenir dans cet état de langueur cette

branche si importante de la médecine vétérinaire.

La majeure partie des élèves qui sortent
des écoles , n'apportent que des notions
vagues sur l'histoire des maladies des bêtes
à laine. Le peu d'individus de cette espèce
qu'ils ont vu dans ces établissemens n'est
point capable de leur donner des lumières
suffisantes pour distinguer parfaitement la
marche, le caractère et les symptômes de
l'affection qui s'offre à leurs yeux : ils sont
donc dans la nécessité d'en faire une étude
particulière , et comme tous ne possèdent
point à un haut degré l'aptitude et le dis-
cernement convenables pour bien suivre
l'incident d'une maladie, il en résulte que
plusieurs ne guérissent que rarement, et
même que certains, loin de porter du soulagement dans les maux qu'ils ont à vaincre,
les aggravent. C'est ce dont plusieurs particuliers m'ont rapporté des exemples.

Les doses des substances que nous admi-
nistrons aux bêtes à laine sont si peu dé-
terminées dans la matière médicale professée
aux écoles, que les jeunes vétérinaires n'a-
gissent qu'en tâtonnant, lorsqu'ils conseillent
ou donnent ces médicammens. Il ne résulte
que trop souvent de ce défaut de connaissances, que ces remèdes sont sans efficacité,
ou qu'ils tuent, en peu d'heures, les individus

qui les ont pris. Telles sont en peu de mots, les causes du peu de réputation que se sont acquis les vétérinaires Berruyens, lorsqu'ils ont voulu combattre les maladies de l'espèce qui nous occupe, et les principaux motifs qui ont, jusqu'à ce jour, empêché les propriétaires des troupeaux d'avoir recours à leurs talens.

Appelé le 15 avril dernier, par le possesseur d'un domaine où la maladie exerçait de cruels ravages depuis les premiers jours de ce mois, j'ai été à même de me convaincre de la vérité de ce que je viens d'avancer, tant sur l'embarras où je fus au premier abord, pour connaître la maladie dont étaient atteints les individus qu'on me présentait, que sous le rapport du peu de confiance qu'avait le colon de ce lieu, sur le succès du traitement que j'allais prescrire. Ce ne fut qu'avec la plus grande peine que le maître put se décider à me confier le soin de ses animaux, encore ai-je vu par la suite, que la contrainte avait été le seul motif qui l'avait fait agir, puisqu'il a négligé de faire, ou a fait sans exactitude ce que j'avais conseillé.

Tous ces détails, quoiqu'ils soient un peu étrangers à la description de l'épizootie, m'ont paru d'autant plus nécessaires, qu'ils peuvent expliquer le peu de succès que j'ai eu en combattant ce fléau sur ce premier troupeau. Quant à un second pour lequel je fus consulté le 18 mai suivant, appartenant à un propriétaire qui ne cessait, non plus que moi, d'être auprès des animaux, le traitement fut couronné, comme on le verra par la suite, du plus brillant succès.

Ce n'est point une histoire complète de cette maladie que j'entreprends de donner ici; le nombre d'animaux que j'ai vus n'est pas suffisant pour me fournir tous les détails qui sont utiles, lorsqu'on s'impose une pareille tâche, sur-tout lorsqu'on ne veut avancer que des faits appuyés sur l'expérience et le raisonnement. Cependant, quoique dépourvu du talent nécessaire pour bien décrire cette affection, je m'efforcerai de ne rien omettre de ce qui peut devenir utile à l'avancement de nos connaissances dans cette partie de la pathologie vétérinaire, malheureusement encore très-éloignée du degré de perfection qu'elle pourra atteindre un jour, si les élèves qui sortent continuellement des écoles, peuvent dans un temps y puiser des lumières approfondies, et porter dans leurs départemens des principes capables de gagner l'estime et la confiance des villageois, qu'une longue expérience et des cures nombreuses sont seules capables de faire changer à leur égard.

Je vais faire connaître , dans des articles différens , ce que j'ai pu recueillir de certain sur la topographie des lieux où la maladie a été le plus rebelle ; sur la manière dont les colons conduisent et gouvernent leurs troupeaux ; sur les symptômes , les causes , les désordres que j'ai remarqués à l'ouverture des cadavres, le pronostic , les rapports et les différences de cette épizootie : enfin, je terminerai par l'exposé du traitement que j'ai mis en usage pour la combattre, et le résumé des effets qu'il a produits sur les animaux qui y ont été soumis.

1.º TOPOGRAPHIE. Les communes qui ont éprouvé le plus de pertes sont situées au midi et à 3 lieues d'Issoudun, sur un pays plat, entrecoupé par de légères collines et quelques terreins boisés. Le sol tient le milieu entre la sécheresse et l'humidité ; il est fertile en froment, orge, seigle et avoine. Les bêtes à laine y sont, comme dans tous les autres cantons de ce département, élevées en grand nombre, y réussissent toujours assez bien, lorsque l'hiver ne se prolonge pas trop. Les propriétaires n'y conservent que celles destinées à la reproduction ; les autres sont vendues aux foires qui se tiennent à Issoudun , pour être engraissées dans des pays plus féconds en pâturages. Ces communes sont traversées par une petite rivière qui forme un marais peu étendu, où vont paître, dans la belle saison, les bêtes à cornes des domaines les plus voisins. Les bêtes à laine n'y sont jamais conduites, et même n'en approchent qu'à une distance assez éloignée. Les lieux non ensemencés sont les seuls endroits où on leur permette de prendre des alimens qui, années communes, y sont d'une bonne qualité.

2.° SOINS ET RÉGIME *des troupeaux, pendant les quatre saisons de l'année.* Les colons ont tous la même méthode pour élever et conduire leurs troupeaux. A compter de la belle saison, c'est-à-dire de l'époque où les terrains restés en jachère se couvrent d'un certain nombre de plantes, les animaux ne reçoivent aucun aliment à la bergerie. Ainsi le passage de la nourriture sèche à la verte s'effectue, comme on le voit, presque tout-à-coup. Lorsque la récolte des plantes céréales est terminée, ils mènent aussitôt leurs bêtes dans le chaume; là, elles trouvent à la vérité une bonne nourriture et en grande quantité, mais ce changement, de même que le premier, occasionne annuellement la perte de quelques individus. On continue de nourrir ainsi les troupeaux jusqu'à l'instant où les froids de l'automne, et les pluies abondantes qui accompagnent cet equinoxe, obligent à les faire rentrer dans les bergeries, d'où ils ne sortent que les jours où la force des rayons solaires diminue un peu les rigueurs de l'atmosphère. Pendant cette saison et la suivante, les habitations de ces bestiaux sont exactement fermées; une forte chaleur y est entretenue, et on cherche encore à l'augmenter par le séjour du fumier qu'on entasse dans ces lieux jusqu'au printemps. Un air extrêmement impur est le seul qu'ils respirent ; aussi des toux opiniâtres, des flux par les naseaux, etc. se manifestent-ils aussitôt qu'on les fait sortir de ces espèces d'étuves, pour les soumettre au grand air, qui est toujours vif dans la campagne.

Pendant tous ces temps, les animaux reçoivent pour boisson de l'eau de puits, de citerne; on ne leur permet jamais de boire de celle qu'ils pourraient trouver en revenant des pâturages. Des vases en plus ou moins grande quantité, et dont les dimensions varient suivant le nombre des bêtes, contiennent ce liquide.

La nourriture d'hiver se compose, pour les moutons, d'un peu de foin, mêlé à de la paille de froment ou d'orge, et quelquefois de feuillards.

Pour les béliers , vassiveaux, vassives , ce sont à peu près les mêmes fourrages ; on leur donne cependant , en certains lieux , un peu plus de foin qu'aux précédens.

Les brebis sont par-tout généralement mieux nourries; le foin et les feuillards sont les substances qui les alimentent. A l'époque où elles agnèlent, ce qui arrive ordinairement à la mi-février, on leur distribue un peu de son ou d'eau blanchie par la farine d'orge.

Les agneaux dont le développement est assez avancé reçoivent tous les jours une distribution d'orge cuite avec un peu d'eau. Le meilleur foin leur est distribué au bout d'un certain temps. Ces alimens réunis au lait qu'ils trouvent dans les mamelles de leurs mères, ne tardent pas à leur donner la force d'aller avec ces dernières , chercher les jeunes pousses d'herbes qui sortent du sein de la terre, et qui deviennent ensuite leur unique aliment, comme celui de toutes les autres bétes qui composent le troupeau.

Mais lorsque les froids se prolongent fort avant dans le printemps , la plupart des fermiers , ne récoltant qu'une quantité de fourrages à peine suffisante pour alimenter leurs animaux jusqu'au mois de février ou mars, sont dans l'impossibilité de continuer le régime que je viens d'indiquer. Aussi la paille devient-elle l'unique nourriture des moutons, béliers, antenois et antenoises , et bienheureux si on peut conserver un peu de foin pour les agneaux et leurs mères. Ce défaut de nourriture, chaque fois qu'il se renouvelle. devient la source d'autant de maladies rebelles, qui ne manquent jamais de se déclarer les premiers jours où les animaux passent à la nourriture acqueuse et débile des jachères. C'est précisément ce qui vient d'arriver, et ce qui a été aussi un des principaux élémens de l'épizootie qui nous occupe.

Symptômes de la maladie. Les premiers signes qui font juger que la bête est malade, sont toujours difficiles à apercevoir. Ce n'est qu'au bout de 2 ou 3 jours que la tristesse, le moins de vivacité, la marche plus ralentie s'observent. Les animaux se précipitent moins les uns sur les autres, pour sortir des bergeries, la laine s'arrache plus facilement, est moins pourvue de suint; après ces accidens communs à presque toutes les maladies des bêtes à laine, on observe les symptômes suivans qu'on peut classer ainsi qu'il suit :

Premier degré. Beaucoup d'animaux font entendre une toux sèche et un peu rauque; un flux d'une matière blanchâtre muqueuse s'établit par les naseaux ; les yeux sont moins vifs, la conjonctive plus pâle ; la membrane qui revêt la face interne des lèvres, des gencives, la langue et le palais , est pâle-blafarde ; la bouche contient une salive visqueuse ; les urines diminuent de quantité, sont plus claires ; les crottins ne souffrent aucune altération ; la matière sébacée des ars moins abondante, plus sèche ; les brebis qui nourrissent fournissent beaucoupdelait à leurs agneaux, mais cette liqueur est plus aqueuse. L'appétit, la soif et la rumination sont comme dans la plus parfaite santé. Après ces signes, dont la durée varie depuis 3 jusqu'à 6 jours, on observe ceux qu'on peut considérer comme annonçant la seconde période de la maladie.

Deuxième degré. La conjonctive devient d'un blanc mat , ses veines sont disparues ; le flux par les naseaux acquiert de la consistance, se forme en grumeaux dans lesquels on remarque des stries sanguines ; il obstrue en partie l'orifice des cavités nasales ; l'animal s'ébroue et tousse fréquemment ; cette expulsion d'air est moins sonore ; les forces diminuent progressivement ; la marche est encore moins prompte, la bête reste plus long-temps couchée à la bergerie, et aux pâturages elle a peine à suivre le troupeau. Elle prend encore des alimens, mais avec lenteur : la rumination est difficile.

Troisième degré. L'humeur découlant des naseaux devient moins abondante, adhère au bout du nez ; l'appétit est presque entièrement perdu ; la rumination s'exécute encore , mais très-lentement ; la respiration devient haletante dans beaucoup d'individus ; la membrane buccale est livide ; la bouche , béante , remplie d'écume , s'entr'ouvre à chaque expiration , pour donner passage à l'air sortant des poumons qui exhalent une odeur cadavéreuse ; l'œil est morne , les mouvemens de la colonne dorsale et des membres sont très-gênés ; la toux disparaît, l'animal reste presque constamment couché; enfin , ces symptômes augmentent d'intensité , et font périr, après 4, 5 et même 7 jours , les animaux, quelquefois sans mouvemens désordonnés, d'autres fois , dans des agitations violentes, des palpitations, des intermittences et de grandes irrégularités dans le pouls.

COMPLICATION DE CETTE ÉPIZOOTIE : Sur quelques animaux j'ai vu cette maladie compliquée d'affection vermineuse. Alors les symptômes différaient un peu des précédens. Par exemple, lorsqu'il existait des larves d'œstre (*œstrus ovis*) dans les sinus frontaux, le flux paraissait dès les premiers jours très-abondant et d'une couleur grisâtre. Dans le second degré de la maladie,

il

il était aussi très-considérable, mais mélangé avec une humeur purulo-sanguinolente. Enfin, dans le troisième tems, (souvent même dans le second) la tête était portée de côté et d'au-tre , en se renversant en arrière. Ce dernier mouvement était sur - tout très-prononcé , quand à cette complication se joignait une hydrocéphale. Alors l'animal était dans l'im-possibilité de supporter une marche un peu rapide ; la colonne dorsale chancelait , les membres manquaient d'appui ; il tombait sur le côté, en frappant de sa tête le sol , et faisait de vains efforts pour se relever. Lorsque, au contraire, des crinons existaient dans les dernières ramifications des bron-ches, la toux avait un caractère particulier; elle s'exécutait avec beaucoup de peine, était faible , quinteuse, et avait un peu d'a-nalogie avec celle qu'on observe dans la phtisie pulmonaire tuberculeuse.

Si des ténias rubanés occupaient une grande partie des intestins grêles , la con-jonctive conservait une belle couleur, ses veines étaient suffisamment gorgées, et l'ani-mal mangeait avec voracité jusqu'à ce que de violentes convulsions le fissent succomber.

4.º Causes. On peut attribuer cette ma-ladie, comme beaucoup d'autres , à un très-grand nombre de causes. Je me bornerai ici à faire connaître celles qui m'ont paru avoir apporté le plus d'influence sur son développement.

Le manque de fourrage de bonne qualité que la majorité des bêtes à laine a éprouvé pendant une partie de l'hiver ; les changemens subits de l'atmosphère, qui était alternativement froide, tempérée, sèche, humide ; les pluies fréquentes qui surprenaient souvent les troupeaux aux pâturages ; le séjour plus long-temps continué des fumiers dans les bergeries ; la mauvaise construction de ces habitations, telle dans certaines, que l'eau y paraissait dès que le fumier était enlevé ; le défaut d'air salubre, suite naturelle du soin aveugle qu'ont les bergers de tenir leurs ouvertures hermétiquement fermées avec de la paille qu'ils y entassent, de manière à intercepter tout courant d'air ; le passage de la nourriture dont il a été fait mention, aux jeunes pousses des plantes qui croissent dans les jachères, et dont la qualité était mauvaise ; la funeste habitude où l'on est dans ce département de ne jamais donner de sel (muriate de soude) aux bestiaux, etc. sont autant de causes qui m'ont frappé, et auxquelles on peut rapporter le développement de l'épizootie qui a été si fatale aux propriétaires de cette province.

5.º **Ouverture des cadavres.** Voici les lésions que j'ai été à même de remarquer sur une vingtaine d'animaux morts de cette maladie dont je fis l'ouverture.

1.º Les chairs et le tissu cellulaire ne m'ont rien montré d'extraordinaire.

2.º Le sac arachnoïdien, constamment distendu par une sérosité légèrement roussâtre; les ventricules du cerveau, celui du cervelet, remplis de la même liqueur; les tuniques de la moëlle allongée et épinière, très-blanches, séparées de ces dernières par l'humeur dont on vient de parler; le cerveau mou, déprimé; les vaisseaux du plexus choroïde, peu apparens, nageant dans la même sérosité.

3.º La membrane pituitaire, d'un rouge brun; les cornets du nez, l'ethmoïde, imbus d'une matière supurée; leurs cellules et la tunique qui les tapissent, en partie désorganisées.

4.º La face interne du larynx, de la trachée-artère, tapissée d'écume; la membrane de ces conduits à-peu-près d'une couleur naturelle.

5.º La cavité thorachique, contenant environ une verrée de matière albumino - séreuse; des prolongemens floconneux existaient dans beaucoup de sujets, du côté gauche et en avant du cœur; les poumons, dans la plupart , offraient des commencemens de carnification , sur-tout à la partie antérieure des appendices des lobes ; les bronches, comme la trachée , renfermaient de l'écume roussâtre.

6.° Le péricarde distendu par une humeur albumino-purulente , exhalant une odeur infecte ; la face externe du cœur , recouverte de flocons de cette matière épaissie ; ce viscère très-mou , livide ; ses ventricules remplis de sang décomposé ; l'origine des artères et la terminaison des veines, dans le même état.

7.° Dans la cavité abdominale , j'ai trouvé la même liqueur que celle épanchée dans la poitrine ; les intestins grêles , constamment enflammés , distendus par une fluide verdâtre ; leurs tuniques cédant au moindre effort ; les estomacs , les gros insestins , contenant des matières bien triturées , d'une consistance ordinaire. Aucune lésion ne s'est offerte à mes yeux sur ces organes , ni sur le foie , la rate , les reins , le pancréas et la vessie. Quelques hydatides seulement étaient attachées à leur surface.

8.° Enfin , sur les individus en qui j'avais observé une complication vermineuse, j'ai trouvé des larves d'œstre , au nombre de 4 ou 5 , logées dans les sinus frontaux et maxil-

laires qu'elles avaient plus ou moins désorganisées. La membrane pituitaire était dans
ce cas épaisse, suppurée et ulcérée ; sur
d'autres, des paquets volumineux de *ténias
rubanés* obstruaient les intestins grêles dans
une grande étendue, où ils avaient produit
beaucoup de désordre. Enfin, sur quelques-
uns, des crinons remplissaient les dernières
ramifications des bronches qu'ils avaient ul-
cérées, ainsi que la portion du poumon qui
les entourait, laquelle était désorganisée, et
exhalait une mauvaise odeur.

6.º PRONOSTIC. Cette épizootie, très-grave
par elle-même, puisque jusqu'à ce jour elle
a fait succomber tous les animaux qu'elle a
atteints, et sur lesquels on n'a point cherché
à la combattre, l'était encore davantage par
l'insouciance qu'apportaient les colons à la
détruire, et sur-tout par la persuasion où ils
étaient tous alors qu'elle cesserait ses ravages, si quelques chaleurs se faisaient sentir
au milieu du printems. A cette époque, di-
saient-ils, non sans raison, les plantes que
trouveront les troupeaux ayant perdu leurs
sucs aqueux, seront devenues plus nutritives ;
elles pourront, aidées d'une température douce, et de l'exercice que prennent les animaux
en paissant, rétablir l'harmonie dans les fonctions vitales, et faire disparaître tous les

signes maladifs. Mais l'atmosphère, durant les mois qui viennent de s'écouler , ayant été généralement froide , ils se sont vus trompés dans leur attente ; aussi une quantité prodigieuse de bêtes que les bergers croyaient à l'abri des effets destructeurs de ce fléau , ont-elles péri victimes de cette confiance , malheureusement si peu fondée.

Elle a attaqué les béliers , brebis , moutons , vassiveaux , vassives et agneaux. Ses ravages n'ont point été les mêmes par-tout et sur tous les animaux : dans quelques domaines, elle a enlevé presque toutes les brebis et les agneaux ; dans d'autres , les moutons et ces derniers, sans que les béliers et les brebis en ayent ressenti la moindre atteinte ; dans certains , elle a été plus meurtrière pour les antenois, antenoises et les béliers ; enfin , dans quelques lieux, elle a attaqué indifféremment tous les individus qui constituaient le troupeau.

Il n'est pas très-facile de préciser au juste la durée de ses périodes. Les germes qui la font développer existent , je pense , dans le corps animal pendant un certain tems, avant que de donner naissance aux symptômes qui indiquent les désordres qu'elle produit dans la machine ; cependant, d'après ce que j'ai observé, on peut, du moment où on aperçoit les premiers signes , fixer sa durée depuis 12 jusqu'à 15 et même 20 jours.

Son caractère est éminemment épizooti-que ; le grand nombre d'individus sur lesquels elle s'est montrée à-la-fois , le prouve sans réplique. Celui de contagieux ne s'est point encore manifesté ; il est même à présumer qu'elle ne le prendra pas. Je crois , d'après les succès que j'ai obtenus , qu'on pourrait la rendre tout - à - fait bénigne , si elle était traitée méthodiquement.

7.º RAPPORTS ET DIFFÉRENCES DE CETTE ÉPIZOOTIE. S'il est une maladie qui puisse avoir des rapports avec l'affection qui nous occupe , c'est , sans contredit , la *Pourriture,* ou *cachexie aqueuse* décrite par M. Chabert.

L'époque où elle s'est montrée , l'état de la peau , de la laine , le flux par les naseaux , la pâleur des membranes apparentes , la con-servation de l'appétit jusqu'à un degré fort avancé , la rareté et la couleur des urines , la faiblesse du sujet , l'exécution de la rumi-nation , la complication vermineuse observée sur quelques individus , la grande quantité de sérosité trouvée dans la poitrine , l'abdo-men , le cerveau ; l'état du cœur , de la mem-brane pituitaire ; enfin la plupart des causes de l'une qui peuvent également faire développer l'autre , sont autant de points qui forment des rapprochemens assez directs. Mais dans la maladie dont je donne ici l'histoire , je n'ai jamais remarqué, comme dans la pourriture , cette soif inextinguible , cet abattement , cette nonchalance , l'engorgement du frein de la langue , la tuméfaction molle , froide et indolente du dessous de la ganache , la diarrhée, le tournoiement , l'infiltration des muscles de la face , du tissu cellulaire qui unit la peau aux chairs , la couleur blafarde et comme lavée de ces dernières , l'humeur glaireuse dont sont abreuvées les parties environnantes de l'arrière-bouche , la dissolution de la graisse qui entoure le globe de l'œil , l'état squirrheux du foie , le resserrement de la vésicule du fiel, la présence des douves dans cet organe, la flaccidité des reins , la blancheur des estomacs, des intestins , la décomposition des glandes mésentériques, etc. D'après la marche plus prompte de la maladie qui nous occupe , et toutes les différences qui viennent d'être tracées , on peut , je crois , la considérer comme une véritable hydropisie générale des membranes séreuses , accompagnées de catarrhe nasal , et compliquées , dans quelques individus , d'affection vermineuse.

8.º **Moyens employés pour anéantir cette épizootie.** Persuadé, d'après l'analogie que je viens de faire connaître entre cette maladie et la cachexie aqueuse, que je ne pouvais la combattre plus heureusement qu'en suivant en partie le traitement conseillé par M. Chabert pour cette dernière, je n'ai pas hésité un moment à me servir d'un guide aussi sûr. On ne sera donc point étonné de voir figurer dans les méthodes préservative et curative ci-dessous indiquées, quelques-uns des moyens qu'indique ce grand Vétérinaire, dans son traité sur la pourriture.

1.º *Moyens généraux.* Comme dans toutes les affections, de quelque nature qu'elles soient, il vaut toujours mieux chercher à les prévenir, que d'attendre leur apparition pour les combattre, j'ai cru devoir m'attacher d'abord à faire disparaître une partie des causes que j'ai énoncées. Ainsi, les bergeries qui jusqu'alors avaient renfermé une grande quantité de fumier, furent appropriées ; leurs ouvertures, tenues constamment ouvertes, le nombre en fut augmenté, afin de donner un cours plus libre à l'air ; des fumigations de *Guyton-Morveau* y furent faites immédiatement après qu'on eût enlevé les fumiers ; elles furent bientôt remplacées par celles de baies de genièvre et de vieux cuir.

J'examinai ensuite attentivement le troupeau ; toutes les bêtes qui offraient quelques-uns des signes de l'épizootie étaient réunies dans un lieu à part ; les autres, laissées dans la principale bergerie, furent soumises aux soins et régime préservatif suivans.

2.° *Traitement préservatif.* La nourriture qui depuis un mois consistait, pour tous les animaux, en paille de froment ou d'orge, et depuis sept à huit jours était de jeunes herbes, fut remplacée par du foin humecté avec de l'eau, contenant en solution du sel de cuisine, (muriate de soude) qu'on leur distribuait le matin, une heure après qu'ils avaient mangé un mélange de 5 parties d'avoine, sur une de baies de genièvre concassées, et un douzième de sel commun, à la dose d'une poignée à deux pour chaque bête. Si le tems était beau, on les conduisait à onze heures sur les jachères ; là, on leur permettait de prendre quelques herbes. C'était toute leur nourriture jusqu'au lendemain.

A leur arrivée à la bergerie, on les abreuvait d'eau, tenant en solution quatre onces de muriate de soude, une demi-once de nitrate de potasse, (nitre) et un verre de vinaigre par huit litres d'eau; ce liquide tenait aussi en macération, depuis plusieurs jours, des branches de genêt à balai et plusieurs morceaux de fer rouillés. Ce traitement fut suivi l'espace de 6 à 7 jours sur le premier troupeau que j'eus à traiter, et 12 à 14 jours sur le second.

3.° *Traitement curatif.* Outre les pré-cautions, le régime et les moyens qui viennent d'être indiqués, toutes les bêtes malades recevaient le matin à jeûn le breuvage suivant, que je composais ainsi pour 5o bêtes : feuilles de sauge, d'absynthe, 3 poignées; fleurs de sureau, 4 poignées; racine de gentiane coupée par tranches, une livre; sulfate d'alumine et de potasse (alun) en poudre, 2 onces; muriate d'ammoniac (sel ammoniac), 5 onces; on versait sur ces substances 1o litres d'eau bouillante, on laissait infuser jusqu'au lendemain; cette liqueur était passée au travers d'un linge au moment de la donner, et on ajoutait, par chaque litre, une once d'oximel scillitique; la dose était d'un verre pour les animaux d'une taille moyenne, de deux pour les grands; et d'un demi-verre pour les agneaux.

Lorsque la maladie était parvenue au plus haut degré d'intensité, on ajoutait à chaque verrée du breuvage ci-dessus, un demi - gros de camphre dissous dans une demi-once d'eau-de-vie; et le soir, quand les bêtes rentraient à la bergerie, on administrait en outre à celles dont les forces et l'appétit étaient diminués, ou commençaient à se rétablir, un verre de vin blanc dans lequel on avait fait dissoudre une once de savon blanc; à mesure que la vivacité et l'appétit reparaissaient, les doses de ces médicamens étaient diminuées, et on finissait la cure en soumettant seulement les animaux au régime préservatif.

Enfin, quant aux individus sur lesquels j'avais reconnu la complication vermineuse, je mis en usage, suivant l'exigence du cas, tout ce que prescrit M. Chabert, dans le traitement de la pourriture vermineuse. (1)

____

(1) *Voyez la description* de cette maladie dans le tome III des *Instructions et Observations sur les maladies des animaux domestiques*, pag. 159. 3.e édition.

Voyez aussi : Instruction sommaire sur la maladie des bêtes à laine appelée pourriture, publiée cette année, par MM. Huzard et Tessier.

9.º RÉSUMÉ

Des effets qu'ont produit cette épizootie, et les traitemens qui ont été mis en usage pour la combattre, sur deux troupeaux où j'ai été à même de l'observer.

TROU-PEAUX.	NOMBRE de BÊTES qui les compo-saient avant l'inva-sion de l'épizoo-tie.	NOMBRE de BÊTES mortes avant l'admi-nistra-tion des secours	BÊTES soumises au traitement			BÊTES soumises au traitement		
				SES EFFETS.			SES EFFETS.	
			Curatif.	Guéries.	Mortes.	Préser-vatif.	Préser-vées.	Mortes.
1.er	504	155	68	36	32	281	269	12 (1)
2.e	212	25 (2)	50	48	2 (3)	137	137	»
TOTAL	716	180	118	84	34	418	406	12

Les résultats sont donc, sur le premier troupeau, 155 bêtes mortes avant l'adminis-

---

(1) Ce sont 12 agneaux morts 15 à 20 jours après qu'on eût cessé l'usage du traitement préservatif.

(2) Ces 25 bêtes sont mortes dans l'espace de 5 jours.

(3) De ces deux, une avait un tœnia hydatigène très-volumi-neux, situé à la partie postérieure du cerveau ; l'autre est morte d'asphixie quelques minutes après qu'on lui eût donné un breu-vage.

tration des secours ; 36 guéries sur 68 malades, et sur 281 soumises au traitement
préservatif, 12 sont mortes.

Quant au second, 25 animaux morts
avant l'usage des moyens curatifs ; 48 guéris
sur 50 malades ; enfin, aucun de ceux qui
ont été soumis au traitement prophylactique
n'a succombé. A quoi faut-il attribuer cette
différence dans l'efficacité des mêmes moyens
employés pour combattre ou prévenir cette
épizootie, sur ces deux troupeaux ?

Il est facile de résoudre cette question :
le domaine d'où dépendait le premier troupeau étant situé à près de 4 lieues de ma
résidence, je n'ai pu voir qu'une fois administrer les médicamens, et j'ai appris
depuis que toutes les mesures prescrites
n'ont point été exactement exécutées pendant le temps qu'il était utile de le faire.
L'autre troupeau, au contraire, appartenant à une ferme peu distante d'Issoudun,
j'allais 2 fois par jour veiller, ainsi que le
propriétaire, à ce que tout fût ponctuel-
lement exécuté ; aussi, comme on le voit,
le traitement a-t-il eu bien plus de succès.

REMARQUES.

Le mémoire intéressant de M. Guillame
nous a fait naître les réflexions suivantes :

1.º Ce qu'il dit du peu de connaissances pratiques des Elèves, à l'égard des maladies des bêtes à laine, n'est malheureusement que trop vrai, et il en est de même de celles des bêtes à cornes. Le mal qui en résulte est très-grand.

On s'est beaucoup attaché, en différens temps, à donner aux Elèves de nos écoles des connaissances accessoires à la médecine vétérinaire (1), et on a oublié, ou du moins négligé une partie extrêmement essentielle, celle qui a pour objet la connaissance et le traitement des maladies des animaux ruminans, des cochons et des oiseaux de basse-cour, que l'on ne voit qu'en très-petit nombre dans nos hôpitaux.

Il arrive de là que les Elèves ne reportent chez eux, sur les nombreuses affections de ces différentes espèces d'animaux domestiques, que des connaissances générales

---

(1) Voyez le tome premier des *Instructions et Observations sur les maladies des animaux domestiques*, première partie, où il est question d'un *Cours de principes relatifs à la fidèle représentation des animaux*, d'un *Cours d'accouchement et d'un Cours de reboutage*, auxquels on se proposait d'en joindre deux autres sur les *Maladies des yeux* et sur l'*asphixie*. Voyez aussi dans *la Nouvelle Organisation des Ecoles d'économie rurale et Vétérinaire*, le titre premier, article 5, où il est parlé d'un *second Cours qui* comprend l'*Economie rurale*, *la Zoologie*, *la Physique et la Chimie*, *appliquées aux maladies des animaux*.

et superficielles, qui ne suffisent pas, à beaucoup près, pour les mettre à même d'exercer avec succès, et de gagner promptement la confiance publique, dont sont investis depuis long-temps des hommes qui ont certainement bien moins de lumières qu'eux, mais qui par l'habitude de voir des maladies d'animaux ruminans, ont acquis une pratique, ou une sorte de routine qui fait que l'on a bien plus souvent recours à eux qu'aux vétérinaires maréchaux, et même qu'aux médecins vétérinaires. Il ne suffit pas, pour bien connaître les maladies, d'en avoir entendu parler dans une leçon, de les avoir étudiées dans les livres ou dans les cahiers; il faut encore les avoir vues, et en avoir suivi les symptômes, la marche et le traitement.

Serait-il donc impossible de mettre les Elèves dans le cas d'acquérir sur celles des animaux didactyles, presque les seules que dans quelques contrées de la France ils aient à traiter, à peu près les mêmes connaissances pratiques qu'ils puisent dans nos hôpitaux sur celles du cheval ? Je ne le pense pas, et c'est là ce qui m'a engagé à adresser en 1814, à M. l'Inspecteur général de nos écoles, et à son Excellence le Ministre de l'Intérieur, un *Mémoire sur les moyens de perfectionner les connaissances théoriques et pratiques dans les Ecoles*

Ecoles Royales Vétérinaires. Dans ce mémoire, j'ai insisté sur la nécessité d'avoir
dans les infirmeries de chaque Ecole des
animaux ruminans, comme des animaux
solipèdes, et j'ai fait voir que cela n'est
pas impossible. Malgré l'imperfection de
ce faible travail, je suis porté à croire
que si quelque jour il était pris en considération, les Elèves, en sortant de nos
établissemens, sauraient à-peu-près tout
ce qu'ils doivent savoir pour exercer avec
fruit leur art, sur toutes les espèces d'animaux domestiques. Ne serait-ce pas là un des
moyens les plus propres à leur faire acquérir bientôt, à leur retour chez eux, cette
réputation et cette confiance sans lesquelles
ils ne peuvent rien faire, et pour remplir
plus complettement les vues bienfaisantes
du gouvernement? Il serait sûrement bien
préférable d'avoir la tête moins meublée de
connaissances accessoires, et de mieux connaître tout ce qui tient essentiellement à
l'art que l'on cultive.

2.º Un médicament qui n'est point dispendieux, ni difficile à mettre en usage,
et que M. Guillame ne paraît pas avoir
employé, c'est l'écorce de chêne. Ses bons
effets, dans des maladies pareilles à celle
dont il vient d'être question, ne paraissent
point douteux. On peut donner cette écorce

en poudre avec la provende. On peut aussi en faire des décoctions que l'on ajoute à l'eau dont on abreuve les animaux, ou même qu'on leur donne seules en breuvage. J'ai consigné dans le premier cahier de ce volume, page 99, un exemple de pourriture guérie par cette écorce, la racine de gentiane et le sel de cuisine. On ne saurait trop avoir recours à des médicamens aussi simples, aussi peu coûteux, et que l'on trouve presque par-tout.

3.º L'asphyxie dont est péri un des moutons dont parle M. Guillame est un de ces accidens qui n'arrivent que trop souvent, lors même que l'on ne contraint pas beaucoup les animaux, en les tenant pour leur administrer des breuvages. Nous en avons vu un exemple, il n'y a pas fort long-temps, dans nos infirmeries. Mais est-ce par défaut d'air que les animaux périssent si promptement, ou est-ce par une certaine quantité de liquide qui pénètre dans la trachée-artère et les bronches ? Il me paraît que c'est beaucoup moins la petite quantité de breuvage qui passe dans ces conduits aériens, que l'impression désagréable qu'elle produit dans le larynx, et qui peut - être met tous ses muscles en contraction, principalement ceux qui servent à fermer la glotte, d'où il résulte nécessairement un grand obstacle à l'entrée de l'air dans le poumon. Les expériences suivantes semblent donner du poids à ce raisonnement.

Deux élèves de cette Ecole s'avisèrent, il y a peu de temps, pour tuer un cheval de taille moyenne, très-âgé, destiné aux opérations, de lui injecter de l'eau avec une seringue par une ouverture qui venait d'être faite à la trachée-artère. J'arrivai sur le moment, et je ne pus m'empêcher de dire que je trouvais mauvais que l'on se servît d'un pareil moyen pour tuer un cheval, attendu qu'il devait en éprouver de très-grandes souffrances, sans qu'une pareille expérience pût conduire à rien d'utile pour la théorie ou la pratique. Mais sur l'observation qu'on me fit qu'on lui en avait déjà introduit ainsi au moins sept ou huit litres sans qu'il en parût bien fatigué, je permis de continuer jusqu'à ce qu'il mourût. Ce ne fut pas sans surprise que je vis qu'il fallut lui en injecter, dans l'espace d'une demi-heure, environ trente-deux litres avant qu'il tombât. On conçoit qu'après chaque injection, il en rejetait un peu par l'ouverture de la trachée, par la bouche et par les naseaux. Bientôt le pouls devint petit et vîte, le corps se couvrit de sueur, la marche devint mal assurée, le cheval se jeta à terre, et périt. A l'ou-

verture de la poitrine, on trouva les poumons très-gonflés et fort pesans. Il ne sortait
des bronches presque point d'eau, mais il
s'en écoulait une certaine quantité, dès
que l'on avait incisé le tissu pulmonaire.

Pareille expérience fut répétée un instant
après sur un autre cheval de même taille
et de même âge. Pour celui-ci, il fallut
injecter à peu près quarante-deux litres
d'eau dans les bronches, avant qu'il mourût,
parce qu'il en rejetait un peu plus que
l'autre en toussant. Les poumons furent
trouvés dans le même état que ceux du
premier cheval.

Le 4 mars 1817, quelques jours après
ces deux expériences, nous fîmes la trachéotomie à un âne destiné aussi au cours
d'opérations, et on fit couler dans la trachée
un demi-litre d'eau froide. L'animal fit
beaucoup d'efforts pour rejeter ce liquide
pendant qu'on le lui administrait ; il en
sortit seulement quelques gouttes par les
naseaux et par l'ouverture faite au tube
aérien. La respiration devint pénible, les
mouvemens des flancs, précipités, et une
toux sifflante se manifesta. Tous ces symptômes diminuèrent assez promptement, et
cet âne but et mangea comme à l'ordinaire
le reste de la journée, tenant seulement la
tête un peu basse.

Le lendemain on fit passer dans les bronches, toujours par la même ouverture, un litre d'eau, et le troisième jour un litre et demi. On ne remarqua, dans ces deux jours, rien de plus que dans le premier.

Le 7, on y en introduisit deux litres; celle-ci était tiède. Mêmes efforts pour la rendre, et mêmes symptômes que les précédens. Dans la journée, la respiration resta un peu pénible, le pouls s'éleva : on entendait parfois une sorte de gargouillement dans la trachée-artère. L'animal toussa quelques fois et mangea peu. Le 8, les symptômes de la veille étaient dissipés, et l'âne mangea assez bien. Il n'éprouva rien ensuite.

Le 11, on répéta cette expérience sur un cheval très-maigre, âgé de 12 à 15 ans. On lui fit passer aussi dans le poumon, par une ouverture faite à la trachée, un litre d'eau froide. L'animal n'en parut presque point incommodé; il toussa seulement une fois.

Le lendemain on en introduisit deux litres; l'animal fit quelques efforts et toussa deux à trois fois après cette injection. Les mouvemens des flancs furent un peu agités pendant quelques heures.

Le 13, trois litres furent injectés. Mêmes symptômes que la veille. Mort sur le soir. Le poumon n'offrit rien de particulier, sinon

à sa superficie , quelques taches noirâtres qui paraissaient anciennes. Les ventricules du cœur contenaient du sang très-
noir. La mort de ce cheval nous parut
être l'effet de son état de faiblesse, bien
plutôt que de l'expérience faite sur lui.

Des physiologistes qui prennent toujours
pour base de leurs raisonnemens des expériences faites sur les animaux vivans, tire-
ront peut-être de celles-ci quelques induc-
tions lumineuses sur les fonctions de l'organe
pulmonaire. Mais ne pourrions-nous pas en
tirer aussi cette conséquence pratique , que
dans quelques maladies de cet organe, sur-
tout celles qui sont chroniques, comme ces
suppurations partielles du poumon, que
Lafosse a nommées *pulmonie* , et notamment la *phtisie pulmonaire tuberculeuse*
des vaches , on pourrait peut-être , sinon
les guérir complettement , du moins en
arrêter les progrès, en administrant des
breuvages par une ouverture faite à la
trachée-artère. Cette idée paraîtra singulière
et peut - être un peu paradoxale à quelques
personnes ; mais avant de la rejeter, ne conviendrait-il pas de la soumettre au creuset
de l'expérience ? C'est là sans doute la meilleure manière de bien juger en médecine
vétérinaire , comme en médecine humaine.

HISTOIRE

D'une maladie Vermineuse-pulmonaire, observée sur des Chevaux et des Veaux, par M. Morier, Vétérinaire à Aigle, en Suisse.

La Maladie vermineuse - pulmonaire du bétail, sur laquelle on a déjà écrit, est encore un exemple de l'obscurité et de la confusion qu'on répand sur une maladie, quand on en parle d'après une observation superficielle. En effet, rien de plus incomplet, même de plus inexact que la description qu'a donné de cette maladie un Vétérinaire, qui l'a confondue avec une affection avec laquelle elle n'a que de bien foibles rapports, soit en considérant sa cause, soit en considérant ses symptômes et sa durée.

Des animaux qu respirent difficilement, qui sont maigres, très-affaiblis, qui ont le pouls accéléré, les flancs agités, qui laissent couler de leur bouche une bâve épaisse, et des glaires par les naseaux, peuvent-ils être considérés comme atteints de péripneumonie aiguë ? Ne faut-il pas qu'il existe des symptômes plus considérables d'inflammation, et une toux sèche, douloureuse et assez fréquente ? Peut-on d'ailleurs caractériser une maladie d'après les symptômes indiqués par le Vétérinaire dont je viens de parler ? C'est de quoi on peut douter.

Description générale de la Maladie.

Animaux qui y sont exposés, et saison où elle règne. Les Chevaux de tout âge, et les jeunes veaux de six mois à deux ans, paraissent être les seuls animaux qui en aient été atteints jusqu'à ce jour. Elle paraît souvent sous un caractère alarmant et épizootique ; d'autres fois elle est simplement sporadique. Elle commence toujours à exercer ses ravages au milieu ou à la fin des étés très-chauds , et pendant lesquels les animaux ne trouvent pour se désaltérer que des eaux croupies, et même corrompues , telles que celles de bas-fonds , de mares, etc. , dans lesquelles on voit nager des milliers d'insectes. C'est aussi dans ces eaux qu'on a observé de ces petits vers, longs de quelques pouces, très-minces, déliés comme des fils de soie, à tête noire, plus grosse, plus épaisse qu'aucune autre partie de leur corps. Le célèbre naturaliste *Pallas* dit que « ces vers-cheveux (*gordius*) sont extraordi- » nairement abondans dans les petits lacs » stagnans des bas-fonds , situés le long de » l'Irtisch. Ils y deviennent souvent fort gros ;

» on en trouve de bruns et de blanchâtres ,
» et il n'est pas rare de rencontrer en été de
» grosses pelottes formées par dix , vingt , et
» plus encore , de ces vers entrelacés les uns
» dans les autres. Il dit de plus, que l'Epizootie
» qui exerce ses ravages sur les chevaux ,
» tout le long de l'Irtisch , durant les gran-
» des chaleurs de l'été , se fait aussi sentir
» assez communément aux environs d'Oust-
» kamenogorsk , et le grand nombre de ces
» animaux qui en sont la victime , porte un
» dommage sensible au fisc. »

Voici une observation qui prouve que les chevaux de notre pays peuvent aussi être atteints de cette maladie extraordinaire : Une Jument poulinière , de race suisse , propre au trait , âgée de sept à huit ans , maigre , et ayant son petit à allaiter , fut *alper* à la montagne dite *Le petit Aymar* , où elle resta pendant l'été de 1812. Là , elle n'avait guère à boire que de l'eau de mares et de citernes remplies de ces vers. Lors de la descente de la montagne , elle était atteinte d'une toux sèche et sifflante. A cette même époque on sevra le poulain , et on fit une violente course avec la mère , ce qui la mit en sueur ; on eut ensuite l'imprudence de la conduire dans cet état sur les pâturages marécageux des bords du Rhône.

Deux jours après , perte d'appétit , grands

battemens des flancs, chaleur de l'haleine, rougeur des muqueuses apparentes, pouls fort et vîte; douleurs, par la pression, au passage des sangles, urines foncées en couleur, crotins secs, oreilles pendantes, chaudes et humectées de sueur, extrémités froides, toux fréquente, par quinte et très-pénible, et grand abattement de l'animal.

Traitement. Saignée de trois livres de sang. Ce fluide s'est séparé, par le repos, en deux parties, l'une séreuse et verdâtre qui surnageait; l'autre brunâtre et comme brûlée; sétons animés au poitrail, tisanne d'orge nitrée et miellée, lavemens émolliens, diète absolue.

Pendant la nuit, déplacement de l'épingle qui fermait la plaie faite par la flamme, et grande hémorragie. Malgré cette perte de sang, le pouls resta plein, mais moins vîte. Du reste, mêmes symptômes que la veille, et même traitement. A midi du deuxième jour, pouls faible, pâleur des muqueuses, puis teinte brunâtre. Mort.

Ouverture du cadavre. Il n'y avait point d'organes essentiellement affectés, à l'exception du poumon, qui était en partie gangrené. Le lobe droit, qui était le plus sphacelé, avait à sa superficie, entre la plèvre pulmonaire et le tissu même de cet organe, quantité de pelotons de ces vers-cheveux qui

étaient pour ainsi dire aux dernières ramus-
cules des bronches. Il n'en existait point dans
les grosses divisions des bronches , ni dans
le tissu même des poumons. Ne pourrait on
pas croire que les vers-cheveux n'ont été ici
que la cause prédisposante de la péripneumonie , et que la course et l'arrêt de transpiration qui a dû suivre cette première , ont
été les causes déterminantes ?

Causes occasionnelles. Il est physiquement
et physiologiquement démontré que la maladie vermineuse pulmonaire du bétail est due
à ces insectes qui se trouvent dans les bronches
des animaux péris victimes de ces parasites.
Il n'est pas aussi facile de démontrer si ces
vers viennent du dehors, ou s'ils se dévelop-
pent intérieurement. La première supposition
a une grande autorité en sa faveur (Pallas).
Néanmoins elle dépend encore de la solution
des questions suivantes :

1°. Par quelle voie ces insectes pénétrent-
ils dans les bronches ?

2°. Sous quelle forme y sont-ils introduits?

3°. Sont-ils de la même espèce que ceux
qu'on a observés dans les eaux des mares et
des lieux où la maladie a régné ?

4°. Sont-ils vivipares ou ovipares; et dans
ce dernier cas , les œufs sont-ils pondus par
des insectes ailés ? etc........

Je me borne, pour le moment , à l'exposé

du connu, renvoyant à un autre temps à éclaircir un bon nombre de ces questions.

Symptômes. Toux, d'abord légère et so-nore, puis quinteuse, sifflante et suffocante; battement plus ou moins considérable des flancs, râlement, dépérissement qui survient à la longue, pouls petit, fréquent, quelque-fois irrégulier et vacillant; les oreilles ordi-nairement pendantes. Lorsque les accès de toux sont forts, l'animal porte la tête au vent, tire la langue hors de la bouche de demi-pied et plus, salive considérablement, a les yeux hagards, la bouche béante, puis il tombe et reste dans cet état une ou plu-sieurs minutes, sans pouvoir reprendre ha-leine; enfin il se relève et cherche à prendre de la nourriture. Ces paroxysmes se renou-vellent quelquefois quatre, cinq et même dix fois par jour, et quelques animaux suc-combent durant l'une de ces exacerbations.

Tous les animaux malades ne sont pas attaqués au même degré. Quelques-uns ne montrent qu'un léger battement des flancs, de la toux et un peu de dépérissement. Sur d'autres, la maladie a un caractère d'inflam-mation bien marqué, qui s'aperçoit par la rougeur des muqueuses, par l'accélération du pouls, par la chaleur des cornes, et par la dureté de la bouse. L'intensité de la ma-ladie varie encore suivant qu'elle est à son début ou au fort de son exaspération, d'où il arrive aussi de la variété dans les symptômes.

La durée de cette maladie n'a rien de fixe ; peu d'animaux périssent avant la fin du second mois, à compter de la première apparition de la toux. Le plus grand nombre dépassent de beaucoup ce terme ; j'en ai vu qui ne sont péris qu'un an après l'invasion du mal.

Ouvertures des cadavres. Dans les animaux qui périssaient de suffocation , on trouvait constamment des pelottes de vers logés dans la trachée et dans ses grosses divisions ; on y trouvait aussi beaucoup de matières écumeuses. La membrane muqueuse de ce canal aérien était enflammée par places. L'oreillette et le ventricule droits du cœur contenaient beaucoup de sang , et le poumon en était rempli. Voilà des lésions qu'on observe aussi dans les asphyxies par strangulation , d'où l'on peut inférer que le traitement de ces dernières pourrait peut-être convenir aux veaux suffoqués par les vers pulmonaires.

Quelques individus périssaient ensuite d'une véritable complication de péripneumonie aiguë , et de vers pulmonaires. Alors , aux lésions précédemment indiquées , se joignait la gangrène de quelques portions du poumon.

Un seul animal est mort au bout d'un an de maladie. Il avait le poumon abcédé, et les bronches contenaient quelques uns de ces hôtes destructeurs. Ceci m'a été rapporté par un maître de basses-œuvres.

Traitement. L'indication était basée sur la nature des symptômes. Ainsi, quand la maladie s'annonçait sans diathèse inflammatoire, je faisais faire, deux fois par jour, des fumigations sèches d'assa-fœtida sous les naseaux; et on administrait à l'intérieur, des opiats composés de kermès minéral, de mercure doux, d'huile empireumatique et de miel, qu'on avait soin de faire prendre quelques heures avant le repas. Par ce traitement, qui a été suivi plus ou moins long-temps, suivant le degré de la maladie, trente-six animaux ont été guéris, et onze sont morts à cause du retard qu'on avait mis à leur porter des secours.

Ceux de ces animaux sur lesquels j'observais quelques symptômes de péripneumonie, étaient traités avec les anti-phlogistiques, les anti-vermineux et les dérivatifs. La saignée à la jugulaire, le trochisque au poitrail, les opiats de poudres de guimauve et de reglisse, auxquelles j'ajoutais du mercure doux et le miel, les fumigations de décoctions de mauve, d'assa-fœtida et d'huile de ricin, ont été les moyens mis en usage avec succès sur dix individus. Deux autres sont péris, l'un, après deux jours de traitement, et l'autre, après trois.

Lorsque les animaux délivrés de la péripneumonie n'étaient pas radicalement guéris de la maladie vermineuse, j'étais obligé de recourir aux anthelmintiques actifs.

Je n'ai pas tenté, pour les animaux qui périssaient suffoqués, le traitement des asphixies par strangulation, parce qu'il n'était pas facile de détruire promptement la cause mécanique qui empêchait l'introduction de l'air dans les bronches.

REMARQUES.

Comme on vient de le voir, l'histoire de la maladie que M. Morier a décrite n'est pas sans intérêt, quoique l'on ait remarqué plusieurs fois une affection analogue sur les poulins, et surtout sur les bêtes à laine et les chiens.

Dans quelques épizooties des moutons, dit M. Chabert, (1) la substance des poumons est tellement remplie de vers, qu'ils en paraissent en quelque sorte tissus. Cet effet a été principalement remarqué pendant ou après des saisons humides.

On lit dans l'*Instruction pour les Bergers et les propriétaires des troupeaux*, par

____

(1) *Traité des Maladies vermineuses dans les Animaux;* Art. XV.

Daubenton (1), que pendant l'hiver de 1768, il périt, dans la ville de Montbard, en Bourgogne, et dans les villages circonvoisins, un très - grand nombre de bêtes à laine qui avaient toutes, dans la trachée-artère et dans les poumons, une multitude de vers qui n'étaient pas plus gros que des fils , mais qui avaient jusqu'à trois ou quatre pouces de longueur (2). Il périt plus de la moitié d'un troupeau de cinq cents bêtes , du village de Villiers, tandis que des bêtes de la même race qui étaient parquées jour et nuit en plein air , dans de nouvelles bergeries que Daubenton, alors très-partisan de cette méthode, avait fait construire , se maintinrent en très-bon état.

On ne peut cependant pas conclure de cette dernière observation que des animaux continuellement exposés à l'air libre , puissent être tout-à-fait à l'abri d'une pareille maladie. Les faits rapportés par M. Morier , et les suivans en sont une preuve.

Quarante-cinq Veaux , de l'âge de quatre mois , dit M. Despalens (3), qui paissaient

---

(1) 3.me édit. pag. 269.

(2) C'était comme l'observe M. Huzard , le Crinon ou Dragonneau de M. Chabert, le *Gordius equinus* d'Abildgaard (zologia danica , tom. 3), et le *Filaria équi* de Linné.

(3) *Compte rendu de l'Ecole Royale Vétérinaire de Lyon*, prononcé dans la Séance publique tenue à cette Ecole , le 22 mai 1812, par M. Rainard , professeur.

avec

« avec un grand nombre d'autres sur la montagne du Soladier , près de Chatelard , tombèrent malades tous à-la-fois, à la fin de juillet 1811. Ce Vétérinaire fut appelé à la fin du mois d'août ; il les trouva respirant difficilement, maigres, très - affaiblis , le pouls accéléré , les flancs agités ; une bâve épaisse s'échappait de la bouche , et des glaires découlaient par les naseaux.

» Il se méprit sur la véritable cause de la maladie , la traita comme une maladie de poitrine , et trois jours après la première visite , vingt-trois veaux moururent. Ayant été rappelé , M. Despalens fit abattre trois veaux , dans l'intention de découvrir , à l'inspection de leurs organes . la véritable source du mal. Il trouva les bronches de ces animaux remplies de crinons ; ils étaient quelquefois par pelotons à l'entrée du larynx. Reconnaissant alors son erreur, il administra l'huile empireumatique , à la dose moyenne de deux gros par jour , dans des infusions de plantes aromatiques , et , d'après l'avis de M. *Vaguelin* , pharmacien , il fit des fumigations d'éther sulfurique. Vingt-deux veaux furent guéris par ce traitement. On a tenté de remplacer les fumigations d'éther par celles de brou de noix ; mais ce moyen, quoique avantageux , n'a pas produit le même

E e

bien que le premier. On a aussi donné la racine de fougère avec succès.

» En 1795, cinquante-cinq veaux du même âge que ceux dont il vient d'être parlé, et qui pâturaient sur la montagne du Soladier, périrent de ces vers ; les uns moururent avant de quitter les pâturages, les autres ne succombèrent qu'après être revenus aux étables. Le jeune bétail des environs de Sion a été détruit en 1803 par la même maladie ; on l'a observée plusieurs fois dans les cantons de Berne et de Fribourg. »

On peut voir, pour de plus grands détails sur les accidens que produisent ces insectes à l'égard des chevaux, des bêtes à laine et des chiens, l'excellent *Traité des maladies vermineuses dans les animaux*, par M. Chabert, déjà cité.

OBSERVATION

Sur des vers trouvés dans le poumon d'une truie ; par M. Déguillême, (1) vétérinaire à Saint-Denis de Pille.

Le 14 mai 1813, M. Déguillême fut appelé pour donner des soins à une petite truie, âgée de trois mois, qui toussait beaucoup depuis dix à douze jours, et dont la respiration était fort gênée. Une demi-heure après qu'il l'eut examinée, elle mourut. A

----

(1) Elève de l'Ecole de Lyon.

l'ouverture il trouva tous les viscères très-sains , à l'exception des bronches et du poumon qui étaient farcis de petits vers qui ressemblaient à de la charpie coupée menu. Ces vers , très-minces , n'avaient qu'une à deux lignes de longueur , et ils se remuaient avec une grande agilité. Il était difficile de donner un coup de scalpel dans le tissu pulmonaire , sans en couper un certain nombre. On les regarda avec raison comme la cause de la mort de cette truie , qui périt en quelque sorte asphyxiée.

OBSERVATION

*Sur un ver contenu dans l'œil d'une vache ;
par le même vétérinaire.*

Le 15 septembre 1812 , M. Déguillême fut aussi consulté pour une vache qui avait à un œil un larmoiement considérable. En examinant cet œil , dont toutes les humeurs et les membranes étaient dans l'état naturel , ce vétérinaire fut très-surpris de voir au milieu de l'humeur aqueuse , dans la chambre antérieure , un ver cylindrique , d'environ un pouce de longueur , qui faisait plusieurs mouvemens de gauche à droite , et de haut en bas , comme pour se nouer. Il paraît que c'était un ascaride vermiculaire. On ne pouvait en distinguer ni la tête ni la queue. Sa grosseur était celle d'un fil ordinaire. Beaucoup de personnes , attirées par la singularité du fait , ont également vu ce ver , que M. Déguillême , après l'avoir reconnu plusieurs fois , voulait extraire en faisant une ponction à la cornée lucide ; mais le propriétaire de la vache s'opposa à cette opération. Quelques cataplasmes aromatiques furent appliqués sur l'œil qui le renfermait , et la vache vendue ensuite.

Remarques.

La première observation qui vient d'être rapportée, a beaucoup d'analogie avec celles de MM. Morier et Despallens. Cependant elle diffère en ce que les vers qui en sont l'objet étaient extrêmement courts. Ne serait-ce pas une variété de crinons encore inconnue ?

La seconde observation prouve qu'il n'est presque aucune partie du corps des animaux qui ne puisse être le siége des vers. On sait en effet, qu'outre le cerveau et les sinus de la tête , l'organe pulmonaire , le conduit digestif et le foie, où on en rencontre fort souvent , on en a trouvé aussi dans le péricarde, le cœur, les reins, la vessie, etc. La rate et le pancréas sont les deux seuls viscères où il ne paraisse pas qu'on en ait encore observé.

F I N.

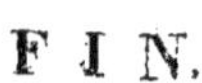

TABLE

De ce qui est contenu dans ce volume.

~~~~~~~~~~~
~~~~~~~~~~~

Fin de la Table.

TABLE ALPHABÉTIQUE
DES MATIÈRES.

Fin de la Table.

FAUTES ESSENTIELLES A CORRIGER.

Page 32 , avant-dernière ligne du texte , et dernière ligne de la note : d'Alford , d'Afort , *lisez* : d'Alfort.

Page 33 , ligne 10 , 1816 : ainsi que tous ceux dont il sera parlé ci-après , *lisez* : 1816. Ainsi qu'à tous ceux dont il sera parlé ci-après.

Page 92 , ligne 2 , à de doses : *lisez* : à des doses.

Page 112 , ligne 6 : à-peu-près dans le diamètre , *lisez* : à-peu-près de diamètre.

Page 161 , ligne 6 : et sur ce que , *lisez* : et ce que.

Depuis la page 232 , au lieu de 132 , 133 , etc. , *lisez* : 232 , 233 , jusqu'à la page 264.

Page 240 , ligne 26 : on applique , *lisez* : on appliqua.

Page 243 , ligne 10 : il était , *lisez* : il est.

Page 360 , ligne 4 : par Saloz , *lisez* : par M. Saloz.

Page 383 , ligne 18 : ressemblent beaucoup *avec* une maladie , *lisez* : ressemblent beaucoup *à* une maladie.

Page 43 1.re ligne : maladie contagieuse , *lisez* : maladies contagieuses.

Page 431 , dernière ligne , art. XV : *lisez* : art. XXXV.

Nota. Dans quelques cahiers du 1.er trimestre , la planche a été mal placée ; elle doit être en regard de la page 110.